MEDICINA AMBULATORIAL
PRINCÍPIOS BÁSICOS

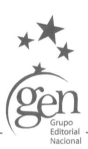

O GEN | Grupo Editorial Nacional – maior plataforma editorial brasileira no segmento científico, técnico e profissional – publica conteúdos nas áreas de ciências da saúde, exatas, humanas, jurídicas e sociais aplicadas, além de prover serviços direcionados à educação continuada e à preparação para concursos.

As editoras que integram o GEN, das mais respeitadas no mercado editorial, construíram catálogos inigualáveis, com obras decisivas para a formação acadêmica e o aperfeiçoamento de várias gerações de profissionais e estudantes, tendo se tornado sinônimo de qualidade e seriedade.

A missão do GEN e dos núcleos de conteúdo que o compõem é prover a melhor informação científica e distribuí-la de maneira flexível e conveniente, a preços justos, gerando benefícios e servindo a autores, docentes, livreiros, funcionários, colaboradores e acionistas.

Nosso comportamento ético incondicional e nossa responsabilidade social e ambiental são reforçados pela natureza educacional de nossa atividade e dão sustentabilidade ao crescimento contínuo e à rentabilidade do grupo.

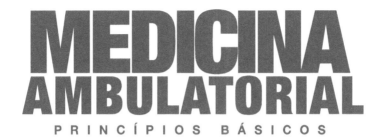

MEDICINA AMBULATORIAL
PRINCÍPIOS BÁSICOS

Kurt Kloetzel (*In memoriam*)
Doutor pela Universidade de São Paulo (USP). Professor titular da Faculdade de Medicina da Universidade Federal de Pelotas (UFPel). Fundador do Departamento de Medicina Social da UFPel, em 1978. Professor Associado da Universidade de Chicago. Consultor da Organização Mundial de Saúde (OMS). Autor de nove livros e de uma centena de trabalhos científicos.

Organizadores

Rodrigo Caprio Leite de Castro
Médico graduado pela Universidade Federal do Rio Grande do Sul (UFRGS). Médico de Família e Comunidade pelo Serviço de Saúde Comunitária do Grupo Hospitalar Conceição (SSC/GHC), em Porto Alegre (RS). Especialista em Medicina de Família e Comunidade pela Sociedade Brasileira de Medicina de Família e Comunidade/Associação Médica Brasileira (SBMFC/AMB). Médico de Família e Comunidade e Preceptor do Programa de Residência Médica em Medicina de Família e Comunidade do SSC/GHC por 12 anos (2005-2017). Mestre e Doutor em Epidemiologia pela UFRGS. Professor Adjunto do Departamento de Medicina Social da Faculdade de Medicina da Universidade Federal do Rio Grande do Sul (DMS/FAMED/UFRGS). Integrante da Diretoria da SBMFC, gestão 2020-2022, no Departamento de Pós-graduação *Stricto Sensu*.

Maria Inez Padula Anderson
Médica graduada pela Universidade Estadual do Rio de Janeiro (UERJ). Médica de Família e Comunidade pela UERJ. Especialista em Medicina de Família e Comunidade pela Sociedade Brasileira de Medicina de Família e Comunidade/Associação Médica Brasileira (SBMFC/AMB). Mestre e Doutora em Saúde Coletiva pelo Instituto de Medicina Social (IMS) da UERJ. Professora Titular do Departamento de Medicina Integral, Familiar e Comunitária (DMIFC) da Faculdade de Ciências Médicas (FCM) da UERJ. Co-coordenadora do Programa de Residência em Medicina de Família e Comunidade da FCM-UERJ. Professora do Mestrado Profissional Prof-Saúde da UERJ/MS. Presidente da Confederação Iberoamericana de Medicina Familiar (CIMF/WONCA), de 2013 a 2018. Membro do Conselho Executivo da WONCA (2013-2018). Vice-presidente da CIMF/WONCA/Região Conesul (2010-2012). Chefe do DMIFC da FCM/UERJ (2007-2011). Presidente da Sociedade Brasileira de Medicina de Família e Comunidade (SBMFC), de 2004 a 2008. Diretora Científica da SBMFC (2008-2010, 2020-2024).

2ª edição

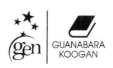

- O autor deste livro e a editora empenharam seus melhores esforços para assegurar que as informações e os procedimentos apresentados no texto estejam em acordo com os padrões aceitos à época da publicação, e todos os dados foram atualizados pelos autores até a data do fechamento do livro. Entretanto, tendo em conta a evolução das ciências, as atualizações legislativas, as mudanças regulamentares governamentais e o constante fluxo de novas informações sobre os temas que constam do livro, recomendamos enfaticamente que os leitores consultem sempre outras fontes fidedignas, de modo a se certificarem de que as informações contidas no texto estão corretas e de que não houve alterações nas recomendações ou na legislação regulamentadora.

- Data do fechamento do livro: 15/07/2024.

- O autor e a editora se empenharam para citar adequadamente e dar o devido crédito a todos os detentores de direitos autorais de qualquer material utilizado neste livro, dispondo-se a possíveis acertos posteriores caso, inadvertida e involuntariamente, a identificação de algum deles tenha sido omitida.

- **Atendimento ao cliente: (11) 5080-0751 | faleconosco@grupogen.com.br**

- Direitos exclusivos para a língua portuguesa
  Copyright © 2024 by
  Editora Guanabara Koogan Ltda.
  Uma editora integrante do GEN | Grupo Editorial Nacional
  Travessa do Ouvidor, 11
  Rio de Janeiro – RJ – CEP 20040-040
  www.grupogen.com.br

- Reservados todos os direitos. É proibida a duplicação ou reprodução deste volume, no todo ou em parte, em quaisquer formas ou por quaisquer meios (eletrônico, mecânico, gravação, fotocópia, distribuição pela Internet ou outros), sem permissão, por escrito, da EDITORA GUANABARA KOOGAN LTDA.

- Capa: Bruno Sales

- Imagem da capa: iStock (©gorodenkoff)

- Editoração eletrônica: Anthares

- Ficha catalográfica

K74m
2. ed.

    Kloetzel, Kurt
    Medicina ambulatorial : princípios básicos / Kurt Kloetzel ; organizadores Rodrigo Caprio Leite de Castro, Maria Inez Padula Anderson. - 2. ed. - Rio de Janeiro : Guanabara, 2024.
    24 cm.

    Inclui índice
    ISBN 978852774063-0

    1. Clínica médica. 2. Cuidados médicos ambulatoriais. I. Castro, Rodrigo Caprio Leite de. II. Anderson, Maria Inez Padula. III. Título.

24-91838   CDD: 616
                                CDU: 616

Meri Gleice Rodrigues de Souza - Bibliotecária - CRB-7/6439

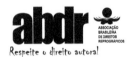

Dedicado à memória de
Amilcar Goyheneix Gigante

Da relutância em deixar as coisas como estão,
Do excessivo zelo pelo que é novo e o desprezo por aquilo que é antigo,
Da preocupação de valorizar o conhecimento mais que a sabedoria,
a técnica mais que a arte e a esperteza mais que o senso comum,
Do hábito de tratar pacientes como casos e
Da conduta terapêutica, que é mais penosa do que a própria doença,
DEUS NOS PROTEJA!

Sir **Robert Hutchison**

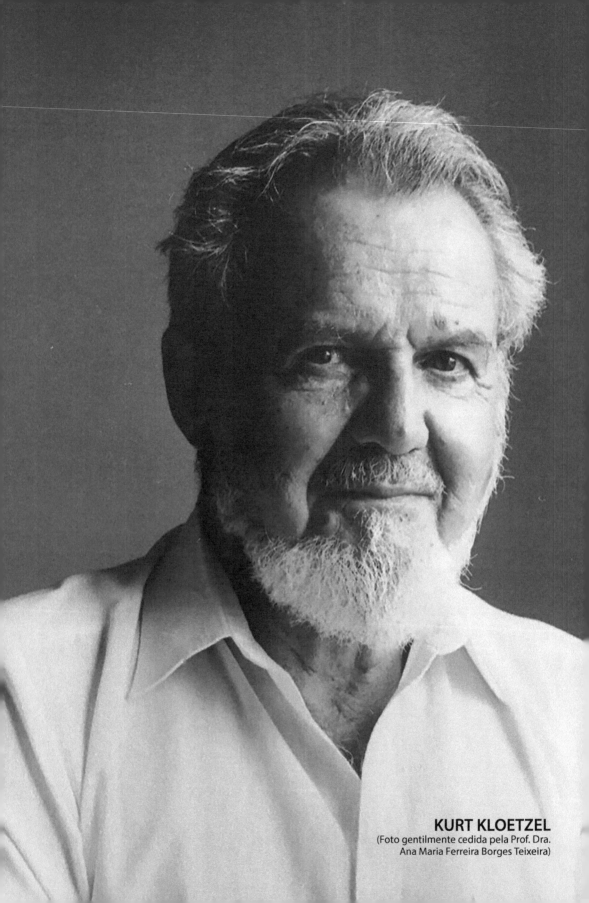
KURT KLOETZEL
(Foto gentilmente cedida pela Prof. Dra. Ana Maria Ferreira Borges Teixeira)

Colaboradores

Amanda Teixeira Ferro Pereira
Médica graduada pela Universidade Federal da Bahia (UFBA). Especialista em Medicina de Família e Comunidade pela Universidade Federal de Ouro Preto (UFOP). Pós-graduanda em Cuidados Paliativos pela Sanar. Professora do Curso de Medicina da Faculdade Santo Agostinho (UNIFSA). Membro da Sociedade Brasileira de Medicina de Família e Comunidade (SBMFC).

Arilson da Silva Cardoso
Médico sanitarista graduado pela Universidade Federal de Pelotas (UFPel). Especialista em Medicina Preventiva e Social pela UFPel. Professor Auxiliar da Universidade Católica de Pelotas (UCPel).

Luís Antônio Benvegnú
Médico graduado pela Universidade Federal de Pelotas (UFPel). Especialista em Medicina de Família e Comunidade pela UFPel. Mestre e Doutor em Epidemiologia pela UFPel. Professor/Preceptor do Curso de Residência em Medicina de Família e Comunidade, da Universidade Regional do Noroeste do Estado do Rio Grande do Sul (UNIJUI)/Fundação Municipal de Saúde Santa Rosa (FUMSSAR).

Marcello Dala Bernardina Dalla
Médico graduado pela Universidade Federal do Espírito Santo (UFES). Residência em Medicina de Família e Comunidade pelo Grupo Hospitalar Conceição (GHC), de Porto Alegre (RS). Mestre em Educação pela Fundação Universidade Regional de Blumenau (FURB). Doutor em Pediatria e Saúde da Criança pela Pontifícia Universidade Católica do Rio Grande do Sul (PUC-RS). Médico de Família e Comunidade (concursado) da Secretaria de Estado da Saúde do Espírito Santo, lotado na Gerência da Escola de Saúde Pública do Instituto Capixaba de Ensino, Pesquisa e Inovação em Saúde (GESP-ICEPi-SESA/ES). Médico de Família e Comunidade (concursado) e Chefe da Unidade de Saúde (Telessaúde) da Gerência de Ensino e Pesquisa do Hospital Universitário Cassiano Antônio de Moraes, da Universidade Federal do Espírito Santo (GEP-UES-Hucam-UFES). Professor Titular do Centro Universitário Espírito-Santense (FAESA). Membro da Diretoria da Sociedade Brasileira de Medicina de Família e Comunidade (SBMFC), gestão 2022-2024.

Marco Tulio Aguiar Mourão Ribeiro
Médico graduado pela Universidade Federal de Minas Gerais (UFMG). Especialista em Medicina de Família e Comunidade pela Sociedade Brasileira de Medicina de Família e Comunidade (SBMFC). Mestre e Doutor em Saúde Pública pela Universidade Federal do Ceará (UFC). Professor Associado da UFC. Membro da SBMFC.

Rafaela Alves Pacheco
Médica graduada pela Faculdade de Ciências Médicas da Universidade de Pernambuco (FCM-UPE). Especialista em Medicina de Familia e Comunidade pela FCM-UPE. Mestre em Saúde Coletiva pela Universidade Federal de Pernambuco (UFPE). Professora Efetiva da UFPE. Membro da Sociedade Brasileira de Medicina de Família e Comunidade (SBMFC).

Ricardo Donato Rodrigues
Médico graduado pela Faculdade de Ciências Médicas (FCM)/UERJ. Especialista em Clínica Médica pela Faculdade de Ciências Médicas da Universidade Estadual do Rio de Janeiro (FCM-UERJ) e em Administração Hospitalar. Mestre em Medicina Social pelo Instituto de Medicina Social da UERJ (IMS-UERJ). Doutor em Saúde Coletiva pelo IMS-UERJ. Médico e Professor Associado (aposentado) da FCM-UERJ.

Agradecimentos

A meu colega de departamento, *Roberto X. Piccini,* que sugeriu uma alternativa e, assim, foi de fato o inspirador do presente livro.

A *David Capistrano da Costa Filho,* companheiro das horas doces e amargas, que, ao apresentar-me ao projeto Qualis/PSF, fez renascer o otimismo.

A *Ernesto Lippman,* advogado do Conselho Regional de Medicina do Estado de São Paulo, e a *Paulo A. de Carvalho Fortes,* docente da Faculdade de Saúde Pública da Universidade de São Paulo (USP), que contribuíram com dados e sugestões, assim atenuando minha ignorância a respeito do litígio médico.

A *Luís Antônio Benvegnú,* ex-aluno, ex-residente e ex-mestrando, que me permitiu relatar a experiência de Santa Rosa (RS), projeto do qual foi um dos iniciadores.

A *Gildo Gomes,* acadêmico de Medicina que pacientemente percorreu o esboço da primeira versão deste livro – e não me desencorajou em prosseguir na empreitada.

Sem esquecer a Fundação de Amparo à Pesquisa do Rio Grande do Sul (FAPERGS) que, no decorrer dos últimos anos, não deixou de dar apoio a esses e a outros projetos.

Kurt Kloetzel
1999

Apresentação à 2ª edição

É com muita satisfação que apresentamos a segunda edição da seminal obra *Medicina Ambulatorial – Princípios Básicos*, de Kurt Kloetzel, a exatos 25 anos da sua primeira publicação, em 1999.

A presente reedição é um ato comemorativo não somente do aniversário de 1/4 de século do seu lançamento, mas também da comemoração, em 2023, dos 100 anos do nascimento do seu autor.

Este livro pode, seguramente, ser situado entre os mais importantes títulos a respeito da prática médica já produzidos no Brasil, com essa valoração sustentada não somente por suas características pioneiras, mas, sobretudo, autorais.

Kurt Kloetzel foi um dos primeiros, em nosso meio, a enfocar a reflexão acadêmica sobre a Medicina Ambulatorial, o que, em sua essência, possibilitou a abertura ao campo teórico da prática clínica própria da Atenção Primária à Saúde (APS) e da sua correspondente especialidade médica – que se desenvolveu por meio dos Programas de Residência Médica em Medicina Geral Comunitária, de 1981 a 2001, e que, em 2002, recebeu o seu atual nome de Medicina de Família e Comunidade (MFC). Portanto, da perspectiva da MFC brasileira, reeditar este livro é reavivar e reforçar a sua pioneira e original produção conceitual.

No ano da primeira publicação desta obra, em 1999, a atenção à saúde, a organização do sistema e dos serviços de Saúde, incluindo aqueles vinculados com o ensino universitário, ainda carregavam uma forte orientação hospitalocêntrica, herdada do acúmulo tecnológico e sociopolítico do século XX. Porém, para se construir o Sistema Único de Saúde (SUS), criado em 1988, e especificamente para se formar médicos condizentes com as necessidades de saúde da população, sabia-se que seria necessário mudar essa lógica.

O Programa Saúde da Família (PSF), criado em 1994 (há 5 anos da publicação da 1ª edição desta obra), representava um caminho para essa mudança.

A abordagem médica desempenhada no ambiente hospitalar – particularmente, nas enfermarias e nos leitos hospitalares, ou mesmo em ambulatórios de atenção secundária –, por especialistas focais, é fundamentalmente diferente daquela que deve ser desenvolvida em cenário ambulatorial, mais especificamente na APS, por médicas e médicos generalistas (recém-formadas ou formados ou sem especialidade) e por médicas e médicos de família e comunidade – e é precisamente aqui, por notar, conceituar e sistematizar essas diferenças, que esta obra ganha a sua singular relevância.

Neste livro, composto por 14 capítulos que perfazem as principais dimensões da prática médica, Kurt Kloetzel estabelece os fundamentos do raciocínio, da semiologia e da abordagem clínica desempenhada em APS. Ele sinaliza a diferença entre a abordagem da doença (*disease*) e a da experiência da doença (*illness*), chamando a segunda, pioneira e originalmente em nosso meio, de *moléstia* (Capítulos 1 e 2); problematiza a *remissão espontânea* (Capítulo 1), o *achado casual* (Capítulos 6, 7 e 8); cunha o conceito de *demora permitida* (Capítulo 10); defende de modo inovador e corajoso que o exame físico, em APS, possa ser *seletivo* ou *dirigido* (opondo-se à preconização do exame físico completo irrestrito) (Capítulo 6). Além disso, refere-se à *iatrogenia estrutural* do sistema e da prática médica (Capítulo 11), introduz os conceitos da Medicina Baseada em Evidência (MBE) nessa prática e nos ensina a utilizá-la sem abrir mão, em nenhum momento, da perspectiva do paciente nem da experiência clínica do médico; e, quando nos fala sobre a importância do vínculo terapêutico, resume-o com a seguinte expressão: *interessar-se pela pessoa do paciente* (Capítulo 3), revelando-nos, assim, o seu profundo centramento na pessoa.

Diante dessa importância, assumimos o enorme desafio de organizar a presente reedição, fazendo-se relevante que consideremos os principais pontos que delinearam o nosso particular trabalho.

Em primeiro lugar, ressaltamos que mantivemos o texto original de Kurt Kloetzel em todos os seus capítulos – salvo os ajustes gramaticais próprios da revisão editorial –, de maneira que as leitoras e os leitores, de hoje, seguirão em contato com a obra original, incluindo as expressões e o estilo do autor, os dados empíricos apresentados e discutidos por ele, as suas figuras ilustrativas (embora, algumas delas, tenham sido editorialmente recriadas) e, também, as suas referências bibliográficas.

Optamos por conduzir uma reedição *revisada* e *comentada*, indicando, por meio de notas, a sua atualização ou contextualização com o momento histórico em que foi escrito ou com o relevante desenvolvimento da MFC brasileira e mundial ocorrido nesse intervalo de tempo, tendo-se em vista, principalmente, por meio dessas notas, alcançar as novas gerações de médicas e médicos, e especialmente de médicas e médicos de família e comunidade.

As leitoras e os leitores encontrarão, nessas notas, sobretudo a indicação de conteúdos e de referências bibliográficas que interligam esta obra com a robusta rede de conceitos e referências que alicerçam essa especialidade médica e que vêm sendo trabalhadas atualmente em cursos de graduação em Medicina e de Residência Médica em MFC. Cientes da inovação editorial que tal formato representa, esperamos que ele atinja o seu principal objetivo exposto.

Por fim, reforçamos que a presente edição é resultado da percepção de uma falta antiga, sentida desde o esgotamento dos exemplares da edição original, há bastante tempo, e sobretudo da necessidade do seu resgate, da sua reafirmação. Assim, 25 anos após a sua primeira publicação, tempo em que a prática médica seguiu incorporando as mais diversas tecnologias, sendo capturada por elas e, em grande parte, sendo colocada cada vez mais em xeque, este livro é um sopro em direção à humanização da clínica e da sua qualificação.

Agradecimentos

Queremos agradecer aos médicos de família e comunidade e professores Ricardo Donato Rodrigues (Capítulos 1 e 2) e Marcello Dala Bernardina Dalla (Capítulos 4, 5 e 14), à médica de família e comunidade e professora Rafaela Alves Pacheco (Capítulos 8 e 9), à médica residente em Medicina de Família e Comunidade Amanda Teixeira Ferro Pereira (Capítulo 9), ao médico de família e comunidade e professor Marco Tulio Aguiar Mourão Ribeiro (Capítulo 12) e aos médicos de família e comunidade Luís Antônio Benvegnú e Arilson da Silva Cardoso (ambos do Capítulo 14), pelas valiosas contribuições e comentários em seus respetivos capítulos.

Gostaríamos de agradecer também à equipe do Grupo Editorial Nacional (GEN), pelo destacado empenho, e particularmente à editora de conteúdo Dirce Laplaca Viana, pelo trabalho competente e pela cuidadosa condução na edição desta obra.

Além disso, às Diretorias da Sociedade Brasileira de Medicina de Família e Comunidade, em suas gestões de 2020-2022 e de 2022-2024, em nome da sua presidente em ambas as gestões, Zeliete Linhares Leite Zambon, pelo apoio desde a concepção até a concretização deste projeto.

E, por fim, de modo especial, o nosso mais sincero agradecimento à Terezinha Fujita, viúva do autor, e aos filhos Tomaz Klotzel, Bruno Klotzel e Daniel Klotzel, pelo pronto apoio a esse projeto, e em especial ao Daniel, também médico, ginecologista e obstetra, por escrever o prefácio desta reedição.

Rodrigo Caprio Leite de Castro
Maria Inez Padula Anderson
2024

Apresentação à 1ª edição

O avanço espetacular do conhecimento científico e tecnológico que, há 3 décadas, colocou um homem na Lua e, há 3 anos, um veículo em Marte, atingiu todas as áreas de atividade humana.

A Medicina não poderia ficar alheia e foi atingida com resultados inegavelmente favoráveis, mas também com inconveniências que não passaram despercebidas.

Nunca o diagnóstico pôde ser tão preciso, graças aos testes laboratoriais, aos recursos da imagenologia com tomografias, ultrassons, à Medicina nuclear e aos exames invasivos (como endoscopia, cateterismo cardíaco e a própria terapêutica chamada intervencionista). Também a terapêutica com novas drogas, procedimentos cirúrgicos, chegando até os transplantes e, mais recentemente, o emprego de robôs, convivem com a prevenção propiciada pelas vacinas, evitando doenças sobre cuja transmissão não tínhamos controle.

Por outro lado, a atividade assistencial foi duramente atingida com o predomínio das instituições públicas ou privadas sobre os profissionais, que passaram da condição de comandantes do processo a subordinados de administradores e empresários que transformaram a Medicina em um grande negócio e pretendem que os hospitais sejam geridos como empresas.

A atividade profissional fragmentou-se em especialidades. A Associação Médica Brasileira (AMB) reconhece 65 especialidades que atraem os jovens médicos diante do desaparecimento da autonomia na escolha dos clientes e da subordinação aos planos de saúde e ao SUS a determinar remuneração frequentemente não compatível com a dignidade da profissão.

Apesar de todas essas transformações, ocorridas de maneira acelerada, o homem continua o mesmo e, diante da doença, mostra-se angustiado, aflito e com medo. Venho repetindo

que o oposto do medo não é a coragem, é a fé. É preciso acreditar em quem o trata, e isto só se consegue quando existe vínculo entre quem presta e quem recebe o atendimento, e responsabilidade de quem presta para com quem recebe este atendimento.

Felizmente já se consolida em nosso meio a ideia de que precisamos reagir à verdadeira desumanização do atendimento e, sem abdicar do uso da moderna tecnologia, recuperarmos o atendimento das pessoas por profissionais que se vinculem a elas e possam ampará-las nas suas necessidades, prevenindo que eventuais doenças se compliquem.

Essa nova visão do exercício profissional, colocando a pessoa humana e não a doença como objetivo de toda atenção, vai obrigatoriamente mudar a maneira como a assistência médica vem sendo oferecida e recriar o conceito de acesso à atenção de seus problemas de saúde, em que prevaleça a ideia de que as pessoas devem poder chegar aos postos de atendimento pelos seus próprios meios de locomoção, o que, para a maioria das pessoas, quer dizer a pé.

Nesse contexto se coloca o livro do professor Kurt Kloetzel, que conheço desde os bancos acadêmicos e acompanho, ainda que à distância, na sua luta pelo predomínio da clínica, da observação, do exame cuidadoso, sobre o uso abusivo e indiscriminado da tecnologia.

Medicina Ambulatorial – Princípios Básicos, novo livro do professor Kurt Kloetzel, é um valioso instrumento para a formação dos estudantes de Medicina e dos jovens médicos, além de ajudar sobremaneira colegas com 10, 15 ou mais anos de profissão que queiram dar uma guinada em suas vidas e dedicar-se à Medicina Geral.

Há quase 20 anos esse irrequieto professor vem publicando livros sobre a prática ambulatorial de Medicina. *Raciocínio clínico* explicitava a chamada árvore de decisões que constitui o conteúdo lógico do processo que conduz ao diagnóstico, a partir da queixa e passando pela anamnese, pelo exame físico e pelos exames complementares. *Clínica médica – raciocínio e conduta*, obra publicada anos depois, não só atualizava a anterior como colocava nova ênfase no exame da lógica da conduta derivada do diagnóstico possível. Contudo, a originalidade deste novo livro deriva de fatores, por assim dizer, extrínsecos à evolução do pensamento do autor.

Espécie de D. Quixote em luta contra a adoção de padrões da Medicina hospitalar de inspiração norte-americana como paradigmas de uma prática ambulatorial que se distorcia, desumanizava, encarecia e se tornava cada vez mais insatisfatória para médicos e pacientes, Kurt Kloetzel amargava os resultados de seus esforços a se chocarem não com moinhos de vento, mas com a sólida muralha de interesses e preconceitos contra os quais tinha de usar sua lança. Agora não. O avanço da implantação do sistema único de saúde (SUS), apesar de todas as dificuldades e insuficiências, já lhe permite argumentar com experiências bem-sucedidas. O surgimento do programa de saúde da família (PSF) e sua expansão pelo país – chegando inclusive a grandes cidades e megalópoles como São Paulo – deixa para trás discussões puramente acadêmicas ou detalhes sobre o que deveria ser chamar-se o clínico geral, ou generalista, ou médico geral brasileiro. Existe o médico de família, e não como experiência isolada de um departamento de uma faculdade ou como iniciativa de uma prefeitura, mas como programa nacional, com força suficiente para manter-se, apesar da alta frequência de troca dos ministros da Saúde.

Com a agudeza e franqueza que são, em boa medida, responsáveis pela reputação de polemista que acompanha seu nome, Kurt Kloetzel se pergunta de onde vêm esses médicos de família que trabalham no Ceará, em Pernambuco, Minas Gerais ou São Paulo, já que nossas faculdades de Medicina ainda formam majoritariamente precoces especialistas e são ainda tão poucas as residências que, com nomes variados, formam esse novo tipo de profissional. A resposta está insinuada, mas não claramente dita, nas palavras de Heloísa Machado de Souza, coordenadora nacional do PSF: "Temos que aprender a trocar o pneu com o carro em movimento". Ou seja: estamos formando milhares de médicos de família em serviço, capacitando-os enquanto trabalham, a partir das experiências que vivenciam e trazem a debate nas aulas, nos seminários, nas sessões de discussão de casos, nas atividades supervisionadas que realizam. E esse esforço de formação e capacitação conta com o apoio de docentes das faculdades de Medicina que integram os polos de capacitação do PSE. Por essa via e, pela formação de uma nova demanda, nossas escolas médicas são estimuladas a iniciar um processo de mudança em seus objetivos.

É precisamente para esse universo em expansão, constituído de estudantes e professores que se sensibilizam, de médicos jovens e outros experientes atraídos pelo PSF, que é recomendável e muito útil *Medicina Ambulatorial – Princípios Básicos*. Somos até tentados a fazer uma analogia: se o PSF não é um simples programa a mais, mas uma estratégia de mudança do modelo assistencial vigente entre nós, uma forma de construir o SUS de baixo para cima, este novo livro de Kurt Kloetzel também não é um manual de clínica, mas uma compilação de estratégias para o médico de família (ou para os que se preparam para exercer essa atividade), um caminho para a construção de uma atitude, um outro olhar sobre a prática médica de natureza ambulatorial no Brasil de nossos dias.

Prof. Dr. Adib Domingos Jatene
1999

Prefácio à 2ª edição

O relançamento de *Medicina Ambulatorial – Princípios Básicos* deve ser comemorado não somente como um clássico que deve ser preservado por muitas gerações, mas – e principalmente – como um livro básico para o estudante de Medicina e para todos os que se preocupam com a boa prática profissional.

Kurt Kloetzel, nascido na Alemanha, veio ainda criança ao Brasil, com seus pais e seu irmão, refugiados das circunstâncias desfavoráveis e perigosas imediatamente antes da 2ª Guerra Mundial. Acrescentou por conta própria, já na infância, um "e" fantasia após o "o" de "Klotzel", para manter a pronúncia fechada, pois no original o "o" era grafado com trema.

Naturalizou-se brasileiro quando foi fazer pós-Doutorado em Chicago, ao constatar que sua nacionalidade alemã havia sido confiscada (como de todos os judeus alemães) e nutriu durante toda a vida – como a maioria dos imigrados – um profundo sentimento de gratidão e pertencimento.

Irreverente e sempre à frente de seu tempo, talvez o seu maior orgulho tenha sido a nota 7, mínimo necessário para aprovação no Doutorado, no início da década de 1960. Seu estudo sobre esquistossomose foi severamente arguido (e mais duramente defendido), e a nota foi dada com o Kurt, segundo o próprio, sorrindo em superioridade. Para infelicidade dos membros da banca, esse trabalho é ainda citado como um clássico na área.

Sempre muito vivaz e com seu cachimbo pendente, ao que me consta sua única mágoa na vida foi nunca ter podido retornar à Universidade de São Paulo (USP), de onde se afastou depois do golpe militar de 1964, quando o Departamento de Parasitologia perdeu tantos cérebros para o exterior; peregrinou por algumas faculdades de Medicina e, em 1978, fixou-se na Universidade Federal de Pelotas (RS), onde fundou o Departamento de Medicina Social e se tornou seu primeiro professor titular. Atraiu e formou uma grande geração de pesquisadores que vieram a transformar o departamento em uma referência nos estudos da Saúde Coletiva.

O termo *empatia*, tão utilizado atualmente nas discussões sobre o cuidado à saúde, não era usado nos ensinamentos do Kurt por não estar em voga; nutria e difundia, no entanto, um profundo sentimento humanista em todas as suas ocupações. Como professor, o que ele mais gostava era estar junto aos alunos que iniciavam o ciclo clínico, pois ainda não estavam contaminados por pessimistas, mercantilistas e charlatães (sic). Como médico, clinicava com seus alunos e manifestava grande preocupação com a vida de cada paciente.

Certa vez escreveu: "Meu epitáfio deverá rezar: procurou sarna para se coçar. E foi o que mais encontrou".

Um polímata – foi engenheiro antes de cursar Medicina, em que ingressou depois de perder o medo de sangue, dizia –, procurava concentrar sua curiosidade nos temas contemporâneos e socialmente importantes. Frequentemente divagava, como quando estudava os crustáceos na Lagoa dos Patos (em Pelotas, onde morava), mas interrompeu a pesquisa pois seu grande amigo e eminente sanitarista David Capistrano, então prefeito de Santos (SP), o convidou para trabalharem juntos.

Escreveu uma dezena de livros em temas variados como febre, planejamento familiar, meio ambiente, superstição, higiene física e do ambiente; *As Bases da Medicina Preventiva*, de 1973, foi o primeiro livro brasileiro na área; *O ABC do Charlatão*, de 1988, imperdível, é um verdadeiro clássico.

Em *Raciocínio Clínico*, de 1977, ele insiste nos conceitos de "achado casual" e "remissão espontânea", além de cunhar o termo "demora permitida", incitando a termos cuidado e evitarmos a intempestividade no diagnóstico ou na terapêutica. Esse livro evoluiu para

Clínica Médica: Raciocínio e Conduta e, posteriormente para *Medicina Ambulatorial*, que oportunamente está sendo reeditado.

Se o número de escolas médicas no país já superou em muito as necessidades e as possibilidades de garantir a boa qualidade do ensino – além da falta de vagas em residências médicas e a sempre muito preocupante distribuição dos médicos pelo território nacional –, que ao menos os médicos possam ter acesso a este pequeno e clássico compêndio, que aborda princípios clínicos que embasam a boa prática médica e de que tantas gerações de médicos já nos nutrimos.

Daniel Klotzel
2024

Prefácio à 1ª edição

No começo, a ideia era outra: a de acrescentar uma terceira versão ao meu *Raciocínio Clínico*, com seus 17 anos contados já um tanto surrado – e mais do que um pouco desatualizado. Até que um amigo, um perspicaz amigo, ao saber do projeto, achou melhor partir para outra, meter-me a escrever um livro que, para os tempos atuais, resultasse mais útil.

Útil? Útil em que, para quem? O pasmo tem sua razão de ser: basta reparar os quilômetros de estantes que ornam as livrarias, as bibliotecas médicas, para questionar se um volume a mais, um volume a menos realmente fará alguma diferença, sair-se com alguma revelação sobre a qual os demais silenciaram.

Útil para quem?

Ao longo do livro volto-me, de preferência, ao estudante de Medicina, ao residente, ao principiante. Mas isso ainda não exclui a hipótese de que os mais velhos, já acomodados à profissão, possam dele tirar algum proveito. Cedo comecei a questionar a validade do que me ensinaram na escola – a *aplicabilidade*, melhor dizer –, porém as soluções, a tática e a estratégia aqui descritas só despontaram mais adiante, aos tropeções, pinçadas aqui e acolá, quando já há anos me considerava médico feito. Se o aprendizado forçado para mim foi benéfico, por que não o seria também para meus colegas?

Útil para quê?

Não tenho melindres em afirmar que para esta obra existe, sim, lugar na estante – e isso sem aperto para os demais textos. Na prateleira a ele destinada, ainda restam vagas, muitas. (O nome que dão a este esquecido cantinho varia conforme a opinião da bibliotecária; da minha parte, prefiro que o letreiro diga simplesmente "Medicina – ambulatório".)

De fato, o livro tem como ponto de referência esta terra-de-ninguém que, pelo que se vê, poucos se interessam em desbravar – o *ambulatório*. Não podia ser diferente – nada mais fiz senão minha obrigação; afinal, enquanto somente 8 ou 9 em cada 100 habitantes são internados a cada ano, o número de *consultas*, no mesmo intervalo, atinge a cifra dos 300 ou até 500. Assim, queira ou não queira, é ao ambulatório (ou ao *consultório*, o que vem dar no mesmo) que o jovem médico dedicará a maior parte de seu tempo.

Da primeira edição de *Raciocínio clínico* para cá, a Medicina não parou. Nossos conhecimentos se enriqueceram demais; a tecnologia foi pródiga em *inovações* (embora um pouco mais avara no que diz respeito a reais *avanços*). O número de escolas médicas prossegue crescendo; a cifra daqueles que a cada ano ingressam no mercado de trabalho mais do que dobrou, superando de longe o crescimento demográfico.

Nos dias de hoje, a realidade que o médico tem que enfrentar é bem diferente daquela de 20 anos atrás. Mas a prática não seguiu em seu encalço, ficou para trás. O *exercício* da profissão não se renovou; seus problemas, suas falhas e omissões intocadas, talvez até exacerbadas, e os investimentos no setor da Saúde ainda são inadequados. Também o ensino médico, que se imaginava suficientemente ágil para adaptar-se aos novos desafios, descumpriu seu dever de rasgar novos caminhos, salvo raras e honrosas exceções, deixando confinadas ao papel as reformas exigidas.

Isso já foi dito incontáveis vezes, a mais recente confirmação vindo da pena de Cláudio Paiva, coordenador da Faculdade de Medicina da Universidade Federal do Rio Grande do Sul (UFRGS): "Os currículos se tornaram cada vez mais carregados de conhecimentos técnicos, com as aulas teóricas ocupando boa parte dos horários. A parte prática do chamado ciclo profissionalizante, lecionado em hospitais de atendimento terciário, quase sempre aborda pacientes internados e com patologias que não são as mais prevalentes na população.

A prática ambulatorial, relativamente pequena e quase toda em ambulatórios especializados, oferece uma visão fragmentada do paciente" (destaque nosso).

Os efeitos imediatos de um modelo inadequado são a degradação dos aspectos humanísticos da Medicina e a não menos deplorável banalização de seu conteúdo técnico; também não tarda em refletir-se na moral, na motivação do médico, no seu gosto pelos grandes ou pequenos desafios a serem superados no dia a dia, nas próprias expectativas para o futuro.

Essa insatisfação sempre me preocupou muito, especialmente depois de ter sido confirmada pelo relatório da Fundação Oswaldo Cruz (Fiocruz), divulgado em 1996: "A Medicina é para os médicos sinônimo de pessimismo (40,4%), incerteza (16,7%), assalariamento, convênio e 'socialização' (6,8%). Somente 18,7% associam a profissão ao otimismo e 3,1%, à competência. Nos chama atenção que 12,6% declararam não ter opinião formada sobre seu futuro".

Esse "pessimismo" costuma ser creditado à conjuntura econômica, mas a conclusão me parece precipitada. Uma longa convivência com os problemas de alguns de meus ex-alunos demonstra que para eles a remuneração não é apenas uma garantia de subsistência, mas, sobretudo, um símbolo de *prestígio*, algo assim como a confirmação de que os anos de estudo não foram desperdiçados. O desencanto expressa a frustração, a consciência de uma série de sonhos, de expectativas românticas que, pouco a pouco, foram ficando pelo caminho. O jovem médico sente-se traído. Subitamente tem pela frente uma incongruência, um descompasso, um profundo hiato entre o que *sabe fazer* e o que na prática efetivamente *consegue fazer* – a negação daquilo que considera uma "boa Medicina".

As dificuldades na adaptação parecem maiores naqueles que, mesmo em tempo parcial, trabalham no setor público, contingente que, segundo o inquérito da Fiocruz, é estimado em 70%. Destes, pouquíssimos se dizem satisfeitos. Os demais lamentam a escassez de tempo para um exame clínico minucioso, queixam-se da falta de medicamentos, de recursos laboratoriais ou outros

exames complementares, da dificuldade de acesso ao especialista, e assim por diante. Só agora percebem como foram mal preparados para a vida prática; eles, que só adquiriram um mínimo de experiência com o paciente ambulatorial – mas nunca se preocuparam, acreditando que, chegada a hora, era só lançar mão da experiência adquirida nos 6 anos de hospital-escola –; de repente, tornam-se cientes do esbulho de que foram vítimas.

Raro é o profissional que, ao primeiro contato com a realidade, não se sinta chocado pelo contraste. A transição entre o hospital e a vida "lá fora" é brutal: o paciente acamado é sempre portador de alguma *doença grave* cujo diagnóstico é preciso perseguir com tenacidade e com o emprego de um alentado arsenal de exames, ao passo que o "paciente vertical", aquele do ambulatório, traz consigo um *problema*, pequeno ou grande, para o qual espera uma solução – quanto mais simples, melhor. Ainda inexperiente, perplexo com a nova situação e despreparado para ela, o médico simplesmente tenta transferir para o ambulatório as práticas aprendidas no hospital. Isso resulta numa pequena catástrofe: não tendo a seu dispor os mesmos privilégios em equipamento, tempo e recursos materiais, e vendo a sua frente uma pessoa à qual é muitas vezes difícil afixar um rótulo diagnóstico preciso, um paciente bem menos paciente e conformado que aquele da enfermaria, não tarda que o jovem colega se sinta desmoralizado, sua autoestima em declínio.

Eis aí esboçado, em grosseiras pinceladas, o objetivo do livro. Sem negar a existência de uma série de problemas, sempre buscando ser realista, procura, porém, segundo se diz, "dar a volta por cima". Não é difícil demonstrar que a maioria dos "obstáculos" acima apontados não passam de fantasmas, artefatos gerados por um modelo equivocado, uma falsa concepção da realidade criando necessidades artificiais, padrões de "excelência" inatingíveis. Contudo, mediante um bom poder de adaptação, aliado a uma razoável dose de determinação e criatividade, a maior parte dos problemas podem ser contornados.

De início irão estranhar, achando que pretendo dourar a pílula amarga. Porém, com o passar das páginas, vocês verão que meu lema

– o de *fazer da necessidade uma virtude* – está longe de ser um chavão, que, embora distante do hospital de ensino, a "boa Medicina" está ao nosso alcance, que as miçangas de última geração só beneficiam um reduzido punhado de pacientes, que a prodigalidade em exames complementares, em vez de facilitar o diagnóstico, frequentemente serve de fator de confusão, bem como – é importante frisar – motivo de iatropatogenia.

Este é apenas um dos aspectos – o segundo diz respeito à autoimagem do jovem médico. Este, imaginando que Medicina é sempre sinônimo de ciência – e convencido de que o desafio cresce em razão direta da raridade de uma doença –, ao ter sua atividade confinada ao cotidiano de um ambulatório, às voltas com uma população não especialmente selecionada para fins de ensino médico, sente um profundo desapontamento, acabando por concluir que aquele não é o lugar certo para brilhar, esbanjar talentos. (Um erro crasso, reflexo do modelo equivocado que apontei.)

Nesse transe, é preciso ajudá-lo, mostrar-lhe que lidar com as doenças comuns, as "doencinhas", os achaques, toda sorte de sofrimento, de fato exige muita perícia e criatividade; que tratar ou controlar uma acne, uma cefaleia misteriosa, uma rinite vasomotora, um episódio de asma, é, por vezes, mais difícil que a cura de alguma endocrinopatia rara. A monotonia é somente aparente, depende de quem a encara, pois, a prática do ambulatório é extremamente diversificada. Quando menos se espera, em meio a uma rotina que parece interminável, aparece-nos uma doença grave, eventualmente fatal, cuja detecção precoce, nas mãos de um médico atento e competente, ainda abre uma perspectiva de cura – uma vitória!

É preciso ressaltar, quanto mais enfaticamente, melhor – e sem pudor do sentimentalismo – que nossa profissão é bela e rica em recompensas de toda sorte, que dela descrer é um ato de autocastração, que o único caminho para a preservação do equilíbrio e do contentamento, para o resgate de uma dignidade que parecia perdida, é acolhê-la com os braços abertos.

Verão que, não obstante a linguagem despojada, o porte modesto, este é um livro ambicioso. Não se trata propriamente da ambição de transmitir os tradicionais conhecimentos técnicos – pois nesse campo os textos clássicos pouco deixam a desejar – mas a de repassar uma filosofia – melhor, uma *estratégia* – e algumas táticas elementares que fui aprendendo ao longo de minha vida profissional. Foram-me indispensáveis. Suponho que também você poderá sair beneficiado.

A medida de minha ambição é dada pelos três capítulos finais – ao que me consta, inéditos em textos dessa natureza. Eles me deram especial trabalho.

Depois de dizer o que o livro é – e antes que você estranhe uma ou outra suposta lacuna –, cumpre frisar o que não é – e jamais quis ser. Não pretendi exibir erudição. Decerto não se trata de um livro de texto, um salva-vidas a ser folheado em momentos de perplexidade (tanto é assim que, na 1ª edição, foi omitido o tradicional índice remissivo); no máximo de um breviário, um manual de instruções, rico em *como usar* e *quando usar* – sem esquecer um ocasional *quando não usar*. Como tinha que ser, a bibliografia não é extensa. Se ela consiste quase que inteiramente de publicações em inglês, os motivos são de ordem prática, visto que um bom número dessas revistas é encontrado nos hospitais-escola. (Os dados referentes ao Brasil foram tirados da experiência pessoal do autor, salvo quando assim indicado.)

Espero que tirem bom proveito!

Kurt Kloetzel
Pelotas, julho de 1999

Sumário

1 O Que é Doença, *1*
NOTAS TÉCNICAS: Rodrigo Caprio Leite de Castro, Maria Inez Padula Anderson, Ricardo Donato Rodrigues

2 Interpretando a Doença, *11*
NOTAS TÉCNICAS: Rodrigo Caprio Leite de Castro, Maria Inez Padula Anderson, Ricardo Donato Rodrigues

3 O Paciente, *23*
NOTAS TÉCNICAS: Maria Inez Padula Anderson, Rodrigo Caprio Leite de Castro

4 O Diagnóstico, *37*
NOTAS TÉCNICAS: Marcello Dala Bernardina Dalla, Rodrigo Caprio Leite de Castro

5 A História Clínica, *55*
NOTAS TÉCNICAS: Marcello Dala Bernardina Dalla, Maria Inez Padula Anderson, Rodrigo Caprio Leite de Castro

6 O Exame Físico, *63*
NOTAS TÉCNICAS: Rodrigo Caprio Leite de Castro

7 O Exame Complementar, *77*
NOTAS TÉCNICAS: Rodrigo Caprio Leite de Castro

8 Fontes de Erro, *95*
NOTAS TÉCNICAS: Rafaela Alves Pacheco, Rodrigo Caprio Leite de Castro

9 A Saúde Coletiva, *105*
NOTAS TÉCNICAS: Rafaela Alves Pacheco, Amanda Teixeira Ferro Pereira, Maria Inez Padula Anderson, Rodrigo Caprio Leite de Castro

10 A Decisão Diagnóstica, *123*
NOTAS TÉCNICAS: Rodrigo Caprio Leite de Castro

11 A Decisão Terapêutica, *141*
NOTAS TÉCNICAS: Rodrigo Caprio Leite de Castro

12 O Especialista e o Médico Geral, *157*
NOTAS TÉCNICAS: Marco Tulio Aguiar Mourão Ribeiro, Maria Inez Padula Anderson, Rodrigo Caprio Leite de Castro

13 A Questão do Litígio. Os Processos por "Erro Médico", *175*
NOTAS TÉCNICAS: Rodrigo Caprio Leite de Castro

14 Economia Médica, *183*
NOTAS TÉCNICAS: Marcello Dala Bernardina Dalla, Luís Antônio Benvegnú, Arilson da Silva Cardoso, Rodrigo Caprio Leite de Castro

Posfácio, *211*

Leitura complementar, *215*

Índice Alfabético, *217*

CAPÍTULO 1

O Que É Doença

Estar doente é mais do que uma condição médica.
Gilberto Freire

Comecemos pelo começo, pela busca de uma definição: o que vem a ser doença? Embora a pergunta pareça desnecessária e mesmo banal, se a deixarmos de lado, corremos o risco de entrar pela porta errada.

A reação é quase instintiva: "ora, doença é ausência de saúde – e ponto-final". Tal definição nos serve? Decerto que não, pois seria um exemplo típico de raciocínio circular, aquele que se satisfaz em substituir uma dúvida por outra. (Afinal, o que vem a ser saúde?)

Para a Enciclopédia Britânica, doença seria "um desvio do estado fisiológico normal do organismo, suficiente para causar sinais e sintomas evidentes". De fato, tal solução – tão típica do pensamento biológico – é sempre a primeira a ser lembrada. Mas, ao lado deste, existe o modelo psicológico, ressaltando que a sensação de estar enfermo também envolve critérios subjetivos, que as doenças assim chamadas "psicossomáticas", nas quais o exame clínico ou complementar nada de útil revela, parecem obedecer a mecanismos inteiramente estranhos à biologia tradicional. E é igualmente impossível se ignorar a sempre presente interferência dos fatores sociais, da pobreza, da falta de condições mínimas, para se alcançar uma vida decente, dando-se, com isso, origem a um terceiro modelo: o socioeconômico, ao qual é preciso acrescentar um modelo antropológico, que diz respeito às crenças, aos mitos, aos hábitos de vida, elementos que variam de lugar para lugar, de época em época.

Pretendendo chegar a um conceito mais amplo, compreendendo todas essas versões numa só definição, em 1946, a Organização Mundial da Saúde (OMS), por ocasião de sua fundação, saiu com uma declaração que durante décadas gozou de grande popularidade. Nos dias de hoje ainda é citada, embora com certas ressalvas: "Saúde é um estado de completo bem-estar físico, mental e social, e não a mera ausência de doença ou invalidez". (Sobre a doença ela deixou de se pronunciar.)

Podemos estar certos de que a intenção foi boa, de profundo sentido didático. Com ela, a OMS declarava que a saúde, a plena saúde, está intimamente relacionada às condições físicas, ao ambiente, às variáveis psicossociais – em suma, que saúde significa, antes de mais nada, qualidade de vida. Para a época, representava uma pequena revolução.

Compreende-se, por outro lado, a perplexidade do estudante de Medicina que, ao ouvir a definição da boca de seu mestre, exclama: – Mas neste caso estamos todos doentes! De fato, segundo a OMS, doente não seria apenas o portador de uma doença orgânica, mas também o estudante em véspera de prova, o namorado apaixonado, o mutuário do BNH[1] com dificuldade para quitar o saldo devedor. Se é verdade que a definição, humana e ambiciosa, teve o mérito de alertar aqueles que ainda não sabiam que doença é uma variável multifatorial, seus efeitos sobre a jovem geração não foram inteiramente benéficos. Para alguns, trouxe o desencanto com o desempenho da Medicina, que passaram a

---

[1] O Banco Nacional da Habitação (BNH) foi uma empresa pública brasileira voltada para o financiamento de empreendimentos imobiliários. Foi criada em 1964, após o golpe militar, e extinta em 1986.

considerá-la ineficaz, pretensiosa até, dada a sua impotência diante da enormidade dos problemas que tinha que resolver. Já outros partiram para o extremo oposto, rumo à onipotência: subitamente defrontados com horizontes tão amplos, entenderam que também o alcance de seus remédios e demais bagagens era ilimitado, solução, inclusive, para a fome, a infelicidade. Na ausência de um sadio senso de proporção em suas mãos, a Medicina virou medicalização.

Então, onde estão os limites, o que realmente compete ao profissional da Saúde? Suas atribuições incluem o consolar uma viúva, a recuperação do alcoólatra,[2] o atestado médico, o aconselhamento nas questões matrimoniais, o perfurar do lobo da orelha para que a mãe possa pendurar um brinco em sua filhinha, estes e outros probleminhas do dia a dia?

Não há resposta única. Cada médico, conforme sua disposição, tem a sua. Alguns limitam suas atenções ao organismo doente; já outros, por formação ou temperamento, pensam em termos mais generosos, procuram endereçar-se ao *sofrimento*, senão ao total das necessidades que conseguem identificar, pelo menos àquelas que se sentem com forças para atender. (O *limiar de empatia* varia grandemente.)

> ### Caso clínico 1.1
> #### K.T., 23 anos, sexo masculino, desenhista técnico
>
> Inteiramente desinibido diante do médico, o paciente foi logo contando sua história (para o profissional, um problema inédito):
>
> Desde o princípio do ano, o paciente frequentava um curso noturno em Engenharia Operacional, medida sem a qual dificilmente conseguiria qualificar-se para uma promoção na firma em que trabalhava. Agora, porém, via-se ameaçado de perder o ano letivo, dado um excesso de faltas na folha de chamada.
>
> Não que deixasse de ir às aulas – a questão era outra: cada vez que o professor fazia a chamada, o paciente, tomado por um bloqueio verbal, simplesmente não conseguia pronunciar a palavra "presente". Por mais que reconhecesse o ridículo da situação, sempre que o mestre chegava a ele na lista da chamada, era como se uma mão de ferro lhe estreitasse a garganta; nem balbuciar sua identificação

> conseguia. (Com isso, lógico, tornara-se objeto de chacota dos colegas.)
>
> Por diversas vezes, recorrera a sedativos numa tentativa de resolver seu problema, mas debalde. Daí concluir que sua doença era orgânica; logo, seria obrigado a recorrer a um médico.
>
> K.T. aparentava saúde perfeita, nenhuma anormalidade tendo sido constatada ao exame físico.

Esse paciente nos causou uma viva impressão, tanto assim que repetidas vezes seu caso foi trazido à discussão com alunos: numa situação como essa, como agiriam eles? – perguntávamos. Uns o mandariam ao fonoaudiólogo; outros prefeririam o psiquiatra. A maioria ficou perplexa, decerto com vontade de protestar: "mas isso não é doença, professor!". De fato, K.T. tem uma necessidade, tem uma demanda, um problema. Mas apresentará também uma doença?

> O médico meditou no que fazer. Logo pegou do bloco de prescrição e escreveu uma carta ao diretor da escola, pedindo-lhe doravante autorizar o aluno a levantar o braço, sinalizando assim sua presença na sala de aula. O favor foi concedido. K.T. não perdeu o ano, e, a essa altura, deve estar com a carreira avançada.

Temos uma alentada coleção de casos semelhantes: o mecânico colostomizado, cujos colegas, por causa do mau cheiro, recusavam trabalhar no mesmo recinto; o moço que veio à busca de remédio para "engrossar" a voz, temendo que o tomassem por invertido sexual;[3] o marido infiel que retorna de viagem e, tomado por um sentimento de culpa, busca um pretexto para não se deitar com a esposa; uma executiva de multinacional que exige que o médico acabe com seu pânico por viagens aéreas. E daí para a frente.

MOLÉSTIA E DOENÇA

Uma noção que, para muitos, é nova: **doença e moléstia são conceitos distintos**. Conforme uso corrente, *doença* traz um significado anatômico ou patológico – uma série de

---

[2] Atualmente, esse termo é melhor substituído por "alcoolista".

[3] Termo comumente utilizado na primeira metade do século XX para se referir à homossexualidade.

parágrafos do compêndio médico; *moléstia*, por outro lado, tem uma conotação subjetiva, traduz a maneira particular de o paciente reagir diante daquele episódio, resposta essa que depende de sua sensibilidade ao sofrimento e às limitações na atividade, bem como da interpretação que lhe dão – ele, sua família e o ambiente social.[4]

Senão, como entender que o paciente portador de uma vulgar gripe e aquele outro que acabou de quebrar o punho exibem idêntica ansiedade, o mesmo temor diante de possíveis complicações, que uma mesma doença – a enxaqueca, digamos – para uns é catastrófica; para outros, não passa de um distúrbio menor?

A moléstia vai além do biológico, afeta o próprio otimismo, a autoestima do indivíduo. Não segue nenhuma lógica conhecida, é encarada como um azar (*Por que eu, por que justamente eu fui o escolhido?* – indaga a vítima), uma inesperada violação da privacidade. O enfermo perdeu o controle sobre sua própria vida.

DOENÇAS COMUNS

Enquanto o leigo traz uma definição um tanto exagerada de sua doença, no ambiente acadêmico, no hospital-escola, acontece justamente o contrário. No hospital, a perspectiva é estreita, afunilada, o alvo de todas as atenções são as afecções graves – quanto mais raras, melhor –, as questões menores são desprezadas.

Tal atitude traz sérias consequências para o ensino; tanto é assim que, em seu primeiro contato com o ambulatório, o estudante se surpreende ao descobrir um panorama inteiramente novo, distinto daquele que aprendeu a conhecer no hospital, um mundo onde predominam as doenças comuns. É uma fase muito crítica no aprendizado da Medicina; se o estudante não tiver quem o oriente, algum professor compreensivo com paciência bastante para lhe mostrar que, embora "comuns", as *doenças comuns* têm seu fascínio próprio, o jovem só com muita dificuldade conseguirá adaptar-se ao dia a dia da profissão.

Estabelecer um equilíbrio entre hospital e consultório vem a ser, em essência, o objetivo maior deste livro. Quase que inteiramente voltado para a prática ambulatorial, não precisa de pretextos para justificar sua existência. Verifiquem: de cada 100 habitantes deste país (ou de qualquer outro), somente 8 ou 9 são hospitalizados a cada ano, enquanto, no mesmo período, o número de consultas ambulatoriais chega a 300 ou 500![5] Tamanha desproporção dispensa comentários.

A falta de familiaridade com as doenças comuns frequentemente resulta em excessos na utilização do aparato médico, tanto por parte do médico como do usuário. O primeiro, por ignorar que proporção importante da demanda médica não exige recursos sofisticados nem tecnologia igual àquela usada no hospital, corre o risco de abusar de procedimentos que em nada beneficiam seu paciente – podem até trazer-lhe prejuízos. Quanto ao paciente, condicionado pela comadre ou pelo balconista da farmácia, vítima da sedução da mídia e de toda a sorte de interesses comerciais, tende a superestimar a gravidade de sua afecção, acreditando que só melhorará se esse ou aquele exame ou medicamento, destinados a fins mais complicados, for chamado a intervir. Sabendo disso, boa parte da propaganda médica está direcionada ao próprio paciente (Figura 1.1).

---

[4] Kurt Kloetzel observou, de modo pioneiro, no Brasil, a diferença existente entre os conceitos de "doença" e "moléstia", da mesma maneira que, no inglês, denota-se *disease* e *illness*, respectivamente. Assim, o autor chamou de "moléstia" as expressões que remetem ao adoecimento de uma pessoa; adoecimento esse compreendido enquanto um fenômeno singular; diferente, portanto, da generalização inerente ao conceito de "doença". Ou seja, destaca-se, aqui, que o autor introduziu, por meio do termo "moléstia", a noção de *illness* no Brasil, referência que, hoje, é indicada, em nosso meio, por "experiência da doença".

[5] Embora sem referência na edição original do livro, podemos depreender que, provavelmente, o autor tenha utilizado, para indicar tais números, o clássico estudo: White KL, Williams TF, Greenberg BG. The ecology of medical care. N Engl J Med. 1961;265:885-892.

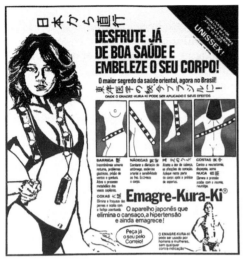

Figura 1.1 Matéria publicitária reproduzida de um semanário de larga circulação. Em face deste exemplo e tantos outros, não teríamos também que acrescentar um *modelo empresarial*?

Quadro 1.1 Queixas mais comuns em pacientes de ambulatório.*[7]

Sintoma	Frequência (%)
Dor	51
• Abdominal	20
• Cefaleia	12
• Tórax, dorsal, lombossacra	11
• Membros inferiores	6
• Outros locais.	2
Vertigens ("tonturas")	8
Sinais novos**	8
Dispneia, tosse	7
Irregularidades menstruais	4
Astenia	3
Prurido	3
"Palpitações"	2
Febre	1
Convulsões	1
Sudorese exagerada	1
Outras queixas	5
Demanda normativa***	6

*Kloetzel K. Residência médica. MEC. 1983;5:23-72.
**Dermatites, leucorreia, adenopatias, etc.
***Ações programáticas e preventivas.

Referindo-se às doenças comuns, John Fry (1974)[6] diz o seguinte: "Fora do hospital, as doenças comuns numa comunidade se caracterizam por ser de menor porte, benignas, fugazes e autolimitadas, com acentuada tendência para a remissão espontânea. Sua apresentação clínica tende a ser um tanto vaga e é difícil fixar-lhes um rótulo diagnóstico preciso. Frequentemente permanecem indiferenciadas e não identificadas do começo ao fim do episódio. Muitas vezes a patologia clínica vem acompanhada de problemas sociais, de sorte a exigir uma conduta que simultaneamente faça frente a ambas".

As queixas mais comuns apresentadas no ambulatório (ou *consultório*) são apresentadas no Quadro 1.1.

Estas são as *queixas* (no máximo as *síndromes*); ainda não se trata de *diagnósticos*, mesmo porque, queiramos ou não, um diagnóstico concreto muitas vezes fica faltando. (O Quadro 1.1 traduz uma experiência brasileira; logo, seus dados não são necessariamente transferíveis a outros lugares. No Reino Unido, por exemplo, os sintomas respiratórios teriam maior destaque.)

Nos países que construíram um eficiente sistema de Saúde, o paciente só tem acesso a ele por meio do ambulatório. Ali, os serviços de pronto-socorro são reservados às urgências médicas; o doente também está impedido de dirigir-se diretamente ao especialista ou hospital e, em vez disso, terá

---

[6] Embora sem referência na edição original, podemos reconhecer que, pelo ano de publicação indicado, o autor provavelmente estivesse se referindo ao livro *Doenças comuns* (*Common diseases*), do renomado Médico de Família e Comunidade (*General Practitioner*) inglês John Fry.

[7] Kurt Kloetzel conduziu, de modo pioneiro, no Brasil, pesquisas de diagnóstico de demanda em APS. Para uma abordagem atualizada desse assunto, ver:
- Takeda S. A organização de serviços de atenção primária à saúde. In: Duncan B, et al. Medicina ambulatorial: condutas de atenção primária baseadas em evidências. 5. ed. Porto Alegre: Artmed; 2022.
- Bastos GAN, Bastos JP, Caballero RMS. Abordagem comunitária: diagnóstico de saúde da comunidade. In: Gusso G, et al. Tratado de Medicina de Família e Comunidade: princípios, formação e prática. 2. ed. Porto Alegre: Artmed; 2018.

primeiramente que passar pelo *generalista*[8] ou, se for o caso, *médico de família*.[9] Em tal situação, a clientela da clínica é uma amostra representativa da população inteira, e os problemas clínicos vistos pelo médico são o fiel reflexo das patologias correntes: em mistura a um grande número de doenças comuns, vemos um pequeno contingente – em torno de 5 a 10% – de doentes que, cedo ou tarde, terão que ser transferidos aos cuidados do especialista ou internados no hospital para um tratamento diferenciado.[10]

Na maioria dos casos, esse reduzido grupo ainda se encontra nos estágios iniciais da doença, logo, é preciso atenção e muita competência para separar o comum do incomum. Um profissional desatento ou desinteressado é capaz de esquecer que, embora as estatísticas favoreçam as doenças comuns, a próxima consulta poderá colocá-lo diante de uma patologia grave, a qual, detectada precocemente, certamente terá uma evolução mais favorável. Caso o médico deixe-se dominar pela (aparente) monotonia de seu ofício, pode acontecer que um mal de Pott[11] passe por uma trivial lombalgia, um corpo estranho alojado no brônquio de uma criança seja visto como um vulgar chiado asmático. (Os exemplos são muitos.)

➢ Esse episódio ocorreu anos atrás, numa pequena cidade do interior da Paraíba. Uma manhã, no início do expediente, o médico do posto de Saúde foi procurado por um homem ainda jovem, que relatou um quadro que já durava dois dias, de início abrupto, consistindo em febre, dores musculares, náuseas e vômitos. Ao exame, o paciente apresentava-se ictérico e com o fígado discretamente aumentado. Como casos de hepatite por vírus não eram raros na região – e como os sinais e sintomas pareciam confirmar aquele diagnóstico –, o médico não prolongou o exame e despreocupadamente mandou o paciente para casa, não sem antes, além de outras precauções, recomendar os cuidados de praxe: repouso de leito e abstenção de gorduras.

➢ Mais tarde, veio-se a saber que a família, de início tranquilizada com o declínio da febre, a seguir novamente alarmada com sua recidiva (dessa vez associada a uma certa obnubilação e a uma redução no volume de urina, esta de "cor carregada"), levou o paciente à capital, onde foi internado com o diagnóstico de leptospirose. Permaneceu 17 dias internado, sob enérgico tratamento. (Escapou por pouco.)

Segundo John Fry, experiente clínico inglês, 66% das consultas têm a ver com as doenças *menores* (IVA, distúrbios emocionais, dor lombar, enxaqueca, etc.); 4% correspondem a episódios *maiores* (AVC, infarte, apendicite, câncer, tentativa de suicídio, etc.); 15% são classificadas entre as *doenças crônicas* (doenças reumáticas, doenças mentais, úlcera péptica, diabetes, asma, etc.). No restante (outros 15%) estariam compreendidas as *patologias sociais* (pobreza, idade avançada, alcoolismo, surdez, divórcio, etc.). (Basta um

---

[8] Na época da publicação da edição original deste livro, em 1999, no Brasil, o nome da especialidade hoje denominada Medicina de Família e Comunidade (MFC) era Medicina Geral Comunitária (MGC). Essa formação especializada se dava, unicamente por meio da residência médica (ainda não havia titulação, por prova de título, nessa área), o número de programas de residência médica (PRM) em MGC era pequeno, assim como o número total de vagas e o de médicos com essa formação. Havia também, proporcionalmente, muitos médicos formados em PRM de Medicina Preventiva e Social que invariavelmente acabavam trabalhando como médicos em APS. A respeito dos termos "Médico Geral" ou "Generalista", esses eram (e continuam sendo) os nomes que recebiam (e continuam recebendo), no Brasil, os médicos recém-formados, egressos da graduação em Medicina, os médicos sem especialidade médica (por residência ou titulação) e qualquer médico que trabalhasse (ou que trabalhe) em APS, independentemente da sua especialização. Desse modo, Kurt Kloetzel, ao não fazer essas diferenciações, parece considerar, em sua formulação, o nível de atuação do médico, qualquer que seja o nível primário de atenção, de maneira prioritária em relação às considerações acerca da sua formação.

[9] O autor antecipa, assim, o nome que a especialidade receberia oficialmente em seu estatuto, em 2002 (após amplo debate e eleição interna, promovida pela então Sociedade Brasileira de Medicina Geral Comunitária, em agosto de 2001): Medicina de Família e Comunidade, seguindo-se, assim, a mudança do nome da sua entidade para Sociedade Brasileira de Medicina de Família e Comunidade.

[10] O termo "especialista", aqui, faz referência aos médicos (ou especialidades médicas) atuantes nos níveis secundário ou terciário de atenção, que atualmente costumamos chamar de especialistas (ou especialidades) focais.
  Kurt Kloetzel pretende mostrar, ao longo de todo o livro, as diferenças existentes entre a atenção hospitalar e a consulta ambulatorial, e, por meio desse parágrafo, podemos intuir que, em sua noção de "ambulatório", incluía-se a de APS.

[11] O mal de Pott é um tipo de tuberculose extrapulmonar que afeta a coluna vertebral.

rápido relance no livro desse autor[12] para derrubar de vez a ideia preconcebida de que o médico generalista leva uma vida monótona.)

A REMISSÃO ESPONTÂNEA

É sabido, tanto por se ouvir dizer como também por meio da experiência pessoal, que grande parte das queixas de saúde, mais dia, menos dia, tende a desaparecer, mesmo sem a intervenção do médico. Tal fenômeno, comuníssimo, leva o nome de *remissão espontânea*. Sua frequência é difícil de estimar, já que a boa ética torna impossível um estudo controlado; as estimativas variam de autor para autor, fato que, dadas as diferenças entre as amostras, não deixa de ser compreensível. Segundo cálculos de autores norte-americanos, a cifra pode atingir os 75%, enquanto nossa experiência pessoal em diferentes serviços sugere que 45 a 70% dos pacientes evoluem favoravelmente, mesmo à revelia de cuidados médicos.[13]

➢ Também este doente, visto em ambulatório da Grande São Paulo, apresentava-se ictérico, com febre, anorexia, astenia, náuseas e vômitos. No decorrer daquelas duas semanas, perdera 8 quilos e dizia-se "enfraquecido". Colhidas as informações e examinado o paciente (processo que não levou mais de dez minutos), o médico concluiu que se tratava de uma hepatite por vírus, apenas recomendando repouso relativo e dieta leve. **Por via das dúvidas, mandou voltar em 7 dias, acrescentando que, caso o estado se agravasse, o paciente deveria retornar antes de findo o prazo.**

➢ O estagiário que estava por perto pediu licença para discordar. Lembrou a considerável perda de peso; achou que, por via das dúvidas, primeiro seria preciso afastar o diagnóstico de carcinoma de cabeça de pâncreas. Achava que um caso desses certamente exigia uma investigação complementar, no mínimo uma ultrassonografia. (Só muito a contragosto acomodou-se à estratégia adotada pelo professor.)[14]

O médico foi imprudente? (A resposta será dada no Capítulo 10.)

A Figura 1.2 exemplifica uma situação corriqueira que frequentemente gera oportunidades para erros na conduta médica. Vale a pena deter-nos no exame desse gráfico que registra a evolução, ao longo de 12 semanas, dos níveis tensionais de um paciente sob observação por um mesmo médico. Na primeira consulta, confrontado com uma pressão arterial em torno de 210 por 110 mmHg, um médico mais afoito julgaria plenamente justificado o imediato início do tratamento. Reparem, porém, que já na sétima semana a pressão baixara a níveis bem menos alarmantes – e isso sem qualquer medicação anti-hipertensiva! –, o que vem reforçar a conhecida (mas pouco seguida) recomendação de basear a conduta não numa única tomada de pressão, mas, sim, orientar-se por meio de uma série de determinações sucessivas. (A rigor, pode-se antecipar que a próxima vez que o paciente se encontrar em situação idêntica, apreensivo diante de um profissional novo e em ambiente que ainda lhe é estranho, novamente corra o risco de ser tomado por hipertenso.)

É justamente por causa disso, a possibilidade de a remissão espontânea simular um sucesso terapêutico, que, toda vez em que é realizado um ensaio clínico, o primeiro cuidado a se tomar é o de se comparar o comportamento de um *grupo experimental* diante daquele de um *grupo controle*, este deixado sem medicação ou então submetido a um *placebo*.[15]

A remissão espontânea traz ainda outras implicações. Ela explica o inexplicável: o sucesso

---

[12] Neste ponto, também, podemos reconhecer que o autor, provavelmente, estivesse se referindo ao livro *Doenças comuns* (*Common diseases*), do renomado Médico de Família e Comunidade (*General Practitioner*) inglês John Fry.

[13] Sem referências indicadas na edição original.

[14] A discordância do "estagiário", que muito provavelmente é um estudante de Medicina, tem por base a sua abordagem centrada na doença aprendida em ambiente hospitalar, realçando, assim, por meio do seu contraste com a abordagem do professor, as suas limitações no âmbito da atenção ambulatorial, ou melhor, da APS.

[15] Embora o paciente citado seja considerado "hipertenso" atualmente – segundo, por exemplo, a 8ª Diretriz Brasileira de Hipertensão Arterial, publicada em 2020 –, a importância do conceito trazido pelo autor se encontra neste parágrafo, pois, à parte o fato de que o diagnóstico de hipertensão estivesse correto, o eventual sucesso terapêutico, que seria facilmente atribuído, por exemplo, somente à medicação iniciada, poderia, na verdade, estar associado a um conjunto de outros fatores não necessariamente identificados (ao que, na ausência do medicamento, se diria que houve uma remissão espontânea), razão por que o delineamento do grupo controle se torna um dos mais importantes recursos metodológicos dos ensaios clínicos randomizados, assim como destacou o autor.

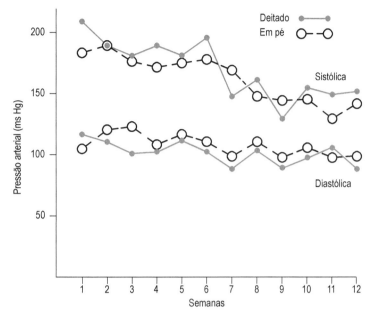

Figura 1.2 Evolução, ao longo de 12 semanas, dos níveis tensionais de um paciente sob observação de um mesmo médico (adaptada de Pickering, Cranston, Pears. The treatment of hypertension. Charles C. Tomas; 1961[16]).

de reconhecidos charlatães, a popularidade dessa ou daquela proposta de Medicina "alternativa" que tanto desafia a lógica quanto a biologia. Se 5, 6 ou 7 vezes, em cada 10, uma queixa regride espontaneamente, tantas são as chances de o charlatão, qualquer que tenha sido a sua conduta, "acertar" no tratamento.[17] Do mesmo modo, explica-se a tenacidade de certas crenças populares, a persistência de superstições que atravessaram os séculos sem encontrar quem as conseguisse derrubar.[18]

DOENÇAS AGUDAS, SUBAGUDAS E CRÔNICAS

Preferimos evitar esse tipo de nomenclatura, embora ainda seja muito usada, dada a dificuldade de uma delimitação precisa dessas três categorias. Como alternativa, costumamos adotar uma classificação segundo a duração dos sintomas. É o que fazemos no Quadro 1.2, baseado em algumas centenas de observações feitas em quatro distintos ambulatórios. (Não se trata da mesma amostra do Quadro 1.1.)

---

[16] Referência: Pickering GW, Cranston WI, Pears MA. The treatment of hypertension. Springfield, Illinois: Charles C. Thomas, Publisher; 1961.

[17] Sobre a má interpretação e o mau uso do conceito de remissão espontânea e de muitos outros conhecimentos médicos, particularmente observados em práticas de charlatanismo, Kurt Kloetzel escreveu um também notável livro que recomendamos: O ABC do charlatão. São Paulo: Edições Mandacaru; 1988.

[18] O conceito de remissão espontânea, tal como foi apresentado pelo autor, é, portanto, eminentemente clínico.
Nota-se também que, no âmbito da Epidemiologia Clínica e da Bioestatística, surge um outro conceito: o da "regressão à média". A regressão à média ocorre, por exemplo, quando um paciente cujo exame laboratorial tenha apresentado um valor extremo em uma aferição, apresenta um valor menos extremo em uma aferição subsequente. No entanto, embora possam ser considerados conceitos que apontem em uma mesma perspectiva, não devem ser confundidos, pois são essencialmente diferentes. A remissão espontânea é um fenômeno clínico individual que representa a melhora clínica do paciente. A regressão à média é um fenômeno estatístico e não está relacionado necessariamente com a melhora clínica do paciente.
Para o estudo complementar do conceito de regressão à média, ver: Fletcher GS. Anormalidade. Epidemiologia clínica: elementos essenciais. 6. ed. Porto Alegre: Artmed; 2021.

Medicina Ambulatorial – Princípios Básicos

Quadro 1.2 Duração das queixas em 4 ambulatórios.[19]

Duração	Distribuição (%)
Menos de 5 anos	81
Menos de 1 ano	58
Menos de 1 mês	32
Menos de 1 semana	16

Como se vê, aqui predominam as queixas crônicas. Na maior parte dos ambulatórios (dessa vez, excluído o consultório particular) é esse o perfil das doenças. Os episódios agudos são a minoria, seja porque a população, forçada pelas circunstâncias, recorre à farmácia ou à automedicação, seja porque, achando que o caso é de urgência e não se dispondo a aguardar a data marcada no cartão,[20] dirige-se, por conta própria, ao pronto-socorro mais próximo.

Seja como for, torna-se evidente que a maioria dos problemas trazidos ao ambulatório não requerem uma solução imediata, fato cuja importância ficará clara no Capítulo 10.[21]

O PROGNÓSTICO

No ambulatório, as doenças graves são raras – por volta dos 5% –, e mais escassas ainda – cerca de 1% – no consultório particular. Em Pelotas, no Ambulatório Geral da Faculdade de Medicina, 6% dos pacientes apresentavam uma doença "grave", 28% eram classificadas como de "média gravidade" e 66% podiam ser consideradas "benignas". (Compare com as cifras de John Fry, anteriormente citadas.)

No Quadro 1.3, a nossa experiência é traduzida em termos de *prognóstico*.

Baseada numa interpretação essencialmente pessoal, o Quadro 1.3 merece algumas

Quadro 1.3 Estimativa do prognóstico (baseado na experiência com 4 ambulatórios).[22]

Prognóstico	Distribuição (%)
Provável remissão espontânea	21
Remissão espontânea com provável recidiva	8
Inalterado (mesmo que sob tratamento)	13
Melhor "qualidade de vida"	43
Demanda normativa*	6
Prognóstico ignorado	5
Pacientes graves	4

*Atendimento pré-natal, puericultura e outros programas.

explicações. Ao traçar-se o prognóstico, levou-se em conta não somente os aspectos orgânicos – a natureza da doença –, mas uma série de outros fatores. Por exemplo, uma bronquite crônica em fumante inveterado (paciente que dificilmente seguirá as recomendações de seu médico) parece-nos mais prudente ser inserida na categoria dos prognósticos "inalterados"; por outro lado, o caso de artrite reumatoide deformante, impossível de "curar", mas acessível ao tratamento paliativo, pertencerá à categoria daqueles aos quais podemos oferecer uma "melhor qualidade de vida". (Este último grupo compreende um certo número de pessoas que, se deixadas aos próprios cuidados, cedo ou tarde experimentariam uma remissão espontânea, seguida ou não de uma recidiva.)

Basicamente, é este o perfil do paciente ambulatorial, exatamente como o descreveu John Fry: um universo composto, predominantemente, por doenças comuns, benignas (ou, melhor,

---

[19] Embora sem referência indicada no livro, subentende-se que esses dados sejam provenientes de pesquisas realizadas pelo autor nos serviços em que atuava: o ambulatório geral da Faculdade de Medicina da Universidade Federal de Pelotas e/ou Unidades Básicas de Saúde da rede de APS da cidade de Pelotas, Rio Grande do Sul.

[20] Trata-se do "cartão" de identificação da pessoa que era utilizado para o registro dos agendamentos de consultas em sua respectiva Unidade Básica de Saúde.

[21] A longitudinalidade da atenção e a continuidade do cuidado pelo especialista em Medicina de Família e Comunidade, com apoio da respectiva equipe da Estratégia Saúde da Família (ESF), tornam segura essa estratégia.

[22] Subentende-se também que esses dados sejam provenientes de pesquisas realizadas pelo autor nos serviços em que atuava: o ambulatório geral da Faculdade de Medicina da Universidade Federal de Pelotas e/ou Unidades Básicas de Saúde da rede de APS da cidade de Pelotas (RS).

não graves), em boa parte autolimitadas. Tal fato frequentemente é motivo de desapontamento para o jovem médico, tomado pela sensação de que seus conhecimentos não estão sendo plenamente utilizados, de que os longos anos de aprendizado representam um desperdício e de que só o hospital lhe daria oportunidades para exercer seu tirocínio.[23] (Mais adiante, demonstraremos o quanto ele está equivocado.)

Caso clínico 1.2
D.I.P., 40 anos, sexo feminino, prendas domésticas.

Trata-se de uma senhora bem arrumada, de boa aparência, muito à vontade diante do médico.

O marido é dono de uma padaria do centro, e ela, no intervalo entre outros afazeres, costuma ajudá-lo no caixa. No domingo anterior, ambos se ocuparam da pintura de uma das dependências da casa, a ela cabendo pintar o teto, em posição bastante incômoda. Acordou no dia seguinte com dor "no peito", bem circunscrita, desencadeada pela respiração profunda e por determinados movimentos. Nada mais tendo a informar – sua demanda parece muito bem definida.

A paciente ainda se deu ao luxo de uma brincadeira: – Tenho um irmão que é médico lá, em Porto Alegre; na terça-feira, ele passou em casa, de passagem para Rio Grande, onde dá aulas na faculdade, aí eu contei a ele sobre a minha dor. E ele, sempre sorrindo, nem me examinou; só me disse, com seu jeitinho de gozador, que eu tinha que tomar aspirina – imagine o senhor! E ela, olhando-nos, também sorrindo: – Eu nem quis saber, respondi a ele assim: "Você pode ser muito bom médico, mas para a família voce nao serve".

Sua dor era bem localizada: quarta articulação condrocostal à esquerda.

Pusemos-lhe a mão no ombro. – Pois, no futuro, tenha mais confiança em seu irmão. É aspirina mesmo, não tenha dúvida. Se a dor não for forte demais, nem isso precisa; o tempo resolve.

Voltamos a nos sentar. Olhamos um para o outro. A consulta parecia ter chegado ao fim. Mas, aí, Dona Dinorah cedeu ao impulso e fez a sua confissão, a princípio com hesitação, "pois nessas coisas é difícil a gente se abrir, mesmo sendo com o médico".

Não se considerava uma mulher frígida, embora ultimamente houvesse dias em que simplesmente não sentia vontade de ter relações com o marido – uma vez por semana, vá lá, mas duas ou três como ele pretendia... Porém temia que o marido se visse obrigado a procurar outras mulheres. Naquela manhã – brincando, é natural – chegara a fazer insinuações maliciosas.

A consulta consumiu 20 minutos mais. As inibições foram sendo postas de lado, a conversa chegando a níveis "técnicos". O médico enumerou as possíveis causas para esse tipo de comportamento, deixando que a paciente encontrasse um ponto em comum com o próprio caso. E não demorou que Dona Dinorah reconhecesse que o maior obstáculo a uma convivência íntima com o marido era a presença da filha na peça vizinha ao dormitório do casal. Ela tinha 18 anos e costumava ler até altas horas da noite.

Demos-lhe os conselhos mais elementares. Chegamos, inclusive, a oferecer conversar a sós com o marido, sugestão que a paciente prontamente aceitou. Ao despedir-se, estreitou a mão do médico com ambas as suas.

Uma consulta dessas certamente não faz parte da imagem que o estudante ou o médico residente tem da profissão. É bem possível, inclusive, que discordem da conduta empregada, entendendo que o médico abusou, aprofundou-se demais num assunto que não lhe competia.[24]

Por isso mesmo chegamos ao término do capítulo sem nos termos atrevido a oferecer uma nítida definição do que vem a ser

---

[23] Tirocínio significa a prática adquirida no decorrer de uma atividade e necessária ao exercício de uma profissão.

[24] Por meio do Caso clínico 1.2, o autor deste livro enfoca a essência do modelo e da abordagem biopsicosociocultural, ver as referências:
- Engel GL. The clinical application of the biopsychosocial model. Am J Psychiatry. 1980;137(5):535-544.
- McWhinney IR, Freeman T. Fundamentos filosóficos e científicos da Medicina de Família e Comunidade. In: McWhinney IR, Freeman T. Manual de Medicina de Família e Comunidade. 3. ed. Porto Alegre: Artmed; 2010.
- Anderson MIPA, Rodrigues RD. O paradigma da complexidade e os conceitos da Medicina Integral: saúde, adoecimento e integralidade. Revista HUPE, Rio de Janeiro. 2016;15(3):242-252.
    Pela perspectiva do Método Clínico Centrado na Pessoa, pode-se inferir que essa abordagem se encontra na aplicação do seu segundo componente: "Entendendo a pessoa como um todo", ver a referência:
- Stewart M, Brown JB, Weston WW, McWhinney IR, McWilliam CL, Freeman TR. Medicina centrada na pessoa: transformando o método clínico. 3. ed. Porto Alegre: Artmed; 2017.

doença.[25] Naturalmente que, numa certa proporção dos casos, é fácil identificá-la, restando, porém, ainda um bom número de situações que exigem uma decisão inteiramente individual; cada profissional agindo conforme sua inclinação, seu temperamento. Há quem, atendo-se à esfera estritamente biológica, pratique uma Medicina "minimalista"; já outros são mais imaginativos, acreditando que sua responsabilidade só cessa quando não mais houver demanda, quando todas as necessidades do paciente tiverem sido atendidas. Entre esses dois extremos existe uma larga faixa de opções.[26]

ASPECTOS-CHAVE DO CAPÍTULO

- Moléstia e doença são conceitos distintos: em grande parte subjetiva, a primeira reflete a importância que o paciente atribui àquele problema de saúde. A doença, bem melhor circunscrita, traduz a situação segundo o ângulo do profissional da Saúde. Não obstante as diferenças, ambas as partes comumente relutam em reconhecer que a grande maioria desses episódios pertence ao grupo das *doenças comuns*
- Estas têm suas próprias características, entre elas a tendência à remissão espontânea (tão facilmente confundida com o sucesso terapêutico), bem como a frequente dificuldade em atribuir-lhes um rótulo diagnóstico preciso
- Enquanto o doente hospitalizado faz parte de um grupo altamente selecionado, a prática ambulatorial é mais diversificada, compreendendo um grande número de doenças comuns, em conjunto com uma pequena proporção (5 a 10%) de pacientes portadores de doenças graves. Distinguir umas das outras, proporcionando-lhes uma atenção à altura de suas necessidades, é uma ciência e uma arte que exigem muita experiência
- Para atender bem ao paciente, é preciso que o profissional, além de considerar os aspectos biológicos daquele quadro, dê o devido valor aos fatores emocionais que podem estar em jogo, bem como às variáveis sociais que tão frequentemente interferem no êxito do tratamento. (Em suma: a meta visada é uma Medicina Integral.)

---

[25] A definição biológica de doença como "desvio do estado fisiológico do organismo suficiente para causar sinais e sintomas evidentes" remete a uma constatação atemporal, sem conseguir explicar por que, quando e como ocorreu tal quadro, por que a doença se manifesta com uma ou outra intensidade ou qual será sua evolução. Ao reunir e conectar todos os fatores envolvidos no processo saúde-doença e dar respostas a essas perguntas, o paradigma da integralidade biopsicosociocultural oferece novas formas de pensar e agir em saúde, especialmente no âmbito da APS.

[26] É precisamente por essa razão que a abordagem médica centrada na pessoa também passou a ser compreendida e considerada mais intensamente nos últimos 20 anos, enquanto um conjunto de habilidades, atitudes e competências passíveis de serem aprendidas, corrigidas e aperfeiçoadas na prática profissional. A educação e a pedagogia da formação médica, particularmente a dos cursos de graduação em Medicina e a dos programas de residência em Medicina de Família e Comunidade, no Brasil, vêm incorporando cada vez mais as metodologias de ensino-aprendizagem dessa abordagem, especialmente por meio das habilidades de comunicação.

2 Interpretando a Doença

CAPÍTULO

Depois que a American Medical Association elevou o alcoolismo à categoria de doença, tornou-se praxe transferir a vítima da cadeia ao consultório.
Eric J. Cassell

Há doenças que abrem um fosso entre o paciente e o resto do mundo. Então, em vez de serem apenas uma realidade biológica e, como tal, merecedoras de toda consideração, tornam-se motivo de horror e repulsa. Transcrição literal ou velada do conceito bíblico – a doença como expressão da ira divina –, essa sorte de interpretação nos acompanha ao longo dos séculos. Na Idade Média, por exemplo, os leprosos[1] eram julgados e condenados por um tribunal da Igreja, na triste e famosa cerimônia do *separatio leprosorum,*[2] que culminava com um ritual reservado aos mortos: *sis mortuus mundo.*[3]

Ainda hoje, um fenômeno em todo semelhante pode ser observado no caso da síndrome da imunodeficiência adquirida (SIDA): atletas aidéticos[4] são impedidos de participar de provas esportivas, crianças são privadas de ir à escola a fim de preservar a tranquilidade de seus colegas. Ao que consta, mesmo na China de nossos dias, as doenças mentais são consideradas vergonhosas, um estigma que se estende a toda a família.

Quando encarados segundo um prisma essencialmente biomédico, tais fatos seriam absurdos, no entanto eles se tornam compreendidos ao lhes agregarmos uma dimensão psicológica e social,[5] a qual também explica a tão comum – mas nem sempre declarada – discriminação contra os idosos, os deficientes físicos ou mentais e mesmo a estranheza que nos despertam os portadores da Síndrome de Down ou as pessoas colostomizadas.

Por aí se vê o quanto a interpretação compete com a realidade dos fatos. Mas também pode ocorrer o inverso, tal como aconteceu com a tuberculose, a doença dos artistas, dos poetas que, 100 anos atrás, conferia ao sofredor uma certa grandeza romântica. Exemplo confirmado pelo "folclore" da gonorreia, que, para os adolescentes de uma ou duas gerações atrás, era um motivo de legítimo orgulho, a senha de acesso ao mundo dos adultos. Um fenômeno análogo se observa ainda hoje nas regiões da África, em que a infecção pelo *Schistosoma haematobium* é endêmica; a primeira manifestação da infecção – o sangue na urina – coincide com a adolescência, sendo ansiosamente aguardada pelos rapazes. Não obstante a fase inicial da esquistossomose poder evoluir para formas mais graves, o jovem pouco se importa com isso, visto que ganhou algo de muito importante: se as meninas contam com a menstruação para se dizerem adultas, eles, homens, sempre têm a sua hematúria (Figura 2.1).[6]

---

[1] Termo que não é mais utilizado, a ser substituído por "doentes de hanseníase".

[2] O *separatio leprosorum* era uma cerimônia realizada durante a Idade Média, a partir do século VII, sempre que uma pessoa era declarada doente de hanseníase. A cerimônia consistia em um "sepultamento" ritualístico da pessoa acometida pela doença, encenado em sua própria comunidade e, após o qual, seguia-se o seu exílio.

[3] Primeira parte da frase "*sis mortuus mundo, vivens iterum Deo*" (que significa "morto para o mundo, renascido para Deus"), declarada pelo padre que conduzia o ritual do *separatio leprosarum,* ao fim da cerimônia.

[4] Atualmente, esse termo é melhor substituído por "soropositivos para o vírus da imunodeficiência humana (HIV)".

[5] Nesse momento, Kurt Kloetzel já antecipava suas reflexões sobre o diálogo que se estabelece entre o pensar e o agir no campo da Saúde, uma questão absolutamente atual que acompanha sua obra.

[6] Nesses exemplos, o autor evidencia a perspectiva da pessoa, a experiência da doença, ou, em inglês, o *illness* do primeiro componente do método clínico centrado na pessoa. De modo paradoxal, esse *illness* vem carregado de sentimentos positivos, apesar da doença. Isso parece tão importante quanto o *illness* carregado de sofrimento, uma vez que ambas as situações apontam para diferentes desafios relativos à abordagem diagnóstica e terapêutica.

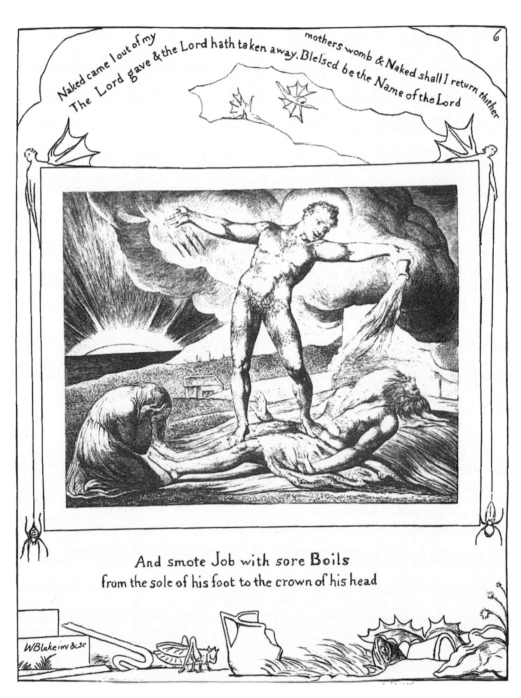

Figura 2.1 O castigo de Jó – a furunculose. (Gravura de William Blake.)

Esses são exemplos um tanto extremos. Ainda assim, sublinham um fato que terá que ser mantido em mente: a doença não representa apenas uma atribuição do patologista ou clínico, um sofrimento a mais para o paciente, ela também é subproduto da sociedade, espelho de seus hábitos, suas crenças, sua cultura.

Se formos perguntar ao patologista, este definirá a úlcera péptica como "uma lesão crônica, bem circunscrita da parede do estômago ou duodeno, um processo cicatricial que se caracteriza por remissões espontâneas e recidivas periódicas, acompanhado por sintomas típicos relacionados à secreção gástrica e ao tamponamento do ácido por alimentos e álcalis". De fato, este é o quadro clínico da doença – que só excepcionalmente coincide com a visão que dela tem o paciente. O doente conta com a sua moléstia, uma interpretação pessoal que, além dos sintomas, das necessidades imediatas, constitui um conjunto do qual participam todas as suas ansiedades, seus temores, suas expectativas para o futuro.[7] Chegado o dia da consulta, frente a frente com o médico, apresenta-lhe uma demanda. Habitualmente, trata-se de uma versão abreviada das necessidades totais; para descobri-las todas, é preciso que o profissional se revele interessado, tenha o poder da empatia.[8]

Segundo as palavras de um experiente gastroenterologista: "Recentemente, num curto espaço de tempo, vi três pacientes que, do ponto de vista biológico, apresentavam a mesma doença. Como todos tinham o mesmo 'problema mecânico' – uma úlcera duodenal acrescida de dor epigástrica –, agi acertadamente ao dar-lhes o mesmo tratamento. No entanto, cada paciente fazia uma ideia diferente de sua doença". O primeiro possuía uma longa experiência com a enfermidade, daí conformar-se com a mais recente de uma série de recidivas, sabendo que, em poucos dias, estaria livre dos sintomas. O segundo, até então sadio, temia correr risco de vida: há pouco tempo um irmão falecera de câncer, e ele estava convicto de que agora chegara a sua vez. O terceiro dos doentes pouco se preocupava com a úlcera em si, embora estivesse alarmado com as consequências: tinha ouvido dizer que aquela era uma doença psicossomática, portanto ligada ao estresse; seus chefes, caso viessem a saber, decerto o julgariam inapto para exercer o cargo ao qual acabara de ser promovido. (Uma mesma doença – três moléstias diferentes.)[9]

O Quadro 2.1, reproduzido de um antigo, mas ainda muito citado trabalho norte-americano,[10] descreve a reação de distintas classes sociais diante de uma lista de sinais e sintomas ao serem indagadas: "Você procuraria um médico caso o portador da queixa fosse você?".

---

[7] Kurt Kloetzel aprofunda, aqui, as diferenças conceituais existentes entre a "doença" e a "moléstia", já iniciadas no Capítulo 1. Nota-se que o autor indica, inclusive, as dimensões da *experiência da doença* a serem abordadas com o paciente, para que melhor seja caracterizada a sua "moléstia": suas "ansiedades", seus "temores" e suas "expectativas". Assim como no método clínico centrado na pessoa, de Stewart et al., a *experiência da doença* é abordada por meio dos "sentimentos", das "ideias" e das "expectativas" das pessoas, respectivamente (Stewart M, Brown JB, Weston WW, et al. Medicina centrada na pessoa: transformando o método clínico. 3. ed. Porto Alegre: Artmed; 2017).

[8] O interesse do médico pela pessoa e a sua empatia são dois componentes que devem estar presentes na relação terapêutica não somente para que ela aconteça satisfatoriamente, mas, sobretudo, para que se intensifique. O psicólogo norte-americano, Carl Ransom Rogers (1902-1987), precursor da psicologia humanista, denominou esses dois componentes, enquanto "atitudes-chave" da relação terapêutica, a "consideração incondicional positiva" e a "compreensão empática", respectivamente (Rogers CR. Sobre o poder pessoal. São Paulo: Martins Fontes; 1989).

[9] Segundo, também, os conceitos de *disease* (ou "doença") e de *illness* (ou "experiência da doença"), a doença é um conceito abstrato, portanto generalizável, pretensamente aplicável a todas as pessoas, enquanto o de "experiência da doença" (ou, conforme chamava Kurt Kloetzel, "moléstia") remete-nos à manifestação única (ou singular) de uma determinada doença em cada uma das pessoas por ela acometidas. Dessa maneira, por meio desses exemplos, o autor evidencia, de maneira simples e sábia, a diferença entre esses conceitos, o que nos remete, por sua vez, à diferença fundamental entre a abordagem centrada na doença e a centrada na pessoa. Além disso, acaba por nos demonstrar também como é mais simples tratar as doenças do que as pessoas adoecidas.

[10] Do clássico artigo de Koos a respeito da relação entre sintomas e classe social (Koos EL. Health in Regionville. In: Apple D (Org.). Sociological studies in health and sickness. Nova York: McGraw-Hill Book; 1960. p. 9-14).

Como se vê, as diferenças são substanciais. A classe III (os mais pobres) tende a mostrar-se tranquila, um tanto indiferente aos sinais e sintomas, que para os mais abastados seriam motivo de muita ansiedade. Isso se explica: um trabalhador braçal fará pouco caso da fadiga ou da dor articular, para ele uma experiência comum no dia a dia; para a classe I, porém, pouco exposta à estafa física, não deixaria de constituir motivo para sério alarme. O mesmo vale para uma série de outras manifestações clínicas. (O trabalho foi publicado em 1960, e seria bem interessante repetir o inquérito nos dias de hoje, para saber, agora, que o "noticiário" pseudocientífico da mídia já chegou a todos os lares, se tais diferenças persistem.)

O Quadro 2.1 demonstra que determinada queixa – um sinal ou sintoma qualquer – nem sempre dá origem a uma demanda. (Mas também o inverso – uma demanda na ausência de um quadro clínico coerente – não é incomum, como se verá adiante.) [11]

A INTERPRETAÇÃO DOS OUTROS

Saúde e doença nem sempre habitam compartimentos estanques; conforme o observador e as circunstâncias, os limites entre ambas se tornam imprecisos. O paciente tem a sua interpretação pessoal, mas, de acordo com o meio em que vive, os companheiros, a família em especial, é possível que tenha aderido a outros pontos de vista. Seu médico, enfim, vem com uma terceira versão, por vezes bastante diferente.

Como se sabe, é comum que a iniciativa de procurar o médico pertença aos familiares, não obstante os protestos do próprio sofredor. *Se for mesmo um sofredor* – pois que a família muitas vezes pensa ter identificado necessidades que não correspondem às do próprio interessado. Quantas vezes uma pessoa em idade avançada, inteiramente resignada ao

Quadro 2.1 Proporção de pessoas que acham justificada uma consulta médica.

Sinal ou sintoma	Classe I	Classe II	Classe III
Perda de apetite	57	50	20
Dor lombar persistente	53	44	19
Tosse rebelde	77	78	23
Dor articular ou muscular	80	47	19
Sangue nas fezes	98	89	60
Sangue na urina	100	93	69
Sangramento vaginal abundante	92	83	54
Edema de membros inferiores	77	76	23
Perda de peso	80	51	21
Sangramento gengival	79	51	20
Fadiga crônica	80	53	19
Cefaleia persistente	80	56	22
Vertigens	80	51	23
Dor torácica	80	51	31
Nódulo de mama	94	71	44
Tumoração abdominal	52	65	34
Falta de ar	77	55	21

desgaste trazido pelos anos e grata por aquilo que ainda lhe ficou preservado, vê sua paz de espírito interrompida pelo cônjuge, pelos filhos ou genros/noras, que insistem em consertar o incontestável. Ainda mais corriqueiro é o excesso de zelo com a saúde da prole, de longe o melhor exemplo de medicalização que se conhece, fenômeno que faz tempo que entrou no anedotário. A criança não cresce com a rapidez desejada; tem pouco apetite; "o senhor não acha que ela está pálida, doutor?"; é desatenta na escola; range os dentes à noite – não será verminose?[12] Caso o profissional

---

[11] Nesse trecho, o autor aponta uma importante reflexão sobre os conceitos e as diferenças entre "demandas" e "necessidades" em saúde, habitualmente consideradas sinônimos.

[12] Kurt Kloetzel traz, aqui, uma reflexão muito importante sobre a "medicalização da vida", que vem cada vez mais se constituindo em um fenômeno grave, complexo e em progressão, haja vista também o peso e os interesses do complexo médico-industrial, em especial da indústria farmacêutica em uma sociedade de consumo (Brito MA. Medicalização da vida: ética, saúde pública e indústria farmacêutica. Ciência & Saúde Coletiva. 2021;17(9):2554-2556).

da Saúde se disponha a colaborar, seguem-se as inevitáveis vitaminas, os "fortificantes" ou "reconstituintes", um sulfato de ferro desnecessário e mesmo um ocasional eletroencefalograma – para descobrir se porventura não se trata de um caso de "disritmia".

Já a sociedade não pretende examinar caso por caso, uma vez que ela raciocina em termos do *coletivo*. Em séculos passados, sob influência da superstição e das religiões, ela interpretava a doença, principalmente as doenças transmissíveis, segundo uma metáfora, sob um aspecto quase ideológico. Os melhores exemplos são oferecidos pela calamitosa epidemia de peste que varreu o mundo na primeira metade do século XIV, quando a praga foi comparada ao Dilúvio, um aviso de que a espécie humana estaria condenada ao extermínio. Entre tantas outras receitas visando aplacar a ira divina, conta-se a solução encontrada pela cidade francesa de Rouen, que, conforme decreto municipal, proibia os jogos de azar, o consumo de álcool e o praguejar.

Em tempos modernos, a sociedade serve-se de critérios menos abstratos. Escrupulosamente objetiva, sua primeira preocupação é indagar: "E qual o risco para minha família?" A segunda pergunta, igualmente utilitária, consiste em: "E quanto vai custar ao contribuinte?" (Começou por aí, como não podia deixar de ser, a distinção entre os problemas de saúde considerados *prioritários* e os *não prioritários*, tema que ficará para mais adiante.)

A doença carrega também uma conotação política, fato conhecido dos candidatos que, adivinhando de que lado sopra a opinião pública, veem-se obrigados a destacar a saúde entre suas mais enfáticas promessas eleitorais. Podemos acrescentar um episódio bastante recente: o comportamento desastrado do Ministério da Saúde do Reino Unido com relação à "doença da vaca louca", uma questão que gerou sérios problemas não só para o ministro responsável, mas também para os demais membros do governo inglês, além de estremecer as relações com os países consumidores de carne bovina procedente da Inglaterra. E temos também seu lado mais lúgubre: o caso das armas biológicas. (Contrário ao que se pode pensar, não se trata de uma ideia nova: há exemplos, em tempos não muito distantes, do deliberado extermínio de populações indígenas presenteadas com roupas contaminadas pelo vírus da varíola.)

CONTROVÉRSIAS

Para complicar, os meios científicos periodicamente reavaliam – e às vezes alteram – sua interpretação a respeito de algumas questões ainda problemáticas, ora considerando-as como uma legítima demanda médica, ora dando-lhes uma feição diferente.

O homossexualismo é uma doença? A esse respeito existem três pareceres: a) seria apenas uma variante do normal, por assim dizer, a extremidade de uma distribuição de frequência; b) tratar-se-ia, indiscutivelmente, de uma doença mental; c) nem uma nem outra; em vez disso, uma genuína manifestação de degeneração da personalidade.

Até 1974 era considerado uma doença, depois deixou de sê-lo, por decisão da Associação Americana de Psiquiatria, que lhe conferiu o nome de *homossexualidade.* (Por outro lado, o transexualismo, a frigidez e a impotência prosseguem sendo consideradas doenças.) Enquanto isso, a Classificação Internacional de Doenças, adotada também no Brasil, ainda inclui o homossexualismo entre as doenças mentais, na categoria de *desvio e transtorno sexual* (cód. 302.0/1).[13]

E o etilismo, seria este um tema que diz respeito ao médico? É outra questão que desperta controvérsias: há quem o considere uma "doença social", desencadeada pela falta de apoio familiar, aliado à ausência de uma boa orientação na escola, seguida, mais

---

[13] Uma nova Classificação Internacional de Doenças (CID-11), já em vigor por resolução da Organização Mundial da Saúde (OMS), tomada em 2022, porém ainda não adotada no Brasil, não inclui a homoafetividade e outras questões relacionadas à sexualidade e ao gênero no campo das doenças (World Health Organization. International Classification of Diseases. 11th revision – ICD 11).

16   Medicina Ambulatorial – Princípios Básicos

tarde, por períodos de desemprego. Já outros veem o abuso do álcool como uma condição geneticamente condicionada, uma "fraqueza de caráter", uma tara, por assim dizer. Uma última corrente, por sua vez, interpreta o alcoolismo como resultado de uma escolha equivocada, a ser prevenida mediante precoce orientação no lar e combatida por meio de uma severa legislação; aquela, por exemplo, que restringe a venda de bebidas alcoólicas. Seja como for, o etilismo ainda se encontra presente na Classificação Internacional de Doenças, incorporado tanto às *doenças mentais* (Psicoses Alcoólicas: 291) como constante da *síndrome de dependência alcoólica* (303.912). (Atitudes igualmente conflitantes impedem uma lúcida discussão sobre a adição às drogas.)

As controvérsias não param por aí, já que invadem o próprio domínio das doenças mentais. Num livro irreverente, datando de quase meio século, mas ainda não esquecido, T. S. Szasz, professor de Psiquiatria de uma renomada universidade norte-americana,[14] declara que: "Já se tornou habitual definir a Psiquiatria como a especialidade médica dedicada ao estudo, diagnóstico e tratamento das doenças mentais. Trata-se de uma definição inútil e enganadora. A doença mental é um mito. O psiquiatra não lida com as doenças e seu tratamento; ele se ocupa, na realidade, dos problemas de vida, em seus múltiplos aspectos".

Por exemplo, ao ilustrar o emprego abusivo da especialidade, Szasz coloca que, surpreendido por bater na mulher, o marido não seja levado ao psiquiatra: deve-se, isso sim, chamar a polícia!

Para os adeptos do modelo biológico das doenças, as enfermidades da mente são uma realidade objetiva; logo, a Psiquiatria faria parte integrante da Medicina. Um outro grupo, rejeitando uma postura demais empírica, em vez de doença, prefere falar em "comportamento inadequado"; logo, segundo essas pessoas, seria preferível visualizar a Psiquiatria como um ramo da Psicologia ou da Sociologia.[15]

DOENÇAS QUESTIONÁVEIS

Também na Medicina existem os modismos. Uma série de entidades clínicas (*rótulos*, melhor), outrora respeitáveis, hoje em dia saíram de moda por serem consideradas ultrapassadas. Seu lugar está sendo ocupado; não tenhamos qualquer ilusão, por um conjunto de outras "verdades", algumas das quais terão uma sobrevida igualmente fugaz.

Muitas dessas "não doenças" devem seu declínio a um processo de evolução dos conhecimentos científicos, tendo sido demonstrado que ora não passavam de grosseiros erros de observação, ora resultavam de um excesso de afoiteza, os desvios apontados não sendo outra coisa senão variantes do normal. Uma por outra vez, sem dúvida, houve evidente má-fé por parte de quem inventou aqueles rótulos.

Um exemplo dessa sorte de impostura é descrito num livro delicioso que já fez muito sucesso (*O livro de San Michele*. 15. ed. Rio de Janeiro: Globo; 1984).[16] Nele, o jovem médico sueco Axel Munthe fala de seus anos de início de carreira no mundo elegante de Paris. No relato, não demonstra afeto por sua mimada clientela: "Muitos não estavam doentes e

---

[14] Embora sem referência na edição original, podemos inferir que se trata de Thomas Stephen Szasz, psiquiatra húngaro, residente nos EUA e professor emérito de Psiquiatria da Universidade de Nova Iorque, em Syracuse, e de seu livro *The Myth of Mental Illness: Foundations of a Theory of Personal Conduct* (O Mito da Doença Mental: Fundamentos de uma Teoria da Conduta Pessoal, em português), publicado em 1961 e bastante influente no movimento da antipsiquiatria.

[15] Kurt Kloetzel pontua, aqui, a questão do modelo biológico da doença, colocando em seu contraponto uma visão mais ampla e empírica de entendimento, sem, no entanto, citar a visão paradigmática que já vinha sendo desenvolvida (a partir do trabalho do psiquiatra estadunidense George L. Engel, por exemplo, mas não somente) do modelo biopsicossocial do processo saúde-adoecimento, baseado no paradigma sistêmico e complexo.

[16] Trata-se de *The Story of San Michele*, um livro de memórias do médico sueco Axel Munthe, publicado pela primeira vez em 1929 pela editora britânica John Murray, tendo sido um *best-seller* em vários idiomas.

talvez nunca o houvessem estado se não tivessem vindo consultar-me".[17]

Prosseguindo: "Naquela época, estavam na moda as apendicites entre as pessoas da melhor sociedade, que procuravam uma doença. Todas as mulheres nervosas a tinham no cérebro à falta de a terem no abdome, e davam-se excelentemente com ela, e assim faziam os seus médicos. Deste modo, optei pela apendicite e curei grande número de casos com resultados diversos".

Mas começaram a correr rumores de que, na América, os médicos estavam operando todos os apêndices que lhes apareciam no consultório, e logo a moda se esvaziou, pois "as senhoras chiques, agarrando-se aos seus *processus vermicularis* como uma mãe ao próprio filho, relutavam em desfazer-se dele".

Depressa se tornou evidente que a apendicite estava agonizando, e que tinha que se descobrir uma nova doença para satisfazer o pedido geral. Então a faculdade mostrou-se à altura e lançou ao mercado uma nova enfermidade, uma nova palavra cunhada, uma verdadeira moeda de ouro: a *colite*. Era uma enfermidade simpática, sempre disponível ao abrigo do bisturi do cirurgião e adaptável a todos os gostos.

Também Munthe fez bom uso dela:

– Que tenho eu? – perguntou a Condessa X.

– Colite, respondeu-lhe o médico.

Os seus grandes olhos tornaram-se ainda maiores, coisa que eu não julgava possível. – Colite. É exatamente o que sempre julguei. Estou certa de que o doutor tem razão. Colite! Diga-me, o que é colite?

Desejaria bem evitar aquela pergunta, porque nem eu próprio o sabia, como aliás ninguém, naquela época.

Embora seja possível encontrar outros exemplos de tão exuberante criatividade médica, felizmente são raros. (Também não nos sentimos autorizados a negar a existência de uma doença chamada "colite", embora diferente daquela que tão bem serviu a Munthe e seus contemporâneos.) A maior parte das não doenças surgiu sem segundas intenções, não passando de acidentes de percurso, resultado de uma demanda erroneamente interpretada. Vejamos:

Segundo a interpretação do psiquiatra inglês Laing,[18] a esquizofrenia se encaixaria muito bem nessa categoria: "Não existe uma 'condição' chamada 'esquizofrenia' – o rótulo se aplica a um fato social e este fato social é um *evento político*". Tratar-se-ia, segundo ele, de "uma conspiração por parte da família, do médico de família, da administração, dos psiquiatras, enfermeiras, assistentes sociais e, frequentemente, dos companheiros de doença".

Outras categorias consideradas duvidosas, essas de invenção recente – a *fibromialgia*, a *hipoglicemia reacional*, a *síndrome de fadiga crônica*, a *síndrome da guerra do Golfo* –, podem estar em idêntica situação. E há mesmo autores de boa reputação que encaram o *prolapso da válvula mitral* – condição encontrada em até 10% das mulheres – senão uma ficção, ao menos como um exagero.

Uma série de quadros clínicos, outrora conhecidos como "doenças autônomas", hoje em dia estão desacreditados, alguns dos quais foram, inclusive, incorporados ao anedotário médico: o *linfatismo*, a *autointoxicação intestinal*, a *intoxicação hepática*, o *hipotiroidismo* (que certamente existe, mas não com a mesma abundância), a *disritmia*, a *pressão baixa* e tantas outras.

---

[17] Nessa célebre passagem, estão representados dois dos principais conceitos que viriam a ser cada vez mais influentes na clínica desenvolvida na atenção primária à saúde (APS) e na Medicina de Família e Comunidade (MFC): o de sobrediagnóstico e o de prevenção quaternária, inclusive para lidar de forma efetiva com o processo de "medicalização da vida", apontado anteriormente (Treadwell J, McCartney M. Sobrediagnóstico e tratamento excessivo: médicos generalistas – é hora de uma revolução na medicina. Rev Bras Med Fam Comunidade, Rio de Janeiro. 2016;11(38):1-5; Norman AH, Tesser CD. Prevenção quaternária: as bases para sua operacionalização na relação médico-paciente. Rev Bras Med Fam Comunidade, Rio de Janeiro. 2015;10(35):1-10).

[18] Trata-se de Ronald David Laing, notável psiquiatra britânico, professor da Universidade de Glasgow, conhecido por rejeitar os conceitos tradicionais da doença mental e geralmente associado, ao lado de Thomas Stephen Szasz e outros, ao movimento da antipsiquiatria.

A MEDICALIZAÇÃO DO INEVITÁVEL

Outro dia, uma manchete de jornal declarava que, na opinião de cientistas de renome: "A tensão pré-menstrual não existe", contribuindo assim para lançar dúvidas a respeito de uma condição, até há pouco, acima de qualquer suspeita. Indagações do mesmo gênero foram feitas no caso da paciente *menopausada*, uma entidade que, ao longo dos anos, conquistou lugar de destaque no cenário das patologias médicas. Embora seja ponto pacífico que a menopausa pode vir acompanhada de uma sensação de desconforto, assim como acontece com outros distúrbios que surgem ao longo da existência – a ginecomastia do adolescente, as cãimbras da gestante, a falta de memória do idoso –, o que se discute, isso sim, é se tais condições merecem ser chamadas "doenças",[19] sendo alvo de enérgicas providências diagnósticas e terapêuticas. Mesmo porque um excesso de zelo por parte do profissional também tem seus riscos: ao oferecer um pretexto para que o paciente renuncie à sua autonomia enquanto indivíduo, (o profissional) faz com que surja a dependência, dificultando a adaptação espontânea (do paciente) a uma difícil fase da vida.[20]

Os promotores de novas tecnologias, os fabricantes de novos fármacos, não estão indiferentes a esse processo de crescente medicalização; pelo contrário, nele desempenham um papel ativo. Abre-se a eles um novo e fértil mercado: quem é que não deseja de novo ser belo e vigoroso, ver-se aliviado do peso dos anos? A mídia, sensível aos objetivos da indústria, conseguiu fazer com que o público, de fato, acreditasse na onipotência da Medicina, confiante de que, para cada um de seus anseios, existe o remédio certo – o mito da *bala mágica*.

De sorte que a famosa charada do ovo e da galinha poderia assim ser reformulada: "O que veio antes, a demanda ou a solução?". Pois não há quem ignore que algumas vezes a oferta precede a demanda; verificou-se, por exemplo, que a prevalência das doenças mentais numa sociedade está em razão direta ao número de psiquiatras – e é bem possível que o mesmo ocorra na Cirurgia Plástica e em algumas outras especialidades que trouxeram para a esfera da Medicina não apenas doenças, mas também um bom número de – chamemo-los assim – *imperfeições ou desequilíbrios* – que, olhados de perto, não receberiam tanta atenção.[21] (Não se pretende negar, lógico, que a Plástica e a Psiquiatria, quando bem indicadas, sejam capazes de grandes feitos. O que se discute, isso sim, é se a "celulite" ou a pálpebra caída de fato constituem uma legítima necessidade de saúde; se o profissional que receita um antidepressivo age mais acertadamente do que aquele que se empenha em explicar e consolar, que orienta o paciente sobre como enfrentar sem ajuda de terceiros os múltiplos probleminhas da vida.)

---

[19] A essas questões relativas ao conceito de doença e às definições de *normal* e *anormal*, tema trazido em diferentes ângulos por Kurt Kloetzel neste capítulo, podem-se acrescentar, ainda, as importantes contribuições da filosofia (ver, por exemplo, O normal e o patológico, de Georges Canguilhem), da filosofia com suas implicações sociopolíticas (ver, por exemplo, O nascimento da clínica, de Michel Foucault), da antropologia (ver, por exemplo, Cultura, saúde e doença, de Cecil G. Helman) e da epidemiologia (ver, por exemplo, Epidemiologia e saúde, de Maria Zélia Rouquayrol e Naomar de Almeida Filho).

[20] É de grande relevância esse apontamento de Kurt Kloetzel, sobretudo para o contexto atual, em que a ideia de saúde como bem de consumo se vende, literalmente, nas farmácias, construindo uma narrativa de empobrecimento da pessoa sobre sua compreensão do fenômeno de adoecer, ao mesmo tempo que "silencia" os fatores psicossociais envolvidos no processo saúde-adoecimento, transformando as pessoas mais em informantes de sintomas, e não em agentes de mudança, seja para si mesmas, seja para os fatores sociais que atuam nos processos saúde-enfermidade (Rodrigues RD, Anderson MIP. Complexidade e integralidade na medicina de família e comunidade e na atenção primária à saúde: aspectos teóricos. In: Gusso G, et al. Tratado de Medicina de Família e Comunidade: princípios, formação e prática. 2. ed. Porto Alegre: Artmed; 2019).

[21] Importante reflexão a respeito de que a oferta orienta (ou também cria) a demanda, não necessariamente atendendo, assim, somente às genuínas necessidades de saúde (Franco TB, Merhy EE. Produção imaginária da demanda. In: Pinheiro R, Mattos RA (Orgs.). Construção social da demanda. Rio de Janeiro: IMS/UERJ-CEPESC-ABRASCO; 2005).

DEMANDAS EM CONFLITO

Falamos da doença, assim como da moléstia; agora chegou a vez da *demanda*, que compreende o conjunto das necessidades relatadas pelo paciente. A consulta médica – uma transação delicada entre ele e seu médico – é um confronto entre duas demandas (ou, melhor dito, entre uma demanda e uma expectativa).[22] Não é comum que ambas coincidam.

O paciente traz consigo uma moléstia, conjunto de necessidades, biológicas e/ou não biológicas. Conforme sua familiaridade com o médico e a boa vontade que este demonstra em dar-lhe ouvidos, a *demanda* apresentada traduz ora a totalidade de suas necessidades, ora apenas uma pequena parte. De resto, para uns fica mais fácil verbalizar aquilo que sentem, já outros terão que superar uma série de barreiras para expressar-se; logo, é bem possível que haja um considerável descompasso entre o que é sentido e o que é confessado.

Também as expectativas do profissional fazem parte da transação; igualmente complexos, dependem não apenas daquilo que ele julga ser o seu dever, mas da cultura da qual faz parte, da sua imaginação e capacidade para a empatia, sobretudo de suas inclinações pessoais.

Como já dissemos, a situação ideal, isto é, a inteira coincidência das duas demandas (a superposição das duas áreas da Figura 2.2), não costuma ser a regra. Embora os dois parceiros tenham algo em comum (o **c**, em sombreado), o que se vê, habitualmente, é a seguinte situação: de um lado, o resíduo **a**, a diferença entre aquilo que o paciente espera do médico (já descontada a parte das necessidades que não quer ou que não consegue expressar) e o atendimento que este está preparado a lhe oferecer; e, de outro lado, a área **b**, correspondendo às expectativas do próprio profissional, mas que o cliente não quer ou não sabe satisfazer.

Como se explica que a demanda do paciente só seja parcialmente atendida? Primeiro, porque algumas de suas exigências são vistas como injustificadas (uma hospitalização por motivos somenos, por exemplo); outras vezes, porque faltem ao médico as condições necessárias para atender à demanda feita (remédio grátis, uma licença-saúde e outras necessidades sociais, algum sonhado e sofisticado exame complementar). Segundo, por causa da frieza e falta de interesse do profissional, que julga que aquele problema não lhe compete ou, então, não é suficientemente importante para que lhe dê atenção.

Se o paciente nem sempre se contenta com aquilo que lhe deram, também o médico pode ter motivos para a insatisfação, muitas vezes – com justiça ou não – deixando de sentir-se compreendido. Ora se queixa da "intromissão" de um paciente que tem sua opinião própria a respeito da conduta a ser adotada, que espera antibióticos para uma simples faringite, que reivindica uma tomografia computorizada para uma trivial gastrenterite; ora – fator importante! – reclama da falta de interesse do paciente pelas medidas preventivas, uma precária adesão ao tratamento, aos conselhos para mudanças no "estilo de vida".

São obstáculos que podem ser superados à medida que um vínculo mais estreito entre ambas as partes seja consolidado. Muito mais difícil é saber lidar com um último fator, uma vez que este está intimamente ligado ao tipo de formação do profissional. Esse fator não costuma ser explicitamente mencionado, mas nem por isso deixa de ser uma constante: trata-se das aspirações "científicas" do médico, sua necessidade em sempre ter pela frente algum "caso interessante", senão é bem capaz que não se sinta suficientemente motivado.

No geral, é comum observar que os problemas de maior gravidade recebam maior atenção que os casos benignos, pois "fazer ciência" faz parte importante da imagem que o jovem médico tem de sua profissão. A falta de oportunidades para demonstrar que também ele, além do tirocínio diagnóstico, é um cientista, que conhece – e emprega – os mais recentes

---

[22] Da mesma maneira como no método clínico centrado na pessoa, de Stewart et al., a consulta é compreendida pelo encontro de duas perspectivas (ou, também, como costumamos chamar, "duas agendas"): a da pessoa e a do médico (Stewart M, Brown JB, Weston WW, et al. Medicina centrada na pessoa: transformando o método clínico. 3. ed. Porto Alegre: Artmed; 2017).

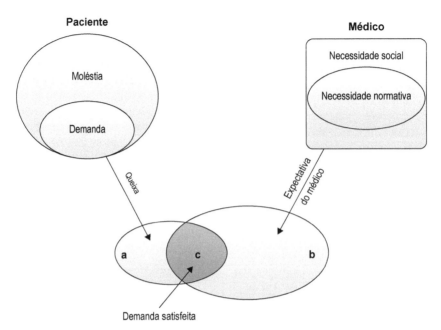

Figura 2.2 A transação entre o paciente e o seu médico.

avanços da Medicina, inevitavelmente abala essa imagem, reduz sua autoestima. Sente-se de certa forma gratificado ao descobrir que o paciente tem um sopro cardíaco (mesmo que não seja mais que um *achado casual*), que aquele outro é portador de uma neoplasia (embora em estado "terminal").[23]

AS AÇÕES PREVENTIVAS

As medidas preventivas constituem um importante foco de desencontros entre médico e paciente. O médico consciencioso, *valorizando a preservação da saúde tanto quanto o tratamento da doença*, faz questão de oferecer ao paciente, a título de complemento da prescrição, uma série de instruções e advertências sobre o regime alimentar, a postura, a atividade física e outros requisitos para um estilo de vida sadio. Infelizmente não é incomum que acabe por decepcionar-se, seja porque o paciente não tem condições de cumprir tais preceitos, seja porque, visto não os interpretar como fazendo parte de suas necessidades atuais, simplesmente não lhes dá atenção. Seu raciocínio segue o seguinte trajeto: uma vez que compareci ao médico com uma queixa X, é para X que quero encontrar uma solução. Sendo assim, por que gastar tempo e energia às voltas com a questão Y, uma questão que pertence ao futuro distante, ainda assim, não passa de uma hipótese pessimista, improvável?

O paciente não está de todo equivocado. Embora nenhuma consulta possa ser considerada completa sem que se leve em conta o prognóstico, a possibilidade de futuras, eventualmente graves, complicações de saúde, também é fato que um excesso de ênfase na Medicina Preventiva pode resultar num ritual inconsequente, cumprido às cegas, induzindo o profissional a esquecer-se dos reais motivos daquela consulta. **Embora, por natureza,**

---

[23] Kurt Kloetzel delineia, por meio dos subitens "Demandas em conflito" e "As ações preventivas", a abordagem do primeiro componente do método clínico *centrado na pessoa*, de Stewart et al., "explorando a saúde, a doença e a experiência da doença", tal qual encontramos na publicação da última edição deste livro (Stewart M, Brown JB, Weston WW, et al. Medicina centrada na pessoa: transformando o método clínico. 3. ed. Porto Alegre: Artmed; 2017).

estejam associados, prevenção e tratamento envolvem perspectivas e atitudes distintas. Aquele que ignorar a inevitável dicotomia do ato médico arrisca errar.

A determinação da pressão arterial é sempre o primeiro exemplo que nos ocorre.

Caso clínico 2.1
H.R., 54 anos, sexo masculino, relojoeiro.

O paciente se queixa de dor lombossacra, que o acomete há diversos anos. Como ela se intensifica no decorrer do dia, o paciente não hesita em atribuí-la à posição imposta pelo trabalho. "Fico o dia todo na minha mesa, consertando relógios. Agachado em cima do banquinho, curvado, senão não enxergo o que estou fazendo. No fim do dia, mal consigo me levantar, chegar em casa é um sacrifício."

O médico fê-lo levantar, apalpou-lhe a musculatura paravertebral, e achou que de um lado ela estava mais tensa do que do outro. Ainda tirou da maleta seu aparelho de pressão, constatou uma PA de 16,5 por 10 mmHg.

Sentou-se, começou a escrever. Receitou um diurético, seguido de um betabloqueador. Acrescentou-lhe diversas recomendações, relativas a peso, regime alimentar, exercício físico, e deu por encerrada sua missão.

Não teria sido melhor começar pela dor lombar, o verdadeiro motivo da consulta, deixando a hipertensão – desde que confirmada por repetidas determinações! – para uma outra ocasião?[24] Níveis tensionais elevados ainda não indicam uma *doença*, no máximo (visto que 90% dos portadores são assintomáticos), um *fator de risco*. Em outras palavras, na grande maioria das situações a hipertensão deve ser vista como somente um *achado casual*.[25]

AS PRIORIDADES

Resta-nos passar os olhos por uma última interpretação: a doença sob o ângulo de *prioridade*, ocupação favorita do sanitarista, do administrador ou economista chamado a decidir, com objetividade e sangue-frio, como melhor empregar os recursos do minguado orçamento. Antes de tomar uma decisão final, primeiro quer se certificar se aquela doença, além de séria, é de fato uma questão *prioritária*.

Não é o sofrimento do indivíduo que serve de contrapeso nessas deliberações, mas o impacto da doença sobre a sociedade como um todo. Em outras palavras, por mais séria que seja a doença, ela só se transformará em prioridade caso sua prevalência for elevada, se pudermos provar que um número suficientemente grande de pessoas está exposto a ela. (O indicador favorito do economista é o *custo-benefício*, para ele muito precioso.)

A ameaça de uma epidemia de dengue hemorrágica, eventualmente atingindo dezenas de milhares de pessoas, é uma inegável prioridade, podendo até constituir uma emergência. Porém, como justificar os milhões de dólares gastos a cada ano visando desenvolver uma vacina para o banal resfriado? É verdade que, dada a incidência sabidamente alta, um dos critérios de prioridade foi satisfeito; porém, com respeito ao segundo critério, como explicar um tão vultuoso investimento, quando se sabe que a afecção é de vida fugaz, com efeitos apenas discretos sobre a saúde?

Aqui entramos numa outra linha de pensamento: já não se trata de salvar vidas humanas, mas de reduzir os custos. Trata-se, no

---

[24] Nessa perspectiva, o autor reforça o entendimento cada vez mais atual de que a incongruência da prática clínica, representada, no caso clínico relatado, pelo "desencontro" (para utilizar a palavra empregada na primeira frase deste subitem) das "duas agendas" em questão, a da pessoa e a do médico (que passa à frente a sua agenda em detrimento do real motivo da consulta, a qual é a maior razão do próprio vínculo terapêutico), está na base das distorções que se estendem da medicalização da sociedade aos problemas de relação médico-paciente e às disparidades entre demanda, necessidades de saúde e oferta de serviços.

[25] Para uma abordagem atualizada da hipertensão arterial sistêmica em APS, ver:
- Fuchs FD. Hipertensão arterial sistêmica. In: Duncan B, et al. Medicina ambulatorial: condutas de atenção primária baseadas em evidências. 5. ed. Porto Alegre: Artmed; 2022.
- Machado LBM, Gyuricza JV, Olmos RD. Hipertensão arterial sistêmica. In: Gusso G, et al. Tratado de Medicina de Família e Comunidade: princípios, formação e prática. 2. ed. Porto Alegre: Artmed; 2018.

caso, dos bilhões de dias perdidos a cada ano pelo trabalhador acamado, um ônus que a sociedade considera pesado.

A mesma frieza dos argumentos é observada em outras questões, como, por exemplo, ao discutir-se uma legislação destinada a cercear a liberdade de fumar em público. Aqui os indicadores de maior interesse são estes: a) quanto gasta o país na internação e no tratamento do enfisema pulmonar e de outras morbidades ligadas ao tabaco?; b) quanto arrecada o país em impostos derivados da venda de cigarros? (Aos olhos do especialista, a política a ser adotada dependerá do confronto das duas cifras.)

Ao mesmo tempo que respeitamos semelhante interpretação no que ela tem de racional (afinal, o papel do economista é bem administrar o patrimônio da nação), o esquema de vida do médico tem que se orientar por outra sorte de bússola. Se é verdade que também o clínico, vez por outra, deveria examinar se está dispondo sensatamente de seu tempo e dos recursos, sua conduta diante do doente não pode ficar subordinada a critérios de prioridade. Por isso, fazemos questão de reforçar que **prioridade é um termo criado com vistas à saúde pública; na clínica, diante do paciente, qualquer problema de saúde automaticamente passa a ser "prioritário".**

(A essa altura, é bem possível que a proposição não satisfaça ao leitor. Se for este o caso, acreditamos que no Capítulo 9 as dúvidas serão resolvidas.)

ASPECTOS-CHAVE DO CAPÍTULO

- As dimensões da *moléstia* – eminentemente subjetiva e, além disso, influenciada por importantes fatores sociais – habitualmente são maiores do que aquelas da *doença*
- Quando interpretada por parte dos familiares e amigos, as necessidades do paciente podem assumir os aspectos mais variados. De resto, a própria sociedade, conforme o lugar e a época, frequentemente define a doença à sua própria maneira. (Uma das consequências é uma indesejável *medicalização da saúde*.)
- Ao comparecer diante do médico, o paciente comumente lhe expõe uma versão simplificada de suas necessidades – esta é a *demanda* (também chamada *demanda expressa*)
- É incomum a inteira concordância entre essa demanda e aquilo que o médico está preparado a oferecer, seja por trazer sua própria interpretação das necessidades do paciente, seja por não dispor de recursos para atendê-las todas
- Uma última interpretação é a da saúde enquanto *prioridade*. Embora termo preciso ao sanitarista, habituado a raciocinar em termos de *coletividade*, trata-se de um conceito inteiramente irrelevante às necessidades de saúde do *indivíduo*.

CAPÍTULO 3

O Paciente

...a necessidade de mais do que se formar
um médico Sapiens, [é] *formar-se um médico* Humanus.
Mário Chaves

É sempre bom frisar que, toda vez que este livro se referir ao ambulatório, não estabelecerá qualquer distinção entre o consultório privado, o centro ou posto de Saúde, as dependências de um seguro saúde ou de um "convênio". Em todas essas situações, as características da demanda são as mesmas, assim como são idênticos os objetivos e os obstáculos – à exceção, é natural, da questão do custeio dos cuidados de saúde. (De resto, qualquer seja o local desse primeiro encontro entre médico e paciente, é sempre possível praticar uma "boa Medicina" – desde que, claro, o profissional realmente esteja empenhado a fazê-lo.)

ALGUNS NÚMEROS

Estima-se que, na média, a população brasileira seja atendida por um médico 2 a 3 vezes/ano. É uma oferta de serviços bastante modesta, inadequada às necessidades. Nos EUA, a cifra é superior a 5 consultas/ano. No modelo social inglês, que insiste no acesso livre ao sistema de Saúde, a cifra é idêntica. Na Alemanha, segundo recentes informações, atinge 12 consultas anuais.[1]

Os dados contidos nos três quadros a seguir referem-se a observações feitas numa unidade de Saúde de Pelotas, que está em condições um pouco melhores do que a média nacional, já que atende a uma demanda de 3,8 consultas por paciente/ano. Como é de se esperar, a população utiliza os serviços de Saúde de maneira bastante desigual, conforme demonstrado no Quadro 3.1.

Quadro 3.1 Índice de utilização no Posto de Saúde do Areal (Pelotas, RS).

Consultas/ano	Porcentagem (%)
Nenhuma	12
1 a 4	64
5 a 9	17
Mais de 10	7

---

[1] A média de consultas médicas por habitante/ano da população brasileira, em 2019 (portanto pré-pandemia de covid-19), foi de 2,0. Nesse ano, México teve uma média de 2,2; Costa Rica, de 2,3; Colômbia, de 2,6; Chile, de 2,9; EUA, de 3,8; Portugal, de 4,1; Canadá, de 6,6; Espanha, de 7,0; Austrália, de 7,3; Alemanha, de 9,8; Rússia, de 9,9; Itália, de 10,4; e Japão, de 12,4. A média brasileira foi a mais baixa dentre os países estudados, conforme pode ser visto em: OECD (2023), Doctors' consultations (indicator). Disponível em: https://doi.org/10.1787/173dcf26-en

Segundo os dados do estudo "Demografia médica no Brasil 2023", indicadores baseados em registros administrativos dos sistemas SIA/SUS e ANS evidenciam diferenças significativas entre o número de consultas por habitante/ano observado na população atendida exclusivamente pelo Sistema Único de Saúde (SUS) e naquela vinculada a planos de saúde privados (2,3 e 3,3 consultas por habitante/ano, em 2019, respectivamente), sendo notadas, também, importantes diferenças entre o número de consultas por habitante/ano entre regiões e estados da federação. Referência: Scheffer M et al. Demografia médica no Brasil 2023. São Paulo: FMUSP, AMB; 2023. Disponível em: https://amb.org.br/wp-content/uploads/2023/02/DemografiaMedica2023_8fev-1.pdf

A respeito dos parâmetros assistenciais utilizados para o planejamento das ações e dos serviços no âmbito do SUS, ver a Portaria nº 1.631, de 1º de outubro de 2015, disponível em: https://bvsms.saude.gov.br/bvs/saudelegis/gm/2015/prt1631_01_10_2015.html

A revisão detalhada desses parâmetros pode ser encontrada no documento "Critérios e Parâmetros Assistenciais para o Planejamento e Programação de Ações e Serviços de Saúde no Âmbito do Sistema Único de Saúde", publicado pela Secretaria de Atenção à Saúde, do Departamento de Regulação, Avaliação e Controle de Sistemas do Ministério da Saúde, em 2017, disponível em: https://www.gov.br/saude/pt-br/acesso-a-informacao/gestao-do-sus/programacao-regulacao-controle-e-financiamento-da-mac/programacao-assistencial/arquivos/caderno-1-criterios-e-parametros-assistenciais-1-revisao.pdf

(O Quadro 3.1 não inclui atendimentos de pré-natal e de puericultura, ações preventivas que – assim como outras atividades programáticas, sobretudo o controle das afecções crônicas como diabetes e hipertensão – se caracterizam por um alto índice de utilização.)

O Quadro 3.2 apenas reproduz um fato corriqueiro: maior utilização por parte do sexo feminino.[2] Apenas ocasionalmente, por exemplo, nos antigos ambulatórios da Previdência ou nas empresas que mantêm serviço médico próprio, as taxas se invertem.

Quadro 3.2 Distribuição por sexo (Posto do Areal).

Sexo	Porcentagem (%)
Homens	42
Mulheres	58

O predomínio de mulheres se acentua depois dos 15 anos de idade, observação que pode ser generalizada (Quadro 3.3).

Às vezes, a distribuição é grosseiramente deformada, podendo a proporção de pacientes do sexo masculino baixar a 20 ou a 25%. Toda vez que isso ocorre, é possível suspeitar da existência de uma demanda severamente *reprimida* da parte dos homens, seja porque o horário de atendimento é inadequado àqueles que trabalham, seja porque a oferta de serviços não coincide com as necessidades sentidas desse grupo.

Uma série de estudos,[3] no Brasil e no exterior, demonstrara que o adulto tem, na média, uma queixa de saúde a cada 4 a 6 dias; por esse motivo, conclui-se que, não houvesse obstáculos à livre consulta, a utilização da rede de serviços médicos por parte da população chegaria a cifras insustentáveis.

Mas sempre há uma válvula de escape: dados de Fry, publicados em 1978, demonstram que, quando na presença de sintomas, a conduta adotada pelo cidadão inglês é a seguinte:[4]

- Vai ao hospital: 1%
- Vai ao médico generalista: 20%
- Recorre à automedicação: 59%
- Não faz caso: 20%.

---

[2] As análises dos dados das três últimas edições da Pesquisa Nacional de Saúde (PNS) corroboram os resultados já conhecidos sobre as diferenças entre mulheres e homens referentes ao acesso e ao uso dos serviços de Saúde, os quais tendem a ser procurados mais por mulheres. As edições da PNS, porém, mostram que essa diferença vem se reduzindo ao longo da série histórica, de forma que, com relação à declaração de ter consultado um médico no ano anterior à entrevista, a diferença percentual entre mulheres e homens que referiram ter realizado essa consulta foi de 19,3 pontos percentuais (p.p.) a favor das mulheres (79,1% *vs* 59,8%), em 2008, de 15,4 p.p. (79,9% *vs* 64,5%), em 2013, e de 12,7 p.p. (84,3% *vs* 71,6%), respectivamente. Referência: Cobo B, Cruz C, Dick PC. Desigualdades de gênero e raciais no acesso e uso dos serviços de atenção primária à saúde no Brasil. Ciência & Saúde Coletiva. 2021;26(9):4021-4032. Disponível em: https://doi.org/10.1590/1413-81232021269.05732021

[3] Sem referência na edição original.

[4] Aos estudos de John Fry, renomado Médico de Família e Comunidade (*General Practitioner*) inglês, podemos adicionar aqui a referência aos clássicos estudos dos também ingleses White, Williams e Greenberg (1961) e Green, Fryer, Yawn, Lanier e Dovey (2001).

O clássico estudo de White, Williams e Greenberg (1961) mostrou que, em uma população de 1.000 pessoas, com mais de 15 anos, após um período de um mês, 750 apresentarão algum sintoma, 250 consultarão em uma unidade de atenção primária à saúde (APS), 5 serão encaminhadas ao nível secundário e 9, ao nível terciário, ou seja, serão hospitalizadas (8 em hospital geral e 1 em hospital universitário). A partir dos resultados desse estudo, podemos afirmar que a prática profissional em APS é formada essencialmente na atenção às 250 pessoas que consultaram na unidade de Saúde, o que inclui ser resolutiva em 236 motivos de consulta e também na coordenação do cuidado das 14 pessoas referenciadas para outros níveis de atenção. A prática em APS é formada também na abordagem do contexto familiar e comunitário das pessoas que buscam ajuda, reconhecendo as especificidades culturais. Além disso, a atenção às demais 750 pessoas está incluída nessa prática, porque tais pessoas participam em ações de promoção, prevenção e educação em saúde, em atividades de participação, avaliação e planejamento de serviços. Esse estudo foi repetido por Green et al. (2001), mostrando resultados semelhantes.

Referências:
- White K, Williams T, Greenberg B. The ecology of medical care. N Engl J Med. 1961;265:885-892.
- Green L, Fryer G, Yawn B, Lanier D, Dovey S. The ecology of medical care revisited. N Engl J Med. 2001;344(26):2021-2025.

Quadro 3.3 Distribuição das consultas por idade e sexo (Posto do Areal).

Idade (anos)	Consultas (%)	Homens (%)
0 a 1	18	47
1 a 4	14	53
5 a 9	9	53
10 a 14	6	66
15 a 19	6	31
20 a 29	17	26
30 a 39	12	33
40 a 49	7	37
Mais de 50	11	42
	100	

Isso ilustra com perfeição o que acontece com as doenças comuns: na sua esmagadora maioria são benignas e autolimitadas, o que não impede que, em nosso meio, exista, de fato, uma severa e até certo ponto perniciosa repressão da demanda. Entre os obstáculos enfrentados pela maioria da população, os mais importantes são, seguramente, a má distribuição das unidades de Saúde (resultando, por vezes, numa grande distância entre domicílio e unidade de Saúde), as longas filas de espera e a demora no atendimento, bem como, é natural, os eventuais custos do atendimento. Esse é o perfil do paciente de ambulatório; suas queixas mais comuns já foram apresentadas anteriormente.

O PRIMEIRO CONTATO

Ao examinar os prontuários do Posto do Areal, verifica-se que, ao longo dos anos, a população do bairro conta, na média, com 17,5 atendimentos naquela unidade. Um resultado invejável, bastante raro em nosso sistema de Saúde: uma boa *continuidade*.

Essa continuidade é fundamental, indispensável ao bom atendimento; além de dar oportunidade para uma melhor compreensão do doente e de seus problemas e reduzir a iatropatogênese,[5] abre caminho – sem prejuízos à qualidade! – para uma responsável contenção dos custos. Atende, sobretudo, às aspirações do próprio paciente, que sonha poder também ele contar com o *seu* médico de confiança. Daí o seguinte axioma, que terá que ser levado em conta ao longo deste livro: **uma sensata prática médica não consiste em atos únicos e isolados – ela é encarada como resultado de um *processo* que se estende ao longo do tempo.**[6]

Claro que essa é uma filosofia estranha ao currículo médico, que somente oferece um contato esporádico (poderíamos dizer *oportunístico*) com o paciente, com o fim expresso de ilustrar determinado sinal clínico, alguma patologia mais rara, sem dar oportunidade para o tão fundamental seguimento da *evolução* da doença. No geral, o estudante só se defronta com o "caso" numa única ocasião, no decorrer de uma aula prática ou de uma discussão na enfermaria; em vez de adquirir uma ideia do *processo*, da doença e de seus cuidados – um episódio que tem a continuidade de uma cena de filme –, apenas ganha um instantâneo, uma mera fotografia. Não raramente tal hábito é transferido à vida prática do jovem médico; então a conduta torna-se imediatista, a consulta toma feições de um ato isolado, no decorrer do qual, custe o que custar, todos os problemas têm que ser solucionados, visto ser improvável uma segunda oportunidade. A cada novo acesso de asma, este é encarado como se fosse o único, sem passado nem futuro, o *prognóstico* é ignorado, e todo o conceito dos *cuidados prolongados* é subvertido.

Com um pouco de exagero, é esse o panorama do ensino: o imediatismo, a falta de compreensão de quanto um acompanhamento

---

[5] Ao relacionar a continuidade da atenção com a redução da probabilidade de *iatropatogênese*, ou iatrogenia, Kurt Kloetzel antecipa a noção de prevenção quaternária, conceito ainda não presente à época, mas do qual o autor foi, sem dúvida, um dos precursores.

[6] Sempre inovador, Kurt Kloetzel adianta, aqui, o conceito de longitudinalidade e sua importância para os cuidados em saúde na APS. Para o estudo complementar desse conceito, assim como dos demais atributos considerados essenciais (acesso de primeiro contato, integralidade e coordenação do cuidado) e derivados (orientação familiar, orientação comunitária e competência cultural) da APS e suas inter-relações, ver: Starfield B. Atenção primária: equilíbrio entre necessidades de saúde, serviços e tecnologia. Brasília: Organização das Nações Unidas para a Educação, a Ciência e a Cultura/Ministério da Saúde; 2002.

mais longo, tranquilo e comedido constitui a melhor das condutas, tanto do ponto de vista científico como em termos humanos.[7]

Ao dificultar o livre acesso ao consultório, com agendamentos que frequentemente obrigam a uma espera de semanas, por vezes meses, o sistema de Saúde não só atenta contra a continuidade, mas chega a considerá-la uma extravagância. No entanto, sem ela, não é possível praticar uma boa Medicina. A falta de seguimento, cedo ou tarde, dá margem a uma série de distorções, entre as quais:

- *A frustração do médico.* Visto que, habituado ao imediatismo, busca numa única consulta (eventualmente uma segunda, para fins de "revisão") atender à totalidade das necessidades confessadas pelo paciente. Muitas vezes isso o obriga a agir precipitadamente, ou então apelar à falsa segurança de uma bateria de exames complementares. É um desastre, pois no ambulatório os recursos são mais escassos que no hospital
- *Erros na conceituação dos problemas.* Mas há serviços que facilitam uma consulta de retorno – mas só se for para conferir o resultado dos exames complementares. Um segundo desastre: como será reiteradamente enfatizado, os exames complementares esclarecem muito pouco. Para dizer a verdade, o **risco de erros diagnósticos é diretamente proporcional ao número de exames pedidos**. A conduta do profissional não pode ficar na dependência da tecnologia. Para que o paciente saia beneficiado, é preciso, primeiro, que o médico se familiarize com ele, seus problemas, seu modo de vida, sua pessoa. Adquirir esse conhecimento não é obra de instantes, mas de todo um *processo*, de uma convivência
- *Obstáculos à ação programática.* Dado que a Medicina Preventiva – os serviços de pré-natal e puericultura, os "grupos" de hipertensão, diabetes ou outras enfermidades crônicas – exigem, por sua própria natureza, uma continuidade no atendimento, é óbvio que, sem livre acesso ao ambulatório, essas ações se tornam inviáveis
- *Custos elevados.* Também é fácil compreender: o exagero nos exames complementares, as receitas muitas vezes apressadas, e mesmo desnecessárias, e a fragmentação do serviço, resultando num excesso de referências ao especialista, representam fontes importantes de desperdício, sem que os benefícios aumentem na mesma proporção
- *O "empobrecimento" da profissão.* Para praticar uma boa Medicina, não basta a competência, é também preciso ter – com perdão da palavra – *paixão*. Sem ela, cedo ou tarde, a "ciência" vira rotina, cumprida de forma mecânica, sem trazer benefícios a qualquer uma das partes.

O VÍNCULO MÉDICO-PACIENTE

Será esse tão falado *vínculo* algo mais do que um chavão?

Dir-se-ia, à primeira vista, que se trata de um assunto proibido, pois os textos médicos raramente fazem alusão a ele. Na escola, vem disfarçado em "relações médico-paciente", sendo deixado por conta dos psiquiatras. Tampouco na vida prática é hábito tocar no assunto, como se fosse um ultraje ao pudor.

O vínculo médico-paciente consiste em uma *parceria* que, além do componente puramente técnico, é acompanhada de uma boa dose de envolvimento emocional – como ocorre, aliás, com outros tipos de colaboração bem-sucedida entre pessoas, amigos ou colegas de trabalho. Em poucas palavras: por parte do médico, tal envolvimento se traduz por duas distintas atitudes: *gostar da profissão e interessar-se pela pessoa do paciente.*[8]

---

[7] Ao notar a importância do "acompanhamento mais longo", tanto em sua perspectiva científica como também humana, o autor destaca, sobretudo, por essa última, a relevância da dimensão ética presente no cuidado longitudinal e, por consequência, no cuidado praticado em APS.

[8] Ao denotar a importância do "interessar-se pela pessoa do paciente" para o estabelecimento do vínculo terapêutico, Kurt Kloetzel resume a essência da Medicina centrada na pessoa. Nessa abordagem, o interesse do médico pela pessoa é o fundamento por meio do qual a relação terapêutica se constrói. Além disso, na diferenciação entre "pessoa" e "paciente", o autor explicita que o vínculo terapêutico e, portanto, o interesse do médico, devem estar direcionados à pessoa como um todo, e não restringidos somente ao paciente, o papel que a pessoa assume na consulta.

Aqueles que preferirem o termo *transação* (pronto! – eis um termo menos polêmico, do qual ninguém precisa se envergonhar) estão livres para usá-lo. De fato, a palavra é bem apropriada, dado que um vínculo firme e estável entre ambas as partes, além de motivo para muita satisfação, também se presta para fins utilitários, como valioso *instrumento de trabalho* que é.

Se o benefício para o paciente é evidente à primeira vista, no caso do profissional, é preciso explicar melhor. Para começar, ao reduzir as chances de *abandono* por parte do paciente, **um bom vínculo garante a continuidade dos cuidados,**[9] deixando o médico livre para escolher a conduta que lhe parecer mais acertada, sem pressa nem atropelos, adaptando-a às necessidades do doente – e isso a um custo compatível com a realidade.

A continuidade oferece oportunidade para fazer uma pausa, intervalo de tempo que será aproveitado para melhor observar o paciente. Se a impressão clínica inicial foi inconclusiva, ela poderá ser completada numa outra ocasião: se ficou dúvida sobre a necessidade de determinados exames caros ou complexos ou sobre a conveniência de se ouvir um especialista, mais adiante tais pontos serão esclarecidos. Quanto à terapêutica, desde que não se trate de uma situação de urgência, esta poderá ser feita por etapas, de forma *escalonada*, tateando a sensibilidade ao fármaco e vigiando o aparecimento de reações colaterais. As vantagens são muitas.

Um último aspecto a ser lembrado é o do *vínculo enquanto "higiene mental"*. É cansativo lidar somente com os aspectos biológicos da doença: estes, como não poderia deixar de ser, são repetitivos, capazes de gerar uma sensação de monotonia. Também esse é um assunto pouco mencionado (ou, quando o é, só entre quatro paredes), embora não haja médico, seja ele clínico, seja ele superespecialista, que, vez por outra, não venha a se queixar de sua existência monótona no ambulatório ou na prática hospitalar. Além do prejuízo para o estado de espírito do profissional, também seu modo de atuar é afetado; é capaz de tornar-se displicente, inatento às palavras do paciente ou aos achados do exame clínico, dominado que está por uma equivocada impressão de mesmice.

De fato, as queixas se repetem, as doenças se assemelham umas às outras – apenas o paciente muda constantemente! Se isso for reconhecido, se ao *doente* for dispensada a mesma atenção dada à *doença*, o dia a dia do médico subitamente adquire um insuspeitado encanto: em cada paciente passará a ver um problema inédito, um desafio que, árduo às vezes, jamais se tornará monótono. Daí para a frente, o profissional estará às voltas com "a cefaleia da Dona Ambrosina, aquela que tem um filho toxicômano"; "a dispepsia do Mendonça, um oportuno pretexto para a aposentadoria precoce"; "o cisto sebáceo, que Dona Zilma teima em considerar maligno"; "o marceneiro Juraci, que ainda não conseguiu dinheiro para comprar uma cadeira de rodas para sua mulher", etc.[10]

---

[9] Nessa passagem, o autor dá relevo ao pressuposto maior da presença e extensão da longitudinalidade do cuidado em APS: a existência de vínculo terapêutico. Ademais, o bom vínculo não só é um garantidor da longitudinalidade do cuidado; mas, conforme nos mostra o estudo realizado no Serviço de Saúde Comunitária do Hospital Nossa Senhora da Conceição, em Porto Alegre (Castro, Knauth, 2020), a longitudinalidade do cuidado, e, portanto, também, o seu vínculo pressuposto, pode servir como indicador do tipo de abordagem realizada pelo médico. No referido estudo, demonstrou-se que, quanto maior o tempo de acompanhamento com o médico, também maior é a chance de o paciente atribuir-lhe alta orientação ao método clínico centrado na pessoa (MCCP), medido pela aplicação do instrumento *Perception of Patient-Centeredness* (PPPC). Portanto, o tempo de acompanhamento com o médico (a longitudinalidade do cuidado) passa a ser um indicador, além da sua capacidade de produzir vínculo terapêutico, do quanto esse profissional consegue centrar a sua abordagem na pessoa. Ou seja, a longitudinalidade do cuidado, o vínculo terapêutico e a abordagem centrada na pessoa estão, assim, direta e intrinsecamente, inter-relacionados. Referência: Castro RCL, Knauth DR. Factors associated with the person-centered clinical method in primary health care: a study in Porto Alegre, Brazil. Int J Pers Cent Med. 2020;10(3):7-26.

[10] Nesse notável parágrafo, em que cada sintoma ou doença acaba por receber o caráter de quem os apresenta, passando os problemas de saúde a também serem inéditos, assim como as pessoas que os manifestam, o autor nos apresenta a beleza da prática médica orientada às pessoas (ou ao adoecimento; em inglês, *illness*), e não às doenças (ou às patologias; em inglês, *disease*), aquela prática que deve ser sempre a mais genuína motivação em sermos médicas e médicos.

O vínculo firme e prolongado entre os dois parceiros é irrenunciável. Cada cidadão tem que ter livre acesso ao profissional de sua escolha; caso contrário, a Medicina jamais se livrará de suas distorções.

O ENVOLVIMENTO – UMA PRÁTICA PERNICIOSA?

Frequentemente, ouve-se dizer que, para ser um profissional eficiente, é absolutamente indispensável manter-se passivo diante dos problemas íntimos dos pacientes, que um vínculo estreito demais favorece a excessiva dependência, correspondendo, em suma, ao *paternalismo*. Igualmente, conhecemos quem recomende tomar como exemplo o velho Freud, que sempre teria alertado contra os riscos do emocionalismo, inclusive chegando ao ponto de afirmar que a valorização dada ao ato médico estaria em razão direta dos honorários cobrados. (Deve tratar-se de uma leitura apressada, visto que não nos foi possível encontrar nada de semelhante em toda a obra do mestre.) Além de surrados, são argumentos primários, que não resistem à menor análise.

Às vezes alguém faz uma pergunta maliciosa: "Se fosse com você, o que preferiria: ser tratado por um profissional tecnicamente competente ou por alguém que, em lugar disso, lhe dispensa carinho?" É óbvio que se trata de uma falsa dicotomia: competência e carinho por acaso serão antagônicos? (Um posicionamento avesso ao envolvimento pessoal leva a suspeitar que, no decorrer de sua vida profissional, tendo passado por uma série de decepções, o médico agora procura generalizar a amarga experiência, a única defesa que lhe ocorre.)[11]

TIPOS DE RELACIONAMENTO

Este é um tema seriamente investigado por diversos autores; ao tentar um resumo, verdade um tanto superficial dos três tipos de modelo, estamos conscientes de que também este é um esquema excessivamente acadêmico:

1. *O modelo "atividade-passividade"* (ou "*técnico*"). Segundo este modelo, o médico desempenha um papel ativo, sendo o paciente simples objeto de seus cuidados. Tal situação vale para doentes inconscientes, para o caso de recém-nascidos, bem como, em maior ou menor grau, para todo paciente hospitalizado.

2. *O modelo "direção-cooperação"* (ou "*paternalista*"). Aqui o médico manda, e o paciente obedece; uma atitude muito comum em terapêutica, mas frequentemente acusada de provocar uma excessiva dependência.

3. *O modelo "contratual"* (ou "*de mútua cooperação*"). Aqui se pressupõe um acordo mútuo, uma verdadeira parceria entre médico e paciente. É o método de escolha para o manejo das doenças crônicas, visto que, sem o pleno consentimento e uma boa compreensão por parte do doente, sinceramente empenhado em demonstrar uma boa colaboração, o controle da doença se faz impossível.[12]

Segundo Cassel (1978),[13] para o paciente, a doença não é somente sofrimento físico, mas sobretudo a *falta de controle*. Ele depende do

---

[11] Na descrição do quarto componente do método clínico centrado na pessoa (MCCP), "Intensificando a relação entre a pessoa e o médico", Stewart el al. (2017) destacam que, ao longo do tempo de acompanhamento, a relação terapêutica deverá se intensificar de tal forma, que ela esteja sempre a serviço da melhora ou da cura do paciente. Segundo essas autoras, as dimensões da relação terapêutica que devem fazer parte da reflexão e do aprimoramento contínuo do médico são: compaixão, cuidado, empatia, confiança, poder, continuidade e constância, cura e esperança, transferência e contratransferência, e autoconhecimento do médico. Referência: Stewart, et al. Medicina Centrada na Pessoa: transformando o método clínico. 3. ed. Porto Alegre: Artmed; 2017.

[12] O modelo de "mútua cooperação" pode ter sua correspondência no terceiro componente do método clínico centrado na pessoa, "Elaborando um plano conjunto de manejo dos problemas", sistematizado por Stewart et al., no livro: Medicina centrada na pessoa: transformando o método clínico. 3. ed. Porto Alegre: Artmed; 2017.

[13] Referência: Cassell EJ. The healer's art: a new approach to the doctor-patient relationship. Harmondsworth: Penguin Books; 1978.

médico para sua recuperação total, por isso a intervenção do profissional não deve limitar-se aos aspectos técnicos, ao terreno estritamente biológico, mas igualmente abarcar as demais necessidades, estejam elas expressas ou não, pois o paciente também procura um refúgio, um porto seguro, uma mão sobre o ombro, algumas palavras que o animem e tragam conforto. O autor prossegue: "Assim uma aparência de onipotência é essencial ao papel desempenhado pelo médico. É uma atitude que incomoda os sadios e enfurece a enfermagem – mas como é importante para o doente! O paciente toma de empréstimo esta onipotência e nela veste a sua nudez até que tenha recomposto a sua – como acontece no decorrer do processo de recuperação".

Uma década atrás, como coordenador de um programa de residência médica, o autor encontrou dificuldade em fazer com que os residentes adotassem o avental branco como indumentária de ambulatório. "Não é democrático" – diziam –, "o resultado é o distanciamento entre médico e paciente". Sem outro argumento, decidimo-nos por um experimento, um breve inquérito da opinião do público em três distintos serviços. Analisados os resultados, verificou-se uma nítida predominância daqueles que optaram pelo médico vestido de branco!

Ao usar de sua autoridade – que não deve ser confundida com arrogância ou prepotência –, o médico muitas vezes presta um serviço ao seu paciente. Nos momentos mais críticos da doença, não pode ser parcimonioso com ela; entretanto, ao terminar essa fase e prevendo o declínio da doença, deverá saber como devolver ao paciente o controle da própria vida. Até a chegada a essa etapa, a firmeza

das palavras e atitudes do médico desempenha um papel tão importante como o do próprio remédio.[14]

> **Caso clínico 3.1**
> **V.B., 15 anos, sexo masculino, aprendiz e estudante.**
>
> Este "caso clínico" pôde ser acompanhado durante 12 longos anos, iniciando-se quando o rapaz – de dia, aprendiz de ferramentaria em uma fábrica de brinquedos e, de noite, frequentador de um curso de relojoaria numa escola técnica – entrou em estado de mal asmático. O primeiro contato se fez no consultório particular, através de um convênio com a empresa na qual seu pai trabalhava, um imigrante húngaro, relojoeiro. Ao longo dos anos, que exigiram inclusive periódicas visitas domiciliares, o médico chegou a conhecer bem a família, algumas vezes tendo ficado para o almoço ou jantar. A casa ficava longe, próxima à Rodovia Presidente Dutra, à altura da Penha, em São Paulo.
>
> A asma começara por volta dos 3 anos, com frequentes recaídas, de intensidade variável e durando por volta de 7 dias. Geralmente era acompanhada de recrudescimento de uma faringite crônica e de uma rinite alérgica. Em algumas ocasiões, o médico chegou a suspeitar da existência de uma sinusopatia. Não foram descobertos nítidos fatores desencadeantes. Preocupado com o prognóstico, durante alguns meses, o profissional tentou uma profilaxia empírica mediante injeções de penicilina, mas sem sucesso algum. Muito a contragosto, vez por outra, viu-se obrigado a entrar com corticosteroides em dose moderada, medida que inicialmente teve bons resultados, mas, toda vez que a dosagem era reduzida, invariavelmente seguia-se de uma pronta deterioração do estado clínico. A essa altura, aos 17 anos, o paciente já adquirira aspectos de um "pulmonar crônico", com tosse, pigarro, secreção abundante e a tão caraterística deformidade torácica. Saía de um "resfriado" para entrar noutro.
>
> Passaram-se os anos, e o vínculo entre médico e paciente continuou resistindo não obstante resultados terapêuticos apenas sofríveis; os contatos eram

---

[14] No livro *O médico, seu paciente e a doença*, de Michael Balint, encontramos a metáfora da pessoa ou da personalidade do médico como "remédio" ou "droga" a ser administrada ao paciente. Na introdução desse livro, o autor descreve que a motivação inicial para a sua escrita havia sido a descoberta (em seus seminários junto aos *General Practitioners* ingleses, na Clínica Tavistock, em Londres, especializada em psicoterapia analítica e psicanálise) de que a droga mais frequentemente utilizada na clínica geral era o próprio médico, e "que não apenas importavam o frasco de remédio ou a caixa de pílulas, mas o modo como o médico os oferecia ao paciente; em suma, toda a atmosfera na qual a substância era administrada e recebida". E mais adiante, ainda na introdução de seu livro, Balint reajusta e resume o problema que pretende investigar: "[...] por que é tão frequente que, apesar dos honestos esforços de ambas as partes, a relação entre médico e paciente resulte insatisfatória, e mesmo infeliz? Ou, em outras palavras, por que acontece que a droga médico, não obstante o aparente cuidado com que é receitada, não produz os efeitos desejados?" Referência: Balint M. O médico, seu paciente e a doença. São Paulo: Editora Atheneu; 2005.

irregulares, refletindo os altos e baixos da doença, ora a intervalos de uma semana ou ainda menos, ora a cada 1 ou 2 meses. Duas ou três vezes ao ano, o médico era obrigado a deslocar-se ao domicílio, para atender a uma crise mais severa; então aplicava aminofilina intravenosa e recomeçava um curto regime com corticoides.

Aos 19 anos completos, V.B. se formou relojoeiro, obtendo as melhores notas da classe. A formatura coincidiu com uma acentuada melhora de seu estado clínico: o moço se sentia esperançoso quanto ao futuro, alimentava planos de viagem, pensava começar vida nova em outro estado. Como também o médico se preparasse para um estágio prolongado no exterior, o vínculo parecia ter chegado ao fim. (As despedidas foram calorosas.)

Ano e meio depois: numa noite de julho, toca o telefone na casa do médico. A ligação era indistinta, mal se distinguiam as palavras que pareciam vir de longe. De fato, era o pequeno Vladimir, falando de Manaus. Declarava-se feliz da vida, dera-se bem com o clima, tão bem que praticamente se esquecera da asma – no máximo, discretos chiados, de vez em quando. Não bastasse isso, adaptara-se bem ao trabalho, numa relojoaria do centro da cidade, ganhando mais do que o suficiente para se manter.

O médico ficou comovido com a atenção, mesmo porque não se tratava apenas de uma consulta médica à distância. Contudo, depois de minutos, ficou claro que o telefonema não fora inteiramente desinteressado: em seguida a uma série de digressões, o ex-paciente confessou que vinha atrás de um conselho. Fizera amizade com o patrão e este, na véspera da aposentadoria, oferecera passar-lhe o negócio em condições bastante favoráveis. – O que o senhor acha, doutor, devo arriscar? – Explicou que era um bom negócio, renda garantida (há meses tinha sido encarregado da contabilidade; logo, estava bem por dentro). A firma não possuía dívidas, as dependências eram alugadas, e, com as economias que fizera, não era difícil fazer negócio.

– E seus pais, o que acham?

– Sabe como são os pais, doutor: eles querem que eu volte. Minha irmã se casou, foi morar em Araçatuba, e eles dizem que se sentem muito solitários. Mas não estou muito afim, não – o senhor se lembra da vida que eu levava em São Paulo. (Uma pausa.) Então, o que o senhor me diz?

Esse não era um papel que agradasse ao médico. Titubeou alguns momentos, pigarreou e, em seguida, disse: – Eu quero saber o que é que *você* acha. É isso que é importante.

– Se é assim, então... então eu vou fazer negócio. Tchau, doutor, felicidades, um dia desses eu ligo outra vez.

Mas passaram-se 10 meses. Dessa vez ouvia-se bem, dava para notar, inclusive, que a voz do moço era clara, sem a rouquidão, os costumeiros sibilos. Sim, Vladimir passava bem, o negócio ia de vento em popa, agora também virara distribuidor, para toda a região Norte, de um relógio fabricado na Zona Franca. Mas não viera para falar de relógios, mas sim de outra coisa: para falar a verdade, estava noivando, o casamento praticamente marcado, só que...

Demorou a prosseguir, o médico teve que o induzir a completar. – Só que minha noiva, sabe como é, doutor, é meio bugre; o pai é portuga, e a mãe, índia, índia aculturada, né?

Sim, senhor! – E daí? Bugre por acaso não é gente? Você gosta dela? – Exclamações jubilosas.

O fim da história demorou mais de ano e meio, quando o ex-paciente veio a São Paulo ver os pais e fazer uma rápida visita ao amigo médico. A mulher, que era linda, levava no colo um menino de 3 ou 4 meses.

Depois disso cessaram as notícias. Talvez porque o médico também se mudara, não ficava fácil encontrar o novo endereço.

Decerto há quem estranhe o "envolvimento" exagerado. A eles perguntamos: mesmo que for exagero, em algum momento alguém saiu perdendo?

A ADESÃO

É preciso confessar, porém, que às vezes a colaboração entre médico e paciente está longe de ser satisfatória. Nesses casos, o paciente é caraterizado como "rebelde" ou mesmo "ingrato", embora, verdade seja dita, a responsabilidade por essa *falta de adesão* caiba a ambas as partes. (Entre os anglo-saxônicos, chama-se *compliance*, um termo tão chegado à *obediência* – uma palavra decerto antipática – que recentemente se propôs substituí-la por *concordance*.)

Adesão é definida como "o grau de coincidência entre o comportamento do paciente e as recomendações que lhe foram dadas pelo médico e outros profissionais da Saúde". Assim, um paciente já acostumado a não comparecer na data marcada demonstra uma *baixa adesão*; o mesmo acontece com aquele que, aconselhado a abandonar o fumo ou a aumentar suas atividades físicas, teima em manter uma vida sedentária, ou com o tuberculoso que, pensando estar curado, interrompe precocemente o tratamento.

Trata-se de um tema da maior importância, há muito estudado, notadamente no exterior (embora, por lá, as atenções se concentrem num outro aspecto, julgado mais importante: a não adesão à medicação).[15] Em nosso meio, onde o paciente muitas vezes é incapaz de adquirir os remédios que lhe foram prescritos, temos que nos contentar com ambições mais modestas: simplesmente assegurar que nossos pacientes não abandonem o serviço e compareçam com razoável regularidade às consultas agendadas.

Embora, também aí, não seja possível descartar a interferência dos fatores socioeconômicos, a não adesão às consultas agendadas depende, em grande parte, de fatores perfeitamente controláveis, entre os quais destacam-se a exagerada demora na sala de espera, os maus modos da recepcionista, uma relação pouco satisfatória com o médico e outras tantas variáveis. Tudo isso reforçado por uma deficiente educação sanitária, que se esquece de enfatizar a grande importância da continuidade dos cuidados médicos.

As consequências podem ser desastrosas: por exemplo, um relatório do DNPS/CNCT,[16] de 1990, revela um índice de abandono no tratamento de tuberculose de 14,3%,[17] uma cifra alarmante, em parte responsável pelo aumento na incidência da infecção em certas faixas da população, bem como pelo progressivo aumento na proporção de casos resistentes aos quimioterápicos de primeira linha. Igualmente surpreendentes foram as revelações de um estudo por nós realizado no INPS[18] de Santos (SP), no decorrer de 1994 a 1995: 75% dos diabéticos matriculados no programa deixaram de comparecer antes de terminado o primeiro ano!

Outro estudo efetuado na mesma localidade, dessa vez voltado para o Programa de Hipertensão da Prefeitura Municipal, demonstrou um índice de abandono inesperadamente alto, mas que, com igual surpresa, verificamos variar grandemente de uma policlínica a outra (Figura 3.1). Procuramos conhecer as razões. Na unidade IV, com 75% de abandono no decorrer dos primeiros 12 meses após a matrícula do paciente, não ficou difícil encontrar motivos justos: aquela unidade ficava a uma centena de metros de um posto do INPS, mantendo um programa semelhante, mas carente de medicamentos, de sorte que, em desespero de causa, muitos pacientes se matriculavam às pressas na policlínica, só para usufruir do direito ao remédio grátis.

---

[15] Desde meados da primeira década deste século, em razão do envelhecimento populacional, do aumento da prevalência das situações de multimorbidade e de polifarmácia, um novo conceito vem ganhando relevância na literatura: o da desprescrição de medicamentos e, portanto, em sua consequência, o da adesão ou não adesão a essa desprescrição. De forma resumida, a desprescrição pode ser compreendida como o processo de retirada de um ou mais medicamentos inadequados, supervisionado pelo médico. O processo de desprescrição envolve o reconhecimento e a resolução das contradições que estão por trás do regime terapêutico, além de requerer, do médico, o conhecimento acerca dos modelos teóricos de desprescrição e, sobretudo, do planejamento e do monitoramento requeridos em cada fase desse processo. Para o estudo complementar desse assunto, ver: Cobos EMP, Roldán JIJ, Gavilán E. Desprescrição de medicamentos na atenção primária à saúde. In: Gusso G, et al. Tratado de Medicina de Família e Comunidade: princípios, formação e prática. Porto Alegre: Artmed; 2019.

[16] Sigla correspondente à Divisão Nacional de Pneumologia Sanitária (DNPS) e à Campanha Nacional Contra a Tuberculose (CNCT), entidades do Ministério da Saúde, que, à época, eram responsáveis pela vigilância e pelo planejamento de ações contra essas enfermidades em todo o território nacional.

[17] De 2012 a 2018, de acordo com o artigo de Soeiro, Caldas e Ferreira (2022), a média da proporção de abandono do tratamento da tuberculose no Brasil foi de 10,4%, ou seja, continuando acima de uma média aceitável. As maiores médias do indicador se concentraram nas regiões Sudeste (10,78 ± 1,38), Sul (10,70 ± 2,94) e Norte (10,35 ± 1,13), e nos estados de Rondônia (14,35 ± 2,34), Rio Grande do Sul (13,60 ± 4,23) e Rio de Janeiro (12,64 ± 1,73). Referência: Soeiro VMS, Caldas AJM, Ferreira TF. Abandono do tratamento da tuberculose no Brasil, 2012-2018: tendência e distribuição espaço-temporal. Ciência & Saúde Coletiva. 2022; 27(3):825-836.

[18] Sigla correspondente a Instituto Nacional de Previdência Social, criado em 1966 e extinto em 1990, quando o INPS se fundiu ao Instituto de Administração Financeira da Previdência e Assistência Social (IAPAS) para formar o Instituto Nacional de Seguridade Social (INSS). O Instituto Nacional de Assistência Médica da Previdência Social (INAMPS), que funcionava com o INPS, foi extinto em 1993, e seu serviço passou a ser coberto pelo SUS.

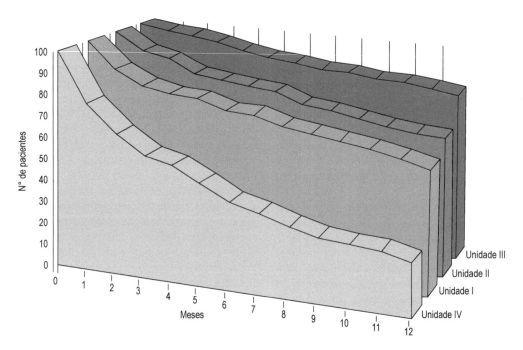

Figura 3.1 Índice de abandono no tratamento da hipertensão arterial em algumas policlínicas da cidade de Santos (SP).

Nas outras três policlínicas, cujo índice de adesão variava entre 59% e 82%, não chegamos a identificar os fatores envolvidos, embora houvesse indícios de que tanto o ambiente físico da unidade como as atitudes da equipe desempenhavam um papel importante. Isso ficou especialmente claro com relação à unidade III, uma policlínica espaçosa, localizada no centro de um jardim bem cuidado, com uma enfermagem atenciosa, familiarizada com cada um dos pacientes.[19] Além do que – isso é fundamental –, o paciente, quando em falta, era advertido por telefone, carta ou mesmo mediante uma visita domiciliar.

Como é de antecipar, a desistência ou a irregularidade no comparecimento aos serviços é mais comum na Medicina Preventiva, no caso das ações programáticas, uma vez que estas não estão inseridas nas necessidades sentidas da população.

Embora menos pronunciado, o fenômeno da não adesão afeta igualmente outros setores da prática médica, concorrendo não apenas para uma reduzida eficiência técnica, mas para a insatisfação do médico com seu próprio trabalho. O profissional novo e entusiasta é especialmente vulnerável; ferido em seu amor-próprio, julgando ter prestado ao cliente a melhor das atenções – e esperando ser retribuído da mesma maneira –, tende a ver o não retorno como uma ofensa pessoal. Se tomar a coisa muito a sério e não contar com a orientação de colegas mais velhos, à medida que a experiência se repetir (e fatalmente haverá de se repetir nesse ou noutros pacientes), ele armará uma defesa cerrada contra os "pacientes ingratos" e procurará assumir uma atitude de indiferença.

É uma atitude equivocada! O melhor dos pacientes, por motivos misteriosos ou facilmente

---

[19] Ou seja, na amplitude dos fatores que podem influenciar a adesão ao tratamento, o autor inclui, também, a ambiência do local de atendimento e a cordialidade da equipe de Saúde, características frequentemente subvalorizadas pelos serviços de Saúde e, também, pelas pesquisas clínicas que envolvem a adesão terapêutica.

explicáveis, vez por outra deixa de voltar na data marcada, ou mesmo interrompe, durante um certo tempo, as visitas ao ambulatório, sem que isso deva ser tomado como uma demonstração de desagrado. Daí a pouco, ele enviará um amigo para consultar-se, e, tempos depois, ele próprio estará de volta, como se nada tivesse acontecido. São coisas da profissão.

Seja como for, ao iniciar um tratamento mais demorado, é sempre bom lembrar a possibilidade de uma má adesão, devendo o paciente ser advertido das consequências. É uma dessas providências que parecem ultrapassar as atribuições do profissional e, no entanto, são essenciais ao sucesso terapêutico. Cada pessoa tem seus motivos próprios para a não adesão; é preciso encontrá-los e, se possível, eliminá-los. O paciente ora não voltou por julgar-se curado; outras vezes esqueceu a data ou extraviou o cartão de matrícula. Há também o "abandono por vergonha" (sobre o qual não temos dados, mas que estimamos ser frequente) por parte de um doente sem condições de adquirir os medicamentos, consultar o especialista que lhe foi recomendado ou cumprir determinadas recomendações – abster-se do fumo, reduzir bebidas alcoólicas, seguir um regime alimentar, etc. Assim, sentindo-se culpado, receia enfrentar eventuais maus modos por parte do médico. (Aliás, essa é uma das razões pelas quais o profissional, ao interferir nos hábitos de vida de seus pacientes, deverá proceder com muito vagar, especialmente nas primeiras consultas, evitando mudanças drásticas demais.)[20]

➢ A não adesão, sem dúvida, tem muito a ver com o tipo de relacionamento com o médico, a paciência, a empatia que este exibe, a segurança que inspira. É uma variável que muito depende do profissional, segundo pudemos confirmar anos atrás, ao comparar o desempenho de nossos residentes. Dois deles, mês após mês, lograram baixíssimos índices de não adesão, em torno de ⅓ da cifra demonstrada por outros cinco colegas, expostos ao mesmo tipo de paciente. Mesmo antes de ter o resultado em mãos, se tivéssemos que avaliar a "capacidade afetiva" dos médicos-residentes, estes dois seriam os escolhidos.[21]

---

[20] Para a abordagem da pessoa não aderente a uma medicação ou orientação terapêutica, tem sido incorporada, por Médicos de Família e Comunidade, no contexto da APS, enquanto uma ferramenta comunicacional de intervenção, a técnica conhecida como "entrevista motivacional" (EM). Esse modelo de abordagem consiste em um estilo de aconselhamento diretivo que visa estimular a mudança de comportamento, ajudando o paciente a conhecer e, sobretudo, resolver especificamente a sua ambivalência. Para o estudo complementar desse tema, ver: Fontcuberta JMB, Navarro MC. Entrevista motivacional. In: Dohms M, Gusso G. Comunicação clínica: aperfeiçoando os encontros em saúde. Porto Alegre: Artmed; 2021.

[21] Atualmente, corroborando as observações de Kurt Kloetzel, existem evidências acerca da associação entre a maior orientaçao ao método clínico centrado na pessoa (MCCP) e o aumento da adesão ao tratamento, o que pode explicar as diferenças em resultados de saúde alcançados observados entre médicos. Os componentes do MCCP mais comumente associados ao aumento da adesão terapêutica são justamente aqueles relacionados com o terceiro e o quarto componente do MCCP – o "elaborando um plano conjunto de manejo dos problemas" e o "intensificando a relação entre a pessoa e o médico", respectivamente –, embora seja o terceiro componente aquele que habitualmente se associa mais fortemente a desfechos clínicos (afetivos, cognitivos, comportamentais, entre os quais se inclui a adesão, e biométricos). Entre os elementos do quarto componente do MCCP, aqueles que mais se associam ao aumento da adesão terapêutica são a empatia do médico e a confiança da pessoa neste. O conceito de "decisões compartilhadas" vem também se destacando na literatura e, da mesma forma, mostrando-se mais fortemente associado a resultados clínicos positivos, incluindo, sobretudo, a adesão ao tratamento.
Para o estudo complementar do MCCP, incluindo o acesso a uma excelente sistematização de evidências acerca da associação entre o MCCP e os desfechos clínicos, sobretudo a adesão ao tratamento, ver: Stewart M, Brown JB, Weston WW, et al. Medicina centrada na pessoa: transformando o método clínico. 3. ed. Porto Alegre: Artmed; 2017.
Para o estudo específico da relação entre a Medicina Centrada na Pessoa e a adesão ao tratamento, ver: Dowell J, Williams B, Snadden D. Patient-centered prescribing: seeking concordance in practice. Abingdon: Radcliffe Publishing Ltd.; 2007.
Para o estudo adicional a respeito das decisões compartilhadas e também sobre a sua associação com desfechos clínicos, incluindo a adesão ao tratamento, ver:
• Coulter A, Collins A. Making shared decision-making a reality: no decision about me, without me. London: King's Fund; 2011.
• Umpierre RN, Engel L. Tomando decisões compartilhadas: colocando a pessoa no centro do cuidado. In: Gusso G, et al. Tratado de Medicina de Família e Comunidade: princípios, formação e prática. Porto Alegre: Artmed; 2019.
• Shay LA, Lafata JE. Where is the evidence? A systematic review of shared decision making and patient outcomes. Med Decis Making. 2015;35(1):114-131.

Mais uma vez foi confirmado: para ser bom médico, é preciso algo a mais do que o *saber*.

O QUE O MÉDICO ESPERA DO PACIENTE

Uma imagem idealizada de seu futuro paciente acompanha o estudante desde os primeiros anos de escola: uma pessoa jovem, asseada, se possível de boa aparência, que, sem muita discussão, mansamente se deixa conduzir por ele. (Sem contar com um requisito julgado importante: ser portador de alguma doença "interessante".)

Com o passar do tempo, ele se adaptará à realidade, mas sem jamais permanecer indiferente às virtudes ou às falhas daqueles que o procuram. Já tem até preparado o rótulo adequado para as diferentes situações: o "paciente ingrato"; o "paciente ignorante"; o "paciente neurótico" (o "poliqueixoso"); o "paciente exigente"; o "paciente que fala demais"; o "paciente que fala de menos" e outras categorias mais. (Há, também, o "bom paciente", mas este é excepcional.)

O PACIENTE POUCO INTERESSANTE

Já, por diversas vezes, aludimos à predileção pelos casos raros, um hábito que, se a escola não souber como moderar, leva anos a desaparecer, ainda assim deixando em seu rastro uma amarga saudade. Daí nosso empenho em pintar a realidade como ela é e, depois, fazer um esforço para demonstrar que é possível conviver com ela sem se sentir derrotado.

Os pacientes, a seguir, de modo algum foram escolhidos a dedo; pelo contrário, exemplificam os atendimentos feitos num começo de expediente da tarde:

- Motorista de caminhão, 37 anos. Muito preocupado, confessa que, noutro dia, ao se enxugar depois do banho, pela primeira vez percebeu uma tumoração no testículo direito. Incapaz de encontrar o tal tumor, pedimos que nos mostrasse o local. Depois de 2 minutos de tentativas, indicou... a cabeça do epidídimo!

- Estudante universitária, 19 anos. Há "algum tempo", ela vem notando muco nas fezes. Embora não apresente qualquer sintoma gastrintestinal, insiste em sentir-se uma doente, pois só defeca a cada 2 dias – e sempre ouviu dizer que o normal seria uma vez por dia

- Uma senhora de 48 anos, que, no dia anterior, tivera discreta cefaleia. Como o balconista de farmácia lhe asseverou que aquele era o primeiro sinal de hipertensão, compareceu ao ambulatório com o objetivo de fazer exames para "doença de coração"

- Comerciário, 40 anos. Vem queixar-se de uma antiga dor lombar, sempre desencadeada pelo esforço físico despendido nos fins de semana. Depois de ouvi-lo e examiná-lo, o médico se pôs a lhe dar conselhos de postura e ginástica, alertando contra determinados movimentos prejudiciais à estática da coluna. Mal terminou, o paciente objeta: "Isso tudo já me disseram, doutor. O que eu quero mesmo é um remédio, um anti-inflamatório, alguma coisa assim". Segundo explica, aquele fim de semana, impreterivelmente, terá que trabalhar no jardim, entre outros afazeres, e aparar o gramado.

Casos como esses são extremamente comuns, tanto no ambulatório popular como nos consultórios frequentados pela elite econômica. Se, de fato, não oferecem grande desafio científico, ainda assim abrem muitas oportunidades para um atendimento sensato, equilibrado e compassivo.

A respeito desse tema, as palavras de Cassell[22] são bem oportunas: "[...] parece que os médicos não são tão felizes como se esperaria. Uma parte da explicação é a discrepância entre aquilo que são treinados a ter como importante e aquilo que, no começo de sua carreira, percebem ser realmente importante – um dilema ao qual costumo chamar de *síndrome do residente-chefe*. Quando ele finalmente começa a clinicar, entra numa crise depressiva. Então compreende que são escassos os pacientes com macroglobulinemia monoclonal e infrequentes as oportunidades para um vetorcardiograma".

---

[22] Sem referência na edição original.

O QUE O PACIENTE ESPERA DO MÉDICO

"É que o doutor X não acertou com a minha doença." É assim que esse paciente se expressa quando lhe perguntam a que veio. É claro que procura alguém que resolva o seu problema; se dessa vez não o encontrar, trocará de médico tantas vezes quantas forem necessárias. Salvo se tiver pela frente um profissional que, com muita paciência e bons modos, consiga convencê-lo de que, embora aquele seu incômodo seja insolúvel, não representa qualquer perigo; que se curar é humanamente impossível, mas o esforço de controlar e de aliviar sempre é um passo à frente.

Isso fica mais fácil ao médico que tiver a capacidade da empatia, que souber conquistar a confiança do cliente. (O avental branco também ajuda.) Completada a doutrinação, percebe-se que a ignorância e a ingratidão são imaginárias, que o paciente sabe ser grato e compreensivo. É um sério equívoco afirmar que o paciente se serve do médico a título de mero instrumento, e, depois, atendidas suas necessidades imediatas, não perde tempo em sumariamente descartá-lo. Quem se dá ao trabalho de ouvir e observar a população, não tarda em perceber a injustiça que lhe fazemos. Quando tratado com dignidade, o paciente não é um volúvel, um inconstante; ele, muito pelo contrário, expressa um profundo desejo de encontrar o *médico que se interessa* por ele, se disponha a tornar-se o *seu* médico.

Essa suspeita foi recentemente confirmada em Pelotas, no decorrer de um amplo inquérito visando determinar as necessidades de saúde da população. A uma das perguntas ("Quem você procuraria em caso de precisar de conselho sobre problema grave de saúde?"), 84% responderam que dariam preferência a um médico. Para nossa grande surpresa, a população se mostrou exigente, em ¾ dos casos, sendo bastante explícita quanto ao tipo de profissional: mais da metade escolheu um dos médicos (por vezes citado pelo nome) da unidade de Saúde que costumava frequentar; o restante se dividia (transcrição literal) entre um "médico de família", um "médico de confiança", um "médico-amigo" e "um médico particular". De resto, um pequeno número manifestou desagrado quanto à frequente troca de estagiários ou médicos-residentes, afirmando que os mesmos lhes faziam falta.

Já que estamos falando da demanda, uma coisa nos resta a dizer e, por vezes, toma aspectos um tanto curiosos:

➢ Faz anos: Christiaan Barnard acabara de realizar o primeiro transplante cardíaco sob aplausos gerais. Uma tarde, pouco tempo depois, recebi o telefonema de um desconhecido. Identificou-se, disse que tinha ouvido falar de mim, sabia que eu trabalhava no Hospital das Clínicas da USP e certamente devia conhecer o Prof. Zerbini e sua equipe.

Assenti, embora não fosse íntimo do cirurgião, vez por outra frequentávamos as mesmas reuniões clínicas.

– Pois é – prosseguiu meu interlocutor. Sendo assim, vinha pedir minha interferência junto àquele serviço, visando conseguir-lhe um transplante de coração. Recentemente se submetera a um *check-up* e – grande azar! – viera a saber que a reação de Machado-Guerreiro resultara positiva.

Trata-se de uma demanda contra a qual, é óbvio, protestamos com veemência. Embora o autor do chamado nos fosse um desconhecido, ficava claro que se tratava de um indivíduo de razoável cultura, uma daquelas pessoas comumente rotuladas de "bem-informadas". No entanto, mostrou-se incapaz de entender que sua proposta era, no mínimo, esdrúxula, fruto do convívio diário com a mídia mais sensacionalista, a grande – talvez única – responsável pela "ignorância" do público.

36 Medicina Ambulatorial – Princípios Básicos

ASPECTOS-CHAVE DO CAPÍTULO

- O ato médico não é obra de um *momento*, mas o desfecho de todo um *processo*. Assim, um serviço de Saúde, em hipótese alguma, pode ser considerado completo se não garantir ao paciente a continuidade dos cuidados – e isso nas mãos de um mesmo médico
- O *vínculo médico-paciente* que assim se forja é de benefício para ambas as partes. Para o paciente, é fundamental para um bom desfecho terapêutico; para o médico, um motivo a mais para a gratificação profissional. Daí que essa parceria, quando bem-sucedida, constitui um legítimo *instrumento de trabalho*
- Um relacionamento insatisfatório, por outro lado, invariavelmente terá como resultado um deficiente grau de *adesão*, um fator que não costuma ser levado em conta, mas que é a causa mais importante – e mais comum – de fracasso terapêutico.

CAPÍTULO 4

O Diagnóstico

No estado de Massachussets, EUA, o número de crianças que se tornaram inválidas em seguida a um falso diagnóstico de doença cardíaca excede o dos que estão em tratamento efetivo de doença cardíaca.[1]

I. Illich

Como se pode fazer um diagnóstico antes de se decidir o que é normal e o que é anormal?

G. Pickering

O primeiro passo é sempre o diagnóstico. O paciente[2] vem ao consultório trazendo consigo uma *queixa*. Agora compete ao médico decodificá-la, transformá-la em *doença*. Às vezes, o processo é quase imediato; nem é preciso pensar muito: trate-se de um abscesso cutâneo, uma catarata, uma fratura, ou mesmo uma banal halitose. A distância entre doença e queixa é curta.

Mesmo assim, é preciso evitar julgamentos apressados; as aparências podem enganar, já que é possível que aquele sintoma tão típico, o sinal tão específico, seja somente a ponta do *iceberg*. Aquilo que imaginávamos ser uma afecção localizada e bem circunscrita é capaz de causar surpresas; a lesão cutânea pode ser a manifestação de uma doença sistêmica, em vez de uma fratura simples; e podemos estar às voltas com uma fratura *espontânea* devido à metástase ou distúrbio metabólico. Pode até acontecer que a tão rasteira halitose, antes

mesmo dos gargarejos ou da pastilha de essência de eucalipto, venha a exigir uma exploração diagnóstica mais complicada.

No geral, o diagnóstico não é obra de um momento, visto envolver todo um processo dedutivo no todo, semelhante a um romance policial, com o objetivo de encontrar uma pista do culpado.[3]

Para chegar a esse ponto, a Medicina levou séculos. Primeiro, teria que deixar para trás a mística, a mágica, a superstição, a astrologia, a crença na ira divina, o mau olhado, os fluidos e humores, em compasso de espera por um pouco de ciência e tecnologia.[4] Até que, no século XVII, a Medicina finalmente tomou um rumo mais certeiro, após Sydenham[5] vir a público com a *teoria da especificidade das doenças*, depois que foi demonstrado também o absurdo da *geração espontânea*. Uma vez aceito que as doenças eram muitas e cada uma obedecia a suas próprias causas, chegou

---

[1] A frase foi retirada e traduzida do livro *Medical Nemesis*, de Ivan Illich, publicado em 1926. O termo "inválidas", tradução de *disabled*, atualmente poderia ser melhor traduzido como "incapacitadas" ou "portadoras de deficiências".

[2] Apesar de estimularmos o uso do termo "pessoa", adequado ao método clínico adotado pela Medicina de Família e Comunidade brasileira, optamos por manter o original, "paciente", sem prejuízo para a compreensão do conteúdo.

[3] Com a evolução de métodos epidemiológicos, a compreensão do raciocínio clínico ganhou outros contornos, ampliando sua compreensão e aplicabilidade. O processo dedutivo, ainda relevante para nossa prática clínica, realmente inspirou histórias policiais como os famosos romances envolvendo o detetive Sherlock Holmes, cujo autor, Arthur Conan Doyle, era médico e inspirou-se em seus contemporâneos, como o médico canadense William Osler, para criar o personagem.

[4] É compreensível que o autor estivesse envolvido com o contexto da cultura científica do momento em que escreveu o livro, no fim do século XX. Contemporaneamente, busca-se resgatar o conhecimento popular, o conhecimento tradicional e a valorização da compreensão comunitária do processo saúde-doença-cuidado.

[5] Trata-se de Thomas Sydenham, médico inglês e pioneiro em utilizar a observação sistemática do paciente para descrever sintomas e a evolução de doenças, classificando-as em categorias.

a vez de se pensar seriamente no diagnóstico, na etiologia dos diferentes distúrbios, dos sinais e sintomas.[6]

No entanto, como os sinais e sintomas raramente são específicos de uma única doença, mas partilhados com toda uma série delas, o raciocínio diagnóstico acaba esbarrando num leque de diferentes possibilidades, entre as quais é preciso saber escolher. A febre, por exemplo, ainda não pode ser considerada doença, mas sim uma mera *síndrome* (isto é, um grupo de distintas patologias,[7] tendo em comum determinado sinal ou sintoma), igual ao que acontece com a síndrome convulsiva, a síndrome ictérica e tantas outras. Chegar à síndrome é *essencial* – mas ainda não é *suficiente*. Embora indique parte do caminho andado, é duvidoso que possamos nos satisfazer com ela e iniciar o tratamento sem antes examinar, uma a uma, as diferentes entidades compreendidas pelo leque de opções.

Para acertar no diagnóstico – pensa o acadêmico de Medicina –, basta ter uma boa memória. Por exemplo, se a história clínica compreende os sintomas a + b + c + d, e o exame físico os sinais A + B + C, seria apenas necessário lembrar-se de uma doença X que obedecesse à fórmula a + b + c + d + A + B + C, inteiramente distinta da doença Y, que o livro de texto define por a + d + f + B + C + L. É só armar o quebra-cabeça, e o diagnóstico está a seu alcance, crê o estudante.

Na realidade, as coisas não são tão fáceis; a doença muitas vezes peca por omissão – ou o texto[8] por exagero. Quando este último declara que a enxaqueca se caracteriza por forte cefaleia unilateral, acompanhada de distúrbios visuais, náuseas, vômitos, eventualmente parestesias, não está descrevendo o *quadro típico* de enxaqueca, nem sequer o *quadro mais comum*, mas apenas catalogando todas as possíveis características, *estejam elas presentes ou não*. A doença se apresenta sob as mais diversas formas clínicas; tanto pode resumir-se numa intensa cefaleia (não necessariamente unilateral), como ser acompanhada ora por vômitos, ora por parestesias, ou por uma outra constelação de sintomas. Não são raros, inclusive, os pacientes que se queixam exclusivamente de episódios de parestesia, os quais, dada sua pronta resposta à medicação habitual, sugerem uma enxaqueca frustra, "atípica".

O diagnóstico é sempre um quebra-cabeça. Mas um quebra-cabeça traiçoeiro. É incomum que se deixe armar por completo; quase sempre lhe faltam peças. Outras vezes a caixa vem com peças estranhas, que não se encaixam bem dentro do conjunto – decerto sobras deixadas por um outro quebra-cabeça qualquer. A *doença típica*, a "doença de livro", é tão rara que passou a ser uma ficção, uma abstração. Consideremos o exemplo da hepatite viral, tão comumente acompanhada de icterícia. Este sinal é visto como praticamente obrigatório; no entanto, a doença é anictérica numa proporção que, em algumas casuísticas, atinge os 50%.[9] A febre reumática, que *tipicamente* só lesiona o coração depois de ocorridos dois, três ou quatro episódios articulares agudos, em cerca de 25% dos casos já principia por uma cardite.[10] (A lista é exaustiva.)

---

[6] Para o estudo da história do método clínico em Medicina, sugere-se a leitura do Capítulo 2, A evolução do método clínico, escrito por Ian R. McWhinney. In: Stewart M, Brown JB, Weston WW, et al. Medicina centrada na pessoa: transformando o método clínico. 3. ed. Porto Alegre: Artmed; 2017.

[7] Tem-se reservado o termo "patologia" para se referir à disciplina que leva esse nome, podendo-se utilizar, aqui, preferencialmente, por exemplo, o termo "doenças".

[8] Referência ao livro-texto ou à literatura médica.

[9] A identificação dos agentes virais causadores das hepatites infecciosas ocorreu no período compreendido entre o fim das décadas de 1960 e 1980, a saber: VHB (1967); VHA (1973); VH DELTA (1977) e VHC (1989). Pode-se supor que a casuística citada tenha sido influenciada pela compreensão de que pudesse não haver diferenças clínicas significativas entre as hepatites infecciosas, provocadas por diferentes agentes virais, ou também por limitação do diagnóstico diferencial, realizado por exames virológicos ou imunológicos laboratoriais. Referência: Fonseca JCF da. Histórico das hepatites virais. Rev Soc Bras Med Trop. 2010;43(3):322-330.

[10] Ainda hoje a febre reumática aguda pode se manifestar com quadro de cardite entre 40% e 60% dos casos, dependendo da faixa etária e do contexto populacional do paciente.

Estabelecer um diagnóstico é uma operação probabilística.[11] É uma atividade que não se dá bem com a *certeza absoluta*. Sendo assim, é sempre mais prudente falar em *probabilidade*, ou mesmo em *possibilidade*.

A LISTA DAS HIPÓTESES[12]

Diante de um paciente novo, concluído o exame clínico, a primeira coisa a fazer é listar as hipóteses mais plausíveis. É possível que a lista venha a ser longa – seria ainda mais longa, naturalmente, se fôssemos nos lembrar de todas as doenças capazes de assumir formas "atípicas". (Sejamos realistas: nossa memória tem seus limites. No melhor dos casos, devolve-nos uma listagem bastante incompleta daquilo que lhe foi perguntado. Por isso mesmo, o profissional que não tiver sempre ao alcance da mão seus apontamentos ou o manual favorito, cedo ou tarde terá motivos sérios para se arrepender.)

A primeira tentativa ainda é grosseira, pois não passa de um inventário imparcial de todas as patologias que cabem no diagnóstico diferencial, mas ainda sem avaliar o grau de probabilidade, sem classificá-las por ordem de importância.

Acompanhemos, por exemplo, o procedimento do médico em face de uma dor retroesternal que apareceu 1 mês atrás num homem de 52 anos, uma sensação de "aperto" que se inicia cerca de 1 hora depois dele se acamar.[13] Digamos que o médico recém-formado resolva ser cauteloso e, embora ainda possua uma boa lembrança daquilo que lhe ensinaram, opte por abrir seu compêndio, a fim de recapitular o diagnóstico diferencial da dor retroesternal (Quadro 4.1). A lista é longa e diversificada.

Completado o exame de seu paciente, o médico conclui que uma boa parte dessas patologias pode ser, de imediato, descartada. Porém, mesmo depois de afastadas as entidades menos prováveis, ainda lhe sobra um número suficiente de alternativas entre as quais terá que escolher. Sabendo que não pode explorar todos esses caminhos ao mesmo tempo – e forçado a chegar a uma decisão –, o profissional opta por tomar como ponto de partida, digamos, a doença coronariana. Não só em razão dos sinais e sintomas, ou por ser essa uma afecção relativamente comum (o que aumenta o grau de probabilidade), mas também por motivos estratégicos: dado seu prognóstico incerto, a coronariopatia exige um pronto diagnóstico.

A título de curiosidade, acrescentemos um segundo exemplo (Quadro 4.2), que serve para demonstrar que, mesmo uma queixa considerada trivial – e, para a maioria dos médicos, pouco interessante –, não deve ser posta de lado sem antes explorar as diferentes alternativas do diagnóstico diferencial.

A DECISÃO DIAGNÓSTICA

Completada a primeira etapa, a listagem das *possibilidades*, será necessário colocá-las em ordem, a começar pelas hipóteses mais *prováveis*. Essa decisão, em grande parte baseada no exame clínico, mais raramente na dependência de algum exame complementar, ainda leva em consideração uma série de outros fatores. Entre eles, estão os seguintes:

---

[11] Embora possa ser sempre colocado em termos probabilísticos, enquanto uma estimativa da probabilidade da doença feita em cada momento do processo diagnóstico, o raciocínio diagnóstico pode se valer de três estratégias complementares: o raciocínio determinístico, o raciocínio causal e o raciocínio probabilístico. Essas estratégias podem ser inseridas em dois sistemas ainda mais abrangentes de raciocínio: o intuitivo e o analítico. A respeito desse assunto, ver o Capítulo 8, Conceitos de epidemiologia clínica para a tomada de decisões clínicas na atenção primária, de Schmidt MI, Kuchenbecker R, Duncan BB, e o Capítulo 55, O raciocínio clínico na atenção primária à saúde, de Nunes MV e Jantsch AG. In: Duncan B, et al. Medicina ambulatorial: condutas de atenção primária baseadas em evidências. 5. ed. Porto Alegre: Artmed; 2022.

[12] O refinamento diagnóstico, geralmente realizado por meio da elaboração da lista de hipóteses, pode utilizar quatro estratégias: 1) diagnósticos diferenciais por categorias, 2) pistas anatomopatológicas, 3) raciocínio hipotético-dedutivo ou pensamento probabilístico e 4) regras de predição clínica. A respeito desse tema, ver o Capítulo 55, O raciocínio clínico na atenção primária à saúde, de Nunes MV e Jantsch AG. In: Duncan B, et al. Medicina ambulatorial: condutas de atenção primária baseadas em evidências. 5. ed. Porto Alegre: Artmed, 2022.

[13] Embora, aqui, tenha sido utilizada como sinônimo de "deitar", a palavra "acamar" é mais comumente usada em seu também significado de "cair de cama", "ficar doente", "adoecer".

40   Medicina Ambulatorial – Princípios Básicos

Quadro 4.1 Diagnóstico diferencial da dor retroesternal.

Doença cardíaca
Doença coronariana
Estenose aórtica

Pericárdio ou pleura
Pericardite
Pleurite

Pulmão
Pneumonia
Embolia pulmonar
Tuberculose
Tumor
Pneumotórax

Dor referida
Colecistite
Úlcera péptica
Pancreatite
Artropatia cervical

Osteomuscular
Fratura de costela
Muscular
Costocondrite

Grandes vasos
Aneurisma dissecante

Esôfago
Esofagite de refluxo
Espasmo de esôfago
Rotura de esôfago
Câncer de esôfago

Mediastino
Mediastinite
Tumor

Quadro 4.2 Fatores a considerar num paciente com halitose.*

Não patologias
Cavidade oral: hálito matinal, xerostomia simples
Velhice
Fome
Tabaco
Alimentos: cebola, alho, carnes defumadas, outros
Bebidas alcoólicas

Patologias
Oral: doença periodontal, xerostomia (secundária), gengivite, estomatite, glossite, câncer, candidíase, parotidite
Digestivo: refluxo gastresofágico, hérnia de hiato, câncer
Nasal: rinite, sinusite, tumores, corpos estranhos
Pulmonar: bronquite, pneumonia, tuberculose, câncer
Sistêmicas: diabetes, uremia, hepatopatias, discrasias sanguíneas, doenças reumáticas, febre, desidratação
Mentais: alucinação

*Replogle WH, Beebe DK. Halitosis. Am Fam Physician. 1996; 53:1215-1223.

uma síndrome convulsiva com início aos 50 anos indique uma epilepsia "criptogênica",[14] que a hipertensão num adolescente possa ser descartada como uma simples hipertensão "essencial"

- Embora a probabilidade da *doença* guarde uma relação direta com a prevalência, o valor diagnóstico de um *sintoma* ou de um *sinal* independe de ser comum ou incomum. Na verdade, achados demasiadamente corriqueiros tendem a oferecer um leque tão amplo de alternativas diagnósticas que, quando não acompanhados de outras manifestações, têm escasso valor. (Em outras palavras, eles são demais *inespecíficos*.) Como exemplos, podemos citar os sintomas de cefaleia, dor lombar, obstipação intestinal e tantos outros, bem como os sinais de pressão arterial alta, palidez de mucosas, adenopatia cervical, etc. Por outro lado, uma dor aguda e persistente à meia distância entre quadril e joelho (um exemplo clínico a ser apresentado mais adiante), sem quaisquer antecedentes de traumatismo, é tão raro aparecer que seria uma

- O primeiro desses fatores é a *prevalência*. Quanto maior a frequência daquela doença na população, maior a probabilidade da hipótese diagnóstica. (Segundo lembra um velho aforisma, "doenças raras são raras".)

- Também a idade e o sexo do paciente podem eventualmente contribuir. Por exemplo, é pouco provável que uma artropatia em mulher de 36 anos seja devido à gota, que

---

[14] Os termos "idiopática", "sintomática" e "criptogênica" foram substituídos por "genética", "estrutural" e "metabólica", respectivamente. (Referência: Zuberi SM, Symonds JD. Atualização sobre o diagnóstico e tratamento de epilepsias da infância. J Pediatr (Rio J). 2015;91(6 Suppl 1):S67-S77.)

imprudência fazer-lhe pouco caso. Perseguir um diagnóstico é algo assim como fazer o retrato falado de um criminoso. Se a testemunha puder apenas descrevê-lo como um homem branco, de cabelos castanhos e estatura mediana, a contribuição para fins de investigação é insignificante, pois existem milhões de pessoas que atendem à descrição. Ao passo que, se uma segunda testemunha, por acaso, se recordar de que a pessoa procurada, além de mancar da perna esquerda, ainda trazia uma cicatriz na testa – sinais bastante incomuns; logo, bem mais específicos –, as opções se reduzirão consideravelmente. (Sem de todo afastar a possibilidade de injustiçar um inocente, é lógico.)

OS CRITÉRIOS DIAGNÓSTICOS

Embora não costumemos a nos dar conta disso, toda decisão diagnóstica de certa forma segue as regras do raciocínio matemático. Toda vez que percorremos a lista do diagnóstico diferencial e, em seguida classificamos as diferentes opções segundo sua importância, sua probabilidade, na realidade estamos agindo "matematicamente".[15]

É óbvio que, quanto mais abundantes os indícios favoráveis à hipótese, tanto maior será o grau de probabilidade. Tomada como sinal isolado, a febre jamais deverá conduzir ao diagnóstico de meningite em criança pequena; pelo contrário, o senso comum[16] recomenda que se opte por hipóteses menos remotas, como uma gripe, um resfriado ou qualquer outra das muitas doenças transmissíveis da infância. Por outro lado, no caso de a febre estar acompanhada de vômitos ou mesmo de sinais de irritação de meninge, este último um sinal clínico de alta especificidade,

há motivos suficientes para iniciar medidas de urgência.

Seguindo esse princípio, chega-se aos *critérios diagnósticos*, um valioso auxiliar da decisão diagnóstica. Um exemplo clássico são os critérios (ou normas) de Jones (Quadro 4.3).

Como se vê, trata-se de um diagnóstico que, a rigor, toma como apoio a Matemática, que não só prioriza os elementos dotados de maior especificidade (as manifestações maiores), mas elabora uma probabilidade baseada no número de elementos que constituem a evidência clínica.

Para estabelecer semelhante conjunto de critérios, é preciso contar com conhecimentos especializados, além de uma casuística uniforme e numerosa, o que explica a escassez desse tipo de informação. Quando encontradas, tais normas são de uso quase obrigatório.

Quadro 4.3 Critérios de Jones[17] para o diagnóstico da febre reumática.*

Manifestações *maiores*
Cardite
Poliartrite
Coreia
Nódulos subcutâneos

Manifestações *menores*
Febre
Artralgias
História prévia de febre reumática e/ou presença de cardite reumática crônica
"Reações de fase aguda" ao exame complementar: VSG, proteína C reativa, leucocitose, intervalo P-R prolongado ao ECG

A presença de duas manifestações maiores ou de uma maior e duas menores, aliada a uma história de infecção estreptocócica recente, indica provável febre reumática.

*The diagnosis of rheumatic fever. J Am Med Assoc. 1944; 126(8):481-484.

---

[15] Em um texto atual, provavelmente o autor nos traria expressões relacionadas com a Epidemiologia Clínica e a Bioestatística, que, em sua base, utiliza a linguagem universal da Matemática.

[16] O autor busca o sentido de "senso comum" dentro do raciocínio diagnóstico, porém talvez fosse melhor compreendido pelo enfoque de "bom senso" ou de "conhecimento popular", por exemplo.

[17] Utilizam-se, atualmente, os critérios de Jones modificados de acordo com as recomendações da Organização Mundial da Saúde (OMS): Rheumatic fever and rheumatic heart disease: report of a WHO Expert Consultation. Geneva: WHO technical report series, number 923; 2001 (Tabela 4.1, p. 23).

Ver a sua tradução no Capítulo 153, Febre reumática e prevenção da endocardite infecciosa, de Achutti A, et al. In: Duncan B, et al. Medicina ambulatorial: condutas de atenção primária baseadas em evidências. 5. ed. Porto Alegre: Artmed; 2022.

42 Medicina Ambulatorial – Princípios Básicos

> **Caso clínico 4.1**
> G.O., 52 anos, sexo masculino, comerciante.
>
> Paciente tranquilo, informando bem, em excelente estado geral. Conta que nos últimos 4 meses passou por dois episódios de "reumatismo agudo": o primeiro afetando o cotovelo direito, e o último, há 2 semanas, o joelho esquerdo. O início foi súbito; em ambas as ocasiões, concomitantemente ao aparecimento da dor, a região em volta das articulações ficara edemaciada, corada e quente. Não obstante a automedicação com analgésicos, os episódios só cessaram ao término de 1 semana, mais ou menos.
> O exame físico nada demonstrou de anormal.

Também para o caso da gota, a primeira hipótese a ser lembrada, existe um conjunto de critérios diagnósticos (Quadro 4.4).

Isoladamente, nenhum desses achados completa o diagnóstico. De resto, não se pode esperar que todos estejam presentes no mesmo paciente, mesmo porque alguns dos sinais só aparecem nas fases tardias. No caso do paciente em questão, lúcido e objetivo, a anamnese sugere que cinco desses critérios foram cumpridos, não obstante a falta de sinais físicos por ocasião do comparecimento à consulta. (Mais adiante, ao prosseguir com a discussão, entraremos em mais detalhes.) Uma vez que o sexo e a idade reforçam ainda mais a probabilidade de ser esse um caso de gota, pergunta-se: *a suspeita é suficientemente forte para permitir que, na ausência de evidência mais concreta, o tratamento tenha início já à primeira consulta?* (Como não se trata de um problema de solução urgente, o médico certamente estará justificado em adiar a decisão definitiva, embora instruindo o paciente, em caso de um novo episódio, a prontamente retornar ao consultório.)

A literatura oferece alguns outros exemplos dessa estratégia, a qual, ao dar uma estimativa quantitativa da probabilidade do diagnóstico, é muito útil na orientação da conduta médica (Quadro 4.5).

Quadro 4.4 Critérios para o diagnóstico da artrite gotosa.[18]*

Mais de um surto de artrite aguda
Sinais inflamatórios desenvolvidos já ao fim do primeiro dia
Monoartrite
Eritema de articulação
Dor ou inchaço da primeira articulação metatarso-falangeana
Artrite aguda unilateral da primeira articulação metatarso-falangeana
Artrite aguda unilateral do tarso
Tofo (suspeito ou comprovado)
Inchaço articular assimétrico (ao exame clínico ou radiográfico)
Hiperuricemia
Radiografia demonstrando cistos ósseos sem evidência de erosão
Cultura do líquido sinovial negativa

*Panzer, Black, Griner, 1991, p. 319.[19]

Quadro 4.5 Critérios para o diagnóstico de dor por doença isquêmica do coração.[20]*

Achado clínico	"Peso"
A dor é retroesternal	+3
A dor irradia para o braço esquerdo	+3
A dor é desencadeada pelo esforço	+3
A dor interrompe as atividades	+2
A dor é aliviada pela nitroglicerina em menos de 3 minutos	+7
A dor é referida como uma "pressão"	+2
História de infarto pregresso	+6
A dor é referida como sendo "aguda"	–2
A tosse ou a respiração provocam dor	–3
Movimentos dos braços ou do tronco provocam dor	–3

*Sox, Blatt, Higgins, Marton, 1988.[21]

---

[18] O Tratado de Medicina de Família e Comunidade recomenda os critérios do Colégio Americano de Reumatologia: Capítulo 220, Gota, de Kolling JHG, Chakr R. In: Gusso G, Lopes JMC, Dias LC. Tratado de Medicina de Família e Comunidade: princípios, formação e prática. Porto Alegre: Artmed; 2019.

[19] Panzer RJ, Black ER, Griner PF (eds). Diagnostic strategies for common medical problems. American College of Physicians; 1991.

[20] Os critérios atuais sofreram modificações pelo melhor entendimento das manifestações de acordo com a faixa etária, o gênero e a característica da dor. Ver: Capítulo 158, Dor torácica, angina e infarto agudo do miocárdio, de Machado LBM. In: Gusso G, et al. Tratado de Medicina de Família e Comunidade: princípios, formação e prática. Porto Alegre: Artmed; 2019.

[21] Sox HC, Blatt MA, Higgins MC, Marton KI. Medical decision making. Butterworths Publishers; 1988.

Como se sabe, não é qualquer dor torácica que merece um eletrocardiograma (ECG) ou uma prova de esforço. No entanto, segundo a interpretação dos autores, um escore igual ou superior a +2 justifica um pedido de ECG, acompanhado de uma investigação da função cardíaca. Nos demais casos, é muito reduzida a probabilidade de tratar-se de doença isquêmica. (O escore vem a ser a soma aritmética dos elementos presentes na história clínica.)

OS ALGORITMOS

Falta ainda tratar dos *algoritmos* (ou *fluxogramas*),[22] exercícios diagnósticos que, em analogia com o romance policial, obedecem a um raciocínio lógico e linear que, uma a uma, procura afastar as doenças "não culpadas" até, por fim, deitar a mão no (presumível) responsável (Figura 4.1). Alguns livros (todos editados no exterior) oferecem coleções de mais de uma centena desses algoritmos.

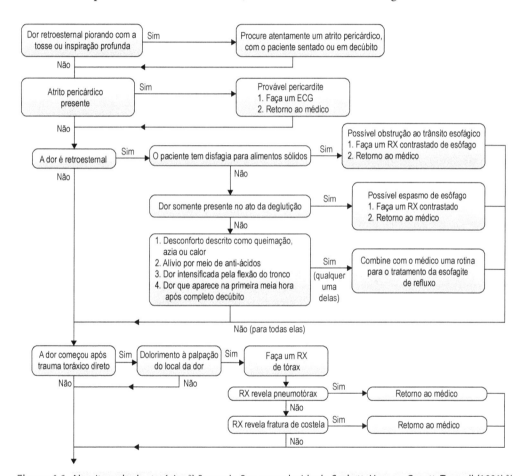

Figura 4.1 Algoritmo da dor torácica.[23] Segundo Sox, reproduzida de Sackett, Haynes, Guyatt, Tugwell (1991).[24] (*Esquema parcial.*)

---

[22] Amplamente utilizados em protocolos clínicos ou assistenciais e em diretrizes diagnósticas e terapêuticas.

[23] Para o estudo atualizado da abordagem da dor torácica em atenção primária à saúde (APS), ver:
- Polanczyk CA. Dor torácica. In: Duncan B, et al. Medicina ambulatorial: condutas de atenção primária baseadas em evidências. 5. ed. Porto Alegre: Artmed; 2022.
- Machado LBM. Dor torácica, angina e infarto agudo do miocárdio. In: Gusso G, et al. Tratado de Medicina de Família e Comunidade: princípios, formação e prática. 2. ed. Porto Alegre: Artmed; 2018.

[24] Referência de Sackett DI, Haynes RB, Guyatt GH, Tugwell P. Clinical epidemiology: a basic science for clinical medicine. 2. ed. Boston: Little Brown and Company; 1991.

Os métodos apresentados servem de valiosos aliados, mas ainda não dispensam o julgamento clínico. Quando disponíveis, devem ser usados; quando não, a decisão diagnóstica tarda um pouco mais – o que, no geral, não vem a ser uma tragédia.

Este é um bom momento para afirmar que também o tão alardeado "diagnóstico médico pelo computador" nada acrescenta de novo ao processo diagnóstico, não passando de um *software* contendo uma generosa série de algoritmos.[25]

A COMORBIDADE

A essa altura, não fugimos aos exemplos convencionais: uma única doença e seu cotejo de sintomas e sinais clínicos. No entanto, na prática médica não é raro o encontro de quadros mais complexos que, em face da dificuldade de reunir todos os elementos dentro de uma mesma hipótese clínica, fazem suspeitar que não estamos diante de uma mesma doença, mas de várias. O quadro clínico é rico, numerosos são os sinais e sintomas, não sendo fácil encontrar um denominador comum para todos eles.

Isso nos obriga a falar da *comorbidade*,[26] um termo ultimamente muito em voga, com vistas a caracterizar a ocorrência simultânea de duas ou mais patologias. A comorbidade não é rara. Os dados do Quadro 4.6 datam de pouco mais de uma década e se baseiam no exame de uma amostra de 400 prontuários da Previdência Social.[27]

Quadro 4.6 Proporção de pacientes com um ou mais problemas de saúde (em %).[28]

Número de problemas	Homens	Mulheres
Um	76	66
Dois	21	28
Três ou mais	3	6

A comorbidade, como é de se esperar, cresce com a idade. Num estudo recente e bem mais completo que o nosso, pesquisadores holandeses estudaram a comorbidade em pessoas com 65 anos ou mais. Seus resultados são importantes: a associação de duas ou mais doenças crônicas foi observada em 22% dos hipertensos, em 28% das cardiopatias isquêmicas, em 21% dos diabéticos, em 8% das doenças inespecíficas do aparelho respiratório e em 28% dos pacientes com osteoartrite da bacia e do joelho. (Journal of Clinical Epidemiology; 1993(46):469-473.)[29]

De maneira geral, é sempre mais sensato começar a raciocinar em termos de uma só doença, uma precaução ditada pelo bom senso – e pela teoria da probabilidade, que tem por hábito repudiar as coincidências. Porém, esse é um conselho que por vezes tem que ser desprezado.

---

[25] O autor mostra sua percepção aguçada das mudanças que estavam ocorrendo e sua crítica à ainda incipiente capacidade da tecnologia de informação oferecer um suporte adequado ao raciocínio clínico, capacidade essa que vem aumentando velozmente desde, principalmente, o início da segunda década deste século.

[26] Atualmente, diferenciamos os conceitos de comorbidade e multimorbidade. A comorbidade implica a presença concomitante de uma doença-índice e uma ou mais doenças coexistentes. A multimorbidade é definida como qualquer co-ocorrência de condições médicas ou fatores biopsicossociais (associados diretamente ou não às doenças) em uma pessoa, abrangendo-se, também, as interações complexas das múltiplas doenças e condições de saúde coexistentes. Ver o Capítulo 27, Multimorbidade, de Boeckxstaens P. In: Gusso G, et al. Tratado de Medicina de Família e Comunidade: princípios, formação e prática. Porto Alegre: Artmed; 2019.

[27] A assistência e a previdência social eram executadas por um mesmo órgão governamental, inicialmente o Instituto Nacional de Previdência Social (INPS) e, posteriormente, pelo Instituto Nacional de Assistência Médica da Previdência Social (INAMPS), ambos extintos com a criação do Sistema Único de Saúde (SUS) e do Instituto Nacional de Seguridade Social (INSS).

[28] Sem informação acerca da referência desses dados na edição original, porém podemos supor de que se trate de dados obtidos por meio de pesquisas realizadas pelo próprio autor.

[29] Referência de Schellevis FG, van der Velden J, van de Lisdonk E, et al. Comorbidity of chronic diseases in general practice. J Clin Epidemiol. 1993;46(5):469-473.

> **Caso clínico 4.2**
> Q.A., 61 anos, sexo masculino, indigente (há 3 semanas morando no albergue do SOS).

As informações prestadas pelo paciente parecem um tanto suspeitas (de fato, a história registrada pelo médico-interno[30] e aquela mais tarde obtida por seu preceptor são, em alguns trechos, discrepantes).

Sua enfermidade teve início "há muito tempo" (pelo menos 3 anos, supostamente), começando de modo insidioso e, depois disso, progredindo rapidamente. A maior parte das queixas está voltada para os membros inferiores: o paciente relata "fraqueza" nas pernas, bem como "formigamento" e "agulhadas"; sente também os pés dormentes. Além de presentes no repouso (frequentemente acorda com cãibras nas panturrilhas), os sintomas limitam a atividade física, sendo o paciente obrigado, quando caminha distâncias maiores, a parar de instante em instante, até conseguir prosseguir. Até há 2 anos ainda trabalhava (vendia pipoca em frente a uma escola), mas foi obrigado a desistir, por não mais conseguir empurrar sua "carroça" morro acima.

Os antecedentes pessoais fazem referência à bronquite na infância e a um atropelamento 15 anos atrás, que lhe valeu fratura da clavícula e de duas costelas. Fuma quando consegue comprar cigarros e é etilista "desde que me conheço por gente"; bebe um copo de cachaça tamanho "martelo",[31] duas ou três vezes por dia.

Enquanto o preceptor, no momento ocupado em outro cubículo, não vinha, o paciente foi obrigado a esperar. Perguntou se podia aproveitar o tempo para um cigarro, mas o pedido foi recusado.

Com a chegada do professor, que iniciou uma segunda (e mais rápida) anamnese, Q.A. acrescentou mais algumas informações. A primeira: anos antes, um médico lhe fizera um exame, constatando "açúcar no sangue". Sem recursos, o paciente não adquiriu os comprimidos, além de, por falta de "condições", deixar de seguir as recomendações quanto ao regime alimentar. As demais queixas se referiram ao aparelho urinário, podendo ser atribuídas ao "prostatismo".

O exame dos membros inferiores constatou uma diminuição de força muscular em ambas as pernas; dor à compressão das panturrilhas; ausência, à esquerda, do reflexo aquileu e patelar; diminuição da sensibilidade dolorosa, tátil, térmica e vibratória em ambos os pés. Foi notada uma pequena úlcera de bordas bem definidas na face anterior da tíbia, à direita; o paciente informou ser esta muito dolorosa.

Os seguintes achados completam o exame clínico: pressão arterial de 185 por 115 mmHg; hipofonese de bulhas cardíacas; choque de ponta impalpável;[32] roncos inconstantes em ambas as bases pulmonares; pequeno leucoma de córnea, à direita; ausência das duas últimas falanges em dois dedos da mão esquerda (acidente com máquina agrícola, há "muitos anos"); fígado mole, indolor; a quatro dedos do rebordo costal, linha hemiclavicular e palpação prejudicada no epigástrio; artérias superficiais do crânio tortuosas, endurecidas; artérias radiais de parede espessa e nodular, do tipo "traqueia de pássaro".[33]

Quantas doenças tem esse paciente?

Um caso como esse parece perfeitamente talhado para uma *lista de problemas* (também denominado "método de Weed"),[34] anos atrás bastante popular e ainda hoje adotado por alguns professores. Procurando fugir ao modelo puramente biomédico de doença, Weed teve o mérito de chamar a atenção para certos aspectos muitas vezes omitidos: por exemplo,

---

[30] Em referência, provavelmente, aos acadêmicos de Medicina em estágio de internato.

[31] Se um martelo tem um volume aproximado de 60 ml, uma dose dessas de cachaça (50% de álcool) corresponde a 25 gramas de álcool. Assim, podemos inferir que o consumo diário de álcool, no caso relatado, ficaria entre 50 e 75 gramas de álcool por dia.

[32] *Ictus cordis* ou choque de ponta é o levantamento periódico da zona de projeção da ponta do coração (em condições normais, corresponde ao ventrículo esquerdo), sincrônico com a sístole cardíaca, levantamento que se vê e/ou se palpa.

[33] Referência a um sinal semiológico da aterosclerose, que, pela ocorrência da deposição de sais de cálcio na parede dos vasos, pode ser percebida, à sua palpação, um pulso endurecido, irregular e tortuoso, que recebe a denominação de "traqueia de pássaro" ou "traqueia de passarinho", pela similaridade com tal consistência.

[34] O *Problem-Oriented Medical Record* (POMR) foi publicado, em 1968, por Lawrence Weed. Embora tenha sido pensado originalmente para o contexto hospitalar, o POMR se mostrou aplicável ao contexto em APS. No Brasil, o POMR é traduzido como registro médico orientado a problemas (RMOP) e foi incorporado à prática da MFC, mantendo-se como o método ideal de registro. A lista de problemas é um dos seus quatro componentes, a saber: base de dados, lista de problemas, plano inicial e notas de evolução (ou, na prática da MFC, notas de registro das consultas de acompanhamento, método SOAP: subjetivo, objetivo, avaliação e plano). Referência da publicação de Weed: Weed L. Medical records that guide and teach. N Engl J Med. 1968;278(1):593-600. Adaptado para a APS, pioneiramente, por Robert Rakel, em: Rakel RE. Problem-oriented medical record (POMR). Am Fam Phys. 1974;10(3):100-111.

as condições socioeconômicas, o psiquismo do paciente, o ambiente em que vive e trabalha. Segundo o método, o estudante[35] é instruído a discriminar, em ordem decrescente de importância, todos os problemas que consegue identificar.

Ao que nos consta, os resultados do método não foram animadores.[36] Em mais de uma ocasião nós mesmos presenciamos que o estudante, mal orientado, acaba por fragmentar o quadro clínico em seus menores componentes, como se cada um desses elementos, muitas vezes meros sinais e sintomas, devessem constar entre os "problemas". (Por exemplo, já vimos uma glomerulonefrite aguda desdobrada em hematúria, edema, oligúria e hipertensão arterial, um resultado que decerto não fazia parte das intenções de Weed.[37])

O "OLHO CLÍNICO"

Segundo manda a tradição, o processo diagnóstico deve obedecer a uma sequência lógica: 1) coleta de evidência; 2) formulação de hipóteses; e 3) seleção da(s) doença(s) mais provável(is). No entanto, não é raro que se ouça dizer que este ou aquele médico foi contemplado com um invejável "olho clínico", um, por assim dizer, sexto sentido que lhe permite queimar etapas, sentir (ou intuir) a solução correta, sem antes passar pelo raciocínio. Será isso correto?

Não obstante um certo exagero, existem, efetivamente, situações que encorajam uma decisão instantânea, quase instintiva. Nisso nada há de mágico ou misterioso; é simplesmente um dom adquirido em longos e sofridos anos de experiência profissional. Logo, não é de admirar que ainda não esteja ao alcance do novato. O diagnóstico que dele resulta não é fruto de um raciocínio mais apurado, mas reside em nível pré-científico – é uma luz que se acende, uma campainha que soa o alerta, uma identificação imediata, fazendo recordar casos idênticos vistos no passado.

Determinados sinais físicos, com o tempo, tornam-se inconfundíveis: a voz rouquenha que, mesmo pelo telefone, permite reconhecer o paciente com mixedema; a *fácies* típica da doença de Graves, da síndrome de Down; o tremor do parkinsonismo; a postura do mal de Pott,[38] da úlcera perfurada, da espondilite anquilosante e tantos outros exemplos – sem contar, é natural, grande parte das doenças de pele, reconhecidas a um primeiro relance. Mesmo em casos mais complexos, vez por outra o profissional experiente é capaz de exibir o mesmo dom de imediato reconhecimento da situação. É intuição ou somente experiência profissional?[39]

Segundo alguns estudos,[40] o fenômeno é mais comum do que se imagina, com a formulação de hipóteses comumente se iniciando já nos primeiros momentos da anamnese. Um desses experimentos verificou que, em meio minuto depois de ouvirem a queixa principal, os participantes já haviam chegado a uma conclusão diagnóstica e que, em 75% dos casos, essa conclusão se mostrou ser a correta! (Ao término dos primeiros 6 minutos, o índice de acerto chegou próximo aos 100%.)

---

[35] Não somente o estudante, mas também todos os profissionais médicos, inclusive sem qualquer restrição ao nível de atenção ou à especialidade médica.

[36] A experiência acumulada, particularmente nos últimos 20 anos de utilização do método pela MFC brasileira, vem mostrando excelente aceitação geral, tendo esse método se consolidado como o ideal para a prática da MFC em nosso meio.

[37] De fato, no RMOP, os problemas devem ser descritos no seu estágio atual de desenvolvimento ou resolução, não importando quão elementares sejam os termos usados para descrevê-los. Porém, enfatiza-se que os problemas deverão ser substituídos pelo diagnóstico específico quando este estiver estabelecido.

[38] O mal de Pott é um tipo de tuberculose extrapulmonar que afeta a coluna vertebral.

[39] Na prática médica, particularmente na APS, utilizamos dois sistemas abrangentes e complementares de raciocínio clínico: o intuitivo, ao qual faz referência o autor nessa passagem, e o analítico. A respeito desse assunto, ver o Capítulo 55, O raciocínio clínico na atenção primária à saúde, de Nunes MV e Jantsch AG. In: Duncan B, et al. Medicina ambulatorial: condutas de atenção primária baseadas em evidências. 5. ed. Porto Alegre: Artmed; 2022.

[40] Não há indicação dessas referências na edição original.

O estudo citado se presta admiravelmente bem para ressaltar a importância da anamnese, quando comparada ao exame físico e aos exames complementares. De resto, seria uma imprudência nele identificar argumentos para uma conduta baseada num pretenso "instinto diagnóstico". Mesmo porque as circunstâncias em que se realizou o estudo citado (que se utilizou de pacientes portadores de úlcera péptica, pericardite, esclerose múltipla e neuropatia periférica – doenças cujo reconhecimento não é dos mais difíceis) não significa que os resultados devam servir de gabarito para outras situações.

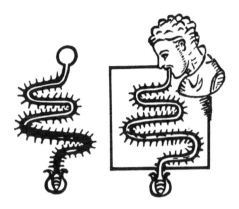

Figura 4.2 O primeiro termômetro, segundo um desenho original de Sanctorius.

DIAGNÓSTICO E TECNOLOGIA

A história do diagnóstico é relativamente recente, datando de pouco mais de 200 anos. Durante longos séculos, a arte do diagnóstico permaneceu em estado rudimentar, quando muito permitindo reconhecer uma *síndrome*, dado que a autópsia era pouco empregada (fato que em muito retardou a evolução da Anatomia), bem como em razão da estreita vinculação entre ciência e astrologia, esta de conteúdo essencialmente fatalista.

Dados esses motivos, associados à falta de uma tecnologia que permitisse esmiuçar com mais detalhes os sinais clínicos, o diagnóstico clínico consistia exclusivamente na anamnese e em uma observação mais ou menos inteligente. Embora o termômetro clínico, já em 1611, tenha sido descrito por Sanctorius[41] (Figura 4.2), seu uso não se generalizou. O exame físico, assim como o conhecemos, iniciando-se com Corvisart[42] (1755-1821), que introduziu a percussão e a ausculta (a *ausculta direta*, com o ouvido encostado no peito do paciente) e, mais adiante, completado por Laennec,[43] que, em 1816, inventou seu improvisado estetoscópio. Em 1851, foi descrito o oftalmoscópio; em 1886, o esfigmomanômetro; e, em 1895, Röentgen[44] deu um passo decisivo com a descoberta dos raios X. O microscópio, já no século XVII empregado em pesquisa biológica, só nas últimas décadas do século passado começou a alargar os horizontes da patologia médica. Os parasitas e os micróbios se tornaram conhecidos, com a era dos vírus tardando um pouco mais (note-se que, até a altura da Grande Gripe de 1918,[45] a *Influenza* ainda era atribuída à bactéria *Haemophilus influenzae*).

O resto se conhece: uma vertiginosa escalada de informação científica nas mãos da Bioquímica, da Microbiologia, da Imunologia e, agora mesmo, da Genética Molecular, da Engenharia Genética – sem falar do eletrocardiograma (ECG), do eletroencefalograma (EEG),

---

[41] Sanctorius de Pádua, também conhecido como Santorio Santorio ou Santorio Santorii, médico e fisiologista italiano.

[42] Jean-Nicolas Corvisart, médico francês.

[43] René Laennec, médico francês.

[44] Wilhelm Conrad Röntgen, físico alemão. Pela descoberta dos raios X, foi o primeiro a receber o Prêmio Nobel de Física, em 1901.

[45] O autor mostra o quanto era avançado e bem-informado como médico e escritor, ao utilizar a expressão, "Grande Gripe de 1918", evitando "Gripe Espanhola" e suas variações, que, como se sabe atualmente, não surgiu no país ibérico e traz uma expressão discriminatória a um país e seu povo. Recentemente, em razão da pandemia de covid-19, a OMS passou a recomendar que se evite nomear condições clínicas de maneira a se fazer menção a algum país ou região geográfica.

assim como das modernas técnicas para a visualização do interior do corpo humano.

Para fazer uma ideia da rapidez dessa evolução, não é preciso voltar a um passado muito distante. Basta, por exemplo, examinar a oitava edição do *The Principles and Practice of Medicine*,[46] publicada em 1914, na qual Osler reserva escassas 26 linhas à "Icterícia Infecciosa" (compreendida no subtítulo de *Icterícia Catarral Epidêmica Doença de Weil*), embora, com notável previsão, o autor admitisse a existência de diferentes tipos de infecção. Passados 36 anos, Julius Bauer (*Differential Diagnosis of Internal Diseases*,[47] 1950) menciona dois tipos distintos de hepatite, ainda assim só lhes dedicando sete linhas. Nos dias de hoje, como se sabe, essas hepatites são no mínimo quatro ou cinco, e o diagnóstico diferencial delas envolve a identificação de mais de uma dezena de antígenos e anticorpos – sem contar outros recursos complementares.

A coagulação do sangue sequer consta do índice remissivo de Osler, ao passo que Bauer, ao comentá-la, só sabe mencionar o fibrinogênio, a protrombina, a tromboplastina e o cálcio. Meros 46 anos depois, o manual editado por Friedman[48] (*Problem-oriented medical diagnosis*. 6. ed.; 1996) relaciona 22 diferentes fatores, cada qual com o teste laboratorial que lhe é próprio.

AS DOENÇAS EMERGENTES

No caso da síndrome da imunodeficiência adquirida (SIDA), existe um quase consenso: a doença é relativamente nova, com os primeiros casos humanos tendo surgido nos anos 1980, no coração da África. (Poucos meses após redigidas estas linhas, já somos obrigados a questionar essa informação: eis que um pesquisador, ao examinar antigas amostras em sua "soroteca", relata ter identificado um paciente africano que já, em 1959, fora vitimado pela doença.) Ainda há toda uma série de outras doenças recém-chegadas:

- A "doença da vaca louca" (uma encefalite espongiforme)
- A fascite necrosante
- A síndrome do choque séptico
- A doença de Lyme
- A legionelose
- A síndrome hemorrágica por vírus (a hantavirose, a doença de Ebola e outras).

Como se oriundos da retorta de um alquimista, a cada ano, em ritmo crescente, novos organismos – logo, novas doenças – são identificados a partir do laboratório. São as *doenças emergentes*, que a essas alturas já ganharam suas próprias revistas, suas próprias conferências e congressos. Todas elas pertencem ao grupo das doenças infecciosas.

Esse campo já rendeu importantes descobertas, particularmente quanto à participação de bactérias ou vírus na etiopatogenia de certas doenças até aqui tidas como não infecciosas. A relação entre o *Helicobacter pylori* e a úlcera ou o câncer gástrico é o exemplo mais citado, bem como a relação entre a *Chlamydia pneumoniae* (e também do vírus da citomegalia) e a arterioesclerose coronariana, uma *Borrelia* e um herpes-vírus como os responsáveis pela paralisia facial de Bell, e outros fenômenos a serem ainda confirmados. (Ao responder favoravelmente à tetraciclina, a própria artrite reumatoide preenche parte dos requisitos exigidos de uma doença infecciosa.)

---

[46] *The Principles and Practice of Medicine: Designed for the Use of Practitioners and Students of Medicine* é o livro de Medicina de William Osler, médico canadense, publicado pela primeira vez em 1892, quando este era professor de Medicina na Universidade Johns Hopkins. O livro estabeleceu Osler como a maior autoridade mundial no ensino da Medicina moderna. Pelas décadas iniciais do século passado, foi considerado o livro médico mais importante do mundo, vindo a ser superado em popularidade pelo *Cecil Textbook of Medicine*, publicado pela primeira vez em 1927, e pelo *Harrison's Principles of Internal Medicine*, publicado pela primeira vez em 1950.

[47] *Differential Diagnosis of Internal Diseases: Clinical Analysis and Synthesis of Symptoms and Signs on Pathophysiologic Basis*, de Julius Bauer, médico austríaco-estadunidense.

[48] Henry Harold Friedman, médico estadunidense.

O mesmo que aconteceu com a Microbiologia certamente acontecerá em Genética Médica: à medida que o Projeto Genoma, ora empolgando o mundo científico, vem progredindo; a cada mês novos genes, normais ou mutantes, são acrescentados à lista dos já conhecidos. Para muitos desses desvios, ainda não existe uma doença, às vezes dando a impressão de que a ordem natural das coisas foi invertida. (A pergunta *O que veio antes: a doença ou a prova laboratorial?* não é tão tola assim.)

DOENÇAS QUESTIONÁVEIS

A exemplo do que aconteceu com as doenças aqui discriminadas, em anos recentes, uma série de entidades clínicas foi promovida à categoria de doença, embora em bases científicas no mínimo questionáveis. (Muita gente é cética a seu respeito.) Entre essas afecções, encontram-se entidades tão diversas, como:

- A fibromialgia
- A síndrome do pânico
- A síndrome da fadiga crônica
- A síndrome da Guerra do Golfo
- As LER (lesões por esforço repetitivo).

Dado seu caráter subjetivo (à exceção das LER, apoiadas em alguma evidência mais concreta, mas que tão frequentemente é abusada), muitos profissionais não as tomam a sério, preferindo incluí-las entre *os distúrbios somatiformes*, chegando, inclusive, a desconfiar que grande parte dessa demanda, com vistas, especialmente, à perspectiva de reivindicações trabalhistas, a rigor não representa muito mais que um pretexto. (As ações movidas contra o governo norte-americano por ex-combatentes na Guerra do Golfo totalizam algumas centenas de milhões de dólares.)

É indiscutível que a tecnologia colaborou enormemente para o aperfeiçoamento do processo diagnóstico; porém, como aconteceu em outras áreas, também não deixou de cobrar seus tributos. Se, no geral, a insistência num diagnóstico rebuscado ainda pode ser justificada, menos nobres são esses esforços quando a ciência se presta ao *marketing* de produtos ou procedimentos, ou, em verdade, está somente a serviço do currículo, da autopromoção, de uma inconsequente erudição. (Num mundo tão competitivo como o nosso, a tentação é quase irresistível.)

Outro dia, ao folhearmos uma revista de excelente reputação, reparamos num exemplo bastante sugestivo. A nota descrevia um caso clínico que o autor tem como inédito: um doente relatava não evacuar há vários dias, tendo o exame digital revelado uma impactação de reto por pipoca (!), vindo a exigir o esvaziamento manual, bem como – não podia deixar de ser – toda sorte de exames complementares. Interrogado, o homem confessou sua obsessão por pipoca, informando que já há algumas semanas não se alimentava de outra coisa.

Sem dúvida um caso curioso. Porém, o autor, não se contentou com a mera curiosidade do fato: insistiu em identificar uma nova forma de perversão do apetite, um novo protagonista no campo da Medicina, ao qual dá o nome de *arabositophagia!* (Era realmente preciso?)

Já o *prolapso da válvula mitral* é um tema menos pitoresco, visto tratar-se de uma entidade clínica há muito consagrada. Recentemente, porém, à leitura do livro de um renomado médico patrício, fomos surpreendidos pela afirmação, peremptória e sem qualquer apologia, que também esse exemplo não passava de um modismo, uma vez que, enquanto doença, o prolapso da válvula mitral não passava de um equívoco.

O monumental compêndio de Friedberg[49] (*Diseases of the heart*, 3. ed., 1967) concede ao *floppy valve syndrome* – resultado de uma transformação mixomatosa dos folhetos – não mais de três linhas. Os autores contemporâneos são mais generosos, assim ficamos sabendo que se trata de uma condição hereditária relativamente comum, afetando predominantemente mulheres jovens, e que,

---

[49] Charles Kaye Friedberg, cardiologista estadunidense. Seu livro *Diseases of the heart* foi uma importante referência para a área de Cardiologia nas décadas de 1950 e 1960.

na grande maioria dos casos, o prolapso da válvula mitral é assintomático. Uma severa insuficiência mitral é rara, mais raras ainda são as complicações, entre as quais se cita a endocardite.

Entendem-se agora as preocupações do colega brasileiro. De fato, um novo rótulo não significa sempre uma nova doença – mesmo porque existem sérias dúvidas se o "prolapso da válvula mitral" é mesmo uma doença ou somente uma ligeira variante do normal, a maior parte das vezes bem tolerada. Para que dramatizá-la, com risco para a paz de espírito de milhares de pessoas? De que serve dar-lhe nome próprio quando, na eventualidade de uma das raras complicações, estaremos tratando não o prolapso, mas – agora sim – uma *insuficiência mitral* ou mesmo uma *endocardite bacteriana*?

Quando a "caça ao diagnóstico" privilegia o saber acadêmico mais do que as próprias necessidades da pessoa enferma, ela resulta fútil, frívola, pedante.[50]

O GRANDE DILEMA

O Quadro 4.2 (aquele que traz o diagnóstico diferencial da halitose) deve ter feito pensar muito; tomado ao pé da letra, poderia ser interpretado da seguinte maneira: *salvo forte prova do contrário, qualquer que seja a queixa, é sempre mais seguro considerá-la como grave.* Daí que um caso de tensão pré-menstrual, de rinite ou – por que não? – de uma modesta halitose exigiria os mesmos cuidados do que uma crise convulsiva ou uma hemorragia gastrintestinal, devendo ser objeto de uma longa e exaustiva exploração diagnóstica. Por motivos de prudência, que seja.

Acontece que já, no princípio do livro, fizemos questão de mostrar que a grande maioria da demanda é constituída por doenças comuns, aquelas que de hábito regridem espontaneamente e, com muita frequência, sequer permitem um diagnóstico razoavelmente completo.

Essa aparente contradição dá origem ao grande dilema da Medicina Ambulatorial:

por qual dos extremos devemos principiar? Aquele que preferir "nivelar por baixo", optando pelo mais comum, não pode honestamente ser censurado, pois tem a lógica, a probabilidade a seu favor. Tampouco merece críticas aquele outro colega que, sabendo que a certeza é inatingível, que mesmo o improvável é remotamente possível, sente-se tentado a "nivelar por alto" e, assim convicto de que de outra maneira estaria correndo um sério risco, principia por afastar as patologias mais alarmantes. (Mas convenhamos que também isso envolve uma série de riscos, entre eles a iatrogenia.)

Esses são os dois chifres do dilema. Não existirá uma conduta conciliatória, menos radical?

A prática hospitalar de fato ensina que todo sinal ou sintoma merece atenção. Por exemplo, a cãibra nas panturrilhas que interrompe o sono do paciente, um sintoma que, de regra, não constitui motivo para sério alarme, poderia assinalar um distúrbio eletrolítico, uma doença neurológica periférica ou mesmo um diabetes que ainda não foi detectado. Seria igualmente uma irresponsabilidade deixar de investigar uma cefaleia que, de repente, se manifestasse num doente com "febre a esclarecer", atribuindo-a, despreocupadamente, à tensão nervosa ou ao travesseiro da enfermaria. A primeira providência é sempre o diagnóstico; o tratamento vem a seguir. Nisso nada há de estranho; afinal, se o doente foi internado, é porque seu estado exige cuidados especiais.

Como não podia deixar de ser, o ambulatório oferece um panorama inteiramente diferente, visto que sua clientela é composta de uma amostra *não selecionada* da população, a grande maioria da qual vem submeter ao médico alguma doença comum, uma afecção geralmente benigna. Dentro dessa amostra, apenas 1 em cada 50, se tanto, faz jus à internação. Assim, visto sob o ângulo do ambulatório – e como sintoma isolado –, a cãibra adquire outro significado; se formos estudar

---

[50] Nessa frase, destaca-se a importante aproximação entre a sua compreensão a respeito da finalidade clínica com a noção de centramento na pessoa, aqui, sobretudo, nas necessidades de saúde da pessoa enferma.

a seu respeito, ficaremos sabendo que, de fato, se trata de um sintoma extremamente comum (tanto assim que um inquérito norte-americano demonstrou que 59% de um grupo de veteranos de guerra uma vez por outra se queixava de cãibras nas panturrilhas, principalmente à noite),[51] sendo, na maioria dos casos, por falta de uma definição melhor, é preferível apelidá-la de "idiopática" ou "essencial".

Um homem em bom estado geral, afebril, relatando que, em determinada estação do ano, passa por 1 ou 2 semanas de tosse catarral e moderada, expectoração branca, é um desses problemas corriqueiros, geralmente benignos, que justificam uma conduta simples e comedida. No entanto, todos nós já presenciamos demorados debates em torno da terminologia correta – será uma traqueíte, uma bronquite, quiçá uma traqueobronquite, haverá um componente de enfisema, será o prenúncio de uma doença pulmonar obstrutiva crônica (DPOC)? – como se fosse possível chegar a um diagnóstico preciso sem o emprego de recursos drásticos, uma endoscopia ou mesmo uma impensável biopsia.

Um outro paciente, na manhã seguinte a um lanche em restaurante de beira de estrada, conta ter sido acometido de algumas evacuações diarreicas. Diante de tal problema, terá o médico sempre a obrigação de seguir ao encalce do agente etiológico, para isso mobilizando recursos nem sempre fáceis ou disponíveis? Não é possível, *provável*, até que, finalmente aprontado o resultado do laboratório, o paciente já esteja em plena recuperação?

Muito parecido é aquilo que acontece na dor lombar, entre as doenças comuns, segundo nossa experiência, a terceira ou quarta em termos de frequência. A anamnese não contribui muito, e o exame clínico pode resultar um pouco mais proveitoso; ainda assim, raras vezes é conclusivo. Logo, haveria motivos para o profissional se sentir tentado a solicitar uma série de exames complementares, achando ser esta sua obrigação. No entanto, se formos às fontes, verificaremos que, em 90% dos casos de dor lombar aguda, é impossível chegar ao diagnóstico anatômico, e mesmo a sofisticação de uma tomografia computadorizada pouco acrescenta às informações, visto resultar "anormal" em 30% das pessoas sadias. Por outro lado, em expressiva proporção dos sintomáticos, nada revela digno de nota.[52] (Para o momento, o que importa, isso sim, é que a grande maioria dos doentes retorna às atividades do dia a dia sem outras medidas que as convencionais.)

Diante desses fatos, o **agir com simplicidade** torna-se uma medida ditada pelo bom senso. Não há conselho melhor; significa, entre outros, que o ambulatório não pode aderir à rotina do diagnóstico obsessivo, daqueles que exploram o caso clínico até suas últimas consequências, seja ele útil ou não ao paciente. A meta a ser alcançada não é o diagnóstico *preciso*, o diagnóstico de *certeza* – um diagnóstico *adequado* já basta.[53]

O DIAGNÓSTICO POSSÍVEL

Não é a primeira vez que reproduzimos o quadro confeccionado pelo inglês D. C. Morrell, clínico-geral e professor de Medicina (Quadro 4.7). A publicação data de 1972, mas seus dados até hoje podem servir de guia.

São dados que vêm de uma clínica de grupo (*group practice*) nos arredores de Londres. (Ficaremos com as três primeiras colunas, deixando as restantes para mais tarde.) Como se vê, através do confronto dos diferentes níveis diagnósticos, Morrell nem sempre tem como objetivo o diagnóstico *presuntivo* – o *definitivo* ou *de certeza* nem mesmo é mencionado –, contentando-se, numa respeitável proporção

---

[51] Referência não indicada na edição original.

[52] Referências não indicadas na edição original.

[53] A essa ideia veio somar-se, também, o conceito de prevenção quaternária, a saber: "Ação realizada para identificar o paciente em risco de supermedicalização, protegê-lo de nova invasão médica e sugerir-lhe intervenções eticamente aceitáveis". (Referência: Bentzen N. Wonca dictionary of general/family practice. Copenhagen: Maanedskift Lager; 2003. Ver também: Jamoulle M, Gomes LF. Prevenção quaternária e limites em medicina. Rev Bras Med Fam Comunidade. 2014; 9(31):186-191.)

52 Medicina Ambulatorial – Princípios Básicos

Quadro 4.7 Análise de I4 sintomas comuns com relação à categoria de diagnóstico ao exame físico realizado (em %).*

Sintoma	Tipo de diagnóstico			Sistemas examinados		
	Sintomático	Provisório	Presuntivo	Nenhum	Um	Dois ou mais
Tosse	4	20	76	17	73	10
Rash cutâneo	7	28	65	2	93	5
Dor de garganta	2	9	89	5	92	3
Dor abdominal	18	60	21	5	60	35
Alteração de função intestinal	46	41	12	43	50	7
Manchas, feridas, úlceras	2	17	81	2	97	1
Dor dorsal	8	52	40	5	83	12
Dor torácica	7	44	49	1	66	33
Dor de cabeça	14	53	32	10	57	33
Dor articular	7	48	45	1	94	5
Distúrbio na função gástrica	30	44	26	24	56	20
Distúrbios de equilíbrio	19	50	31	10	51	39
Distúrbios respiratórios	2	23	75	1	79	20
Astenia	5	52	41	26	57	17

*Morrell DC. Symptom interpretation in general practice. J R Coll Gen Pract. 1972;22(118):297-309.

dos casos, com os níveis menos avançados, o diagnóstico *sintomático*, o diagnóstico *provisório*. Um sintoma como a dor de garganta, bastante claro em suas manifestações clínicas e fácil de reconhecer ao exame, quase sempre tem como causa uma faringite aguda, permitindo assim um diagnóstico presuntivo, ao passo que, diante de uma queixa gastrintestinal, muitas vezes mal definida e menos facilmente acessível ao exame, compreende-se que, numa primeira consulta, muitas vezes o profissional não tem como progredir além da "diarreia", "vômitos" ou, simplesmente, "dor epigástrica" – o que, diga-se, não impede o início do tratamento. Eventualmente, na presença de uma anamnese mais rica ou específica, é possível chegar a nível de síndrome, a doença passando então a chamar-se "refluxo esofágico", "intoxicação alimentar" ou algo que o valha. Isso certamente é preferível a uma pretensa precisão – um rótulo restritivo tal como a "enterocolite fermentativa" ou a "gastrite aguda", hipóteses que, num primeiro momento, ainda não podem ser comprovadas.

Esse é o diagnóstico *possível*. Quase sempre é também o diagnóstico *adequado*, não sendo necessário avançar mais além. Caso contrário, se permitirmos que a ambição por um diagnóstico "de certeza" se torne uma obsessão, em nada estaremos beneficiando o paciente (cuja tranquilidade é desnecessariamente invadida), sem contar o prejuízo para os cofres do serviço de Saúde. Cada doente deve ter o diagnóstico que merece – é essa a norma a ser seguida.

...Pensar complicado. Caso parássemos por aqui, com razão poderíamos ser acusados de estar subvertendo um sadio aprendizado da Medicina. Para que nossa intenção fique clara, é preciso completar o aforisma, juntar suas duas metades: **pensar complicado, mas agir com simplicidade.** Com ele, desaparece a aparente contradição entre hospital e ambulatório, a impressão de que andamos recomendando dois pesos e duas medidas. O *pensar complicado* é essencial também para o ambulatório. Em contato com toda sorte de problemas (ou "probleminhas"), na maior parte das vezes benignos, ainda assim é preciso

ficar atento a todas as possibilidades, mesmo as mais remotas, passando em revista uma a uma das alternativas do diagnóstico diferencial.[54]

A ciência-arte da Medicina é complexa, não há quem esteja a salvo de erros. Uma "banal" dor lombar, vista centena de vezes, legítima *doença comum*, vez por outra reserva surpresas – uma metástase, um aneurisma de aorta, uma vértebra corroída pela osteomielite.

É preciso não perder de vista que, embora em número reduzido, os pacientes hospitalizados vêm do ambulatório. Logo, é preciso *pensar complicado*, evitar o imediatismo, a cilada da infindável (e aparente) mesmice – o próximo paciente a aparecer em nossa frente poderá ser portador de uma doença grave, um problema urgente! O ideal seria identificá-lo logo à primeira consulta: quando isso não puder ser feito, quando o quadro ainda for incipiente, seus achados inexpressivos, o paciente deverá ser revisto em outras ocasiões.

Faz muito bem o profissional que, diante de uma jovem se queixando de uma afonia que começou na véspera, limita-se a prescrever líquidos em abundância e repouso de voz e, depois, com um sorrisinho, despeça a paciente, *recomendando-lhe dar notícia em uma semana*, por aí. Tem a estatística a seu favor: 995 vezes em cada 1.000, um pouco mais, um pouco menos, tudo não passa de uma simples laringite aguda que, em 2 ou 3 dias, terá desaparecido. Porém, antes de tomar essa decisão, o clínico certamente examinou as diferentes possibilidades: sabe que a causa da afonia

poderá ser outra: um nódulo de cordas vocais ou coisa mais grave, uma rara neoplasia, uma tuberculose de laringe, uma blastomicose, e assim por diante.

Tomando como ponto de partida a hipótese de longe a mais provável, o médico adotou a conduta mais simples. Mas também tomou suas precauções; sem esquecer as demais causas da afonia – improváveis, embora possíveis –, fez questão de rever a paciente em curto prazo.

Uma estratégia sensata: se, na consulta inicial, omitiu uma laringoscopia, não achou necessária uma, digamos, baciloscopia, uma radiografia de tórax, foi na certeza de, caso necessário, mais adiante, poder acrescentá-los, decorrido o prazo para observação.

É provável que seja esse o procedimento de Morrell e seus colegas. Para eles, fica fácil, visto que, no modelo de Medicina socializada adotado pelo Reino Unido, um sistema de Saúde digno de ser imitado, cada médico tem a sua lista de pacientes, cada cidadão tem o médico que mais lhe satisfaz, bem como franco acesso a ele, quantas vezes achar necessário – incluindo, se for o caso, o direito a uma visita domiciliar. Isso traz tranquilidade para ambas as partes: o paciente, por sentir-se bem assistido, e o profissional, por estar ciente de que, caso seja culpado de uma omissão ou mesmo de um equívoco, pouco depois o paciente estará ao telefone ou de volta ao consultório para uma justa reclamação.

É essa a solução para o dilema mencionado. (No Capítulo 10, completaremos o raciocínio.)

---

[54] E aqui desaparece também a pretensa diferença de "complexidade" entre o hospital e a APS, passando as diferenças estruturais entre os níveis de atenção do sistema de Saúde a serem mais bem caracterizadas pela referência às diferenças de "densidade tecnológica" entre eles. Ver: Mendes EV. Construção social da atenção primária à saúde. Brasília: Conselho Nacional de Secretários de Saúde – CONASS; 2015.

ASPECTOS-CHAVE DO CAPÍTULO

- O diagnóstico não é um *fim* em si mesmo, mas somente um *meio* para chegar ao objetivo: uma boa conduta terapêutica
- O diagnóstico jamais atinge o nível de uma *certeza*; em vez disso, é expresso em termos de uma *probabilidade*. Como se trata de um processo dedutivo, quanto maior o número de elementos disponíveis, sejam decorrentes da anamnese, do exame físico ou de outro exame complementar, maior será essa probabilidade
- Em substancial proporção dos quadros clínicos, mormente nas doenças comuns, é perfeitamente lícito satisfazer-se com a identificação do *sintoma* ou da *síndrome*
- No entanto, em face de situações mais sérias ou urgentes, quando seria imprudente esperar por uma resolução espontânea do quadro, impõe-se um diagnóstico *presuntivo* ou, pelo menos, *provisório*
- Nesses casos, não é recomendável confiar na memória ou na experiência pessoal, sendo a consulta aos textos uma medida de elementar prudência. De resto, o estudo, uma periódica revisão dos conhecimentos, é essencial a todo bom profissional. (Recursos como os *critérios diagnósticos* ou os *algoritmos* aumentam as probabilidades de acerto.)

5 A História Clínica

CAPÍTULO

Seres humanos são biográficos.
L. R. Londres

O diagnóstico clínico consiste no tripé anamnese – exame físico – exame complementar. Não obstante a popularidade alcançada pelo último, a anamnese (a biografia mencionada por Londres) é, de longe, a mais rica em informações, seguida, a uma boa distância, do tradicional exame físico.

Há quem dê números: uma das publicações estima a contribuição da história clínica em 56% e do exame físico em outros 17%, restando aos exames complementares a elucidação final de 27% dos diagnósticos.[1]

Já que refletem a experiência de uma clínica especializada, talvez esses dados tenham superestimado a importância do laboratório, visto que, dentro de um serviço de Medicina Geral, a parte que lhe toca é bem mais modesta. Assim, um segundo autor chega a afirmar que, após uma breve anamnese, completada por um exame físico seletivo, se é capaz de corretamente identificar 88% das doenças.[2]

Pode mesmo acontecer de a anamnese ser o único instrumento com que se possa contar, a exemplo do paciente com gota, há pouco apresentado,[3] o qual, no dia de seu comparecimento à consulta, já não mais apresentava qualquer sinal clínico. Nessas situações, nada incomuns, o médico se vê diante de um desafio, que faz recordar o dilema descrito no Capítulo 4, *O Diagnóstico*. Por exemplo, no caso de uma jovem de 30 e poucos anos que, dias atrás, contou ter sofrido uma síncope, mas cujo exame físico foi inexpressivo, ele deverá nivelar por baixo ou por alto, contentar-se com a hipótese de um banal e inconsequente desmaio ou, pelo contrário, meter-se a investigar alguma patologia mais grave, mas ainda encoberta?

Aparentemente simples, uma boa anamnese requer experiência. Não é necessário que seja completa (nem isso é possível), contanto que seja adequada, que a demanda trazida pelo paciente fique clara e que, a seguir, se façam as perguntas certas, no momento preciso.[4] **Além de orientar o diagnóstico, a história clínica deve também prestar-se a uma avaliação do prognóstico, bem como à escolha do tratamento.**

---

[1] Sem referência na edição original.

[2] Kurt Kloetzel chama a atenção para a diferente relevância da anamnese e do exame físico em contexto da atenção primária à saúde (APS), quando comparado com a prática clínica da atenção secundária, representando esses meios, no primeiro cenário, em percentuais bem mais elevados de importância para a realização do diagnóstico.

[3] No Capítulo 4, *O Diagnóstico*, Caso clínico 4.1.

[4] Aqui, Kurt Kloetzel faz a importante, e também corajosa, afirmação ("corajosa", pois contraria a dominante recomendação por anamnese e exame físico "completos" da propedêutica médica, inclusive vista até hoje) de que a anamnese e o exame físico devem, sim, ser adequados às necessidades das pessoas, e não "completos", desvinculados da apresentação clínica trazida pelas pessoas. Trata-se de um agir clínico que, particularmente em APS, contribui de forma preciosa para a otimização do tempo de consulta e, portanto, também para a adequação da oferta de atenção médica, conforme as necessidades de cada paciente.

Determinado autor[5] se deu ao trabalho de enumerar os requisitos essenciais para se chegar a uma anamnese tanto exata como útil. As etapas são oito:

- Consiga um entendimento
- Consiga informação
- Interrogue de maneira lógica
- Ouça
- Interrompa
- Preste atenção à evidência não verbalizada
- Estabeleça um bom relacionamento
- Interprete a entrevista.[6]

É sempre bom ter em mente esses preceitos, especialmente porque, conforme foi dito, nos primeiros minutos de uma entrevista, o médico já adquire uma ideia, embora vaga e subjetiva, da demanda que lhe é feita; logo, pode não dar a devida importância a informações que contradizem essa primeira impressão.[7]

Uma anamnese nunca é isenta de *pré-conceito*, de uma hipótese preliminar; caso contrário, o médico não saberia quais as perguntas importantes a fazer. Uma anamnese jamais é linear; não pode obedecer a um programa inflexível; é um vaivém de avanços e retrocessos até que se tenha em mãos um razoável conjunto de informações.

Mais do que apenas ouvir e registrar o que lhe dizem, cabe ao médico interpretá-lo ou, melhor, *decodificá-lo*, pois as informações relativas à doença – que, na maioria dos casos, não consistem somente em fatos, mas também em opiniões ou mesmo fantasias – nunca têm a mesma clareza e precisão que a resposta do paciente quando lhe perguntam, por exemplo, qual o melhor caminho para a estação rodoviária. Por isso, não é fácil escrever uma boa anamnese que consiga traduzir as *queixas* em *sintomas* e, com fidelidade e de modo conciso, resumir um problema que o doente há tempos traz consigo, bem como *compreender* aquilo que uma outra pessoa *sentiu*, daí a necessidade de uma decodificação: as palavras usadas com o médico refletem não apenas a experiência vivida pelo doente, mas seu grau de cultura e sensibilidade, seu poder imaginativo, os melindres que tem que vencer até poder revelar ao profissional todas as suas carências.[8]

Há pacientes, sim, que mentem, que inventam sintomas, encontrando algum tipo de prazer em submeter-se a exames e tratamentos desnecessários. Essa *síndrome de Munchausen*, descrita em 1951, é muito rara; tão rara que, salvo uma irrecusável suspeita, de modo algum deve constar do diagnóstico diferencial.

Há, sem dúvida, anamneses difíceis. (Preferimos não falar em pacientes difíceis, visto que, dominados que estão pelo medo e pela perplexidade, coerência e inteira objetividade são qualidades que não podem ser cobradas do doente.)[9]

---

[5] Sem referência a respeito desse autor na edição original.

[6] Entre as muitas já propostas sistematizações da anamnese e da consulta em APS encontradas na literatura, destacamos a apresentada por Vítor Ramos, em seu livro *A consulta em 7 passos: execução e análise crítica de consultas em Medicina Geral e Familiar*, publicado pela editora VFBM Comunicação, Ltda., em Lisboa, setembro de 2008.

[7] Os minutos iniciais da consulta, que devem ser dedicados à escuta livre do paciente sobre sua enfermidade, para o seu próprio desempenho, coincide também com os conceitos da Medicina narrativa, considerados fundamentais para o desempenho da consulta, e não somente para uma boa relação médico-paciente mas, sobretudo, para o diagnóstico clínico. O destaque para a relevância da escuta inicial do paciente para o bom desenrolar clínico cresce em importância atualmente em razão de estudos que vêm revelando uma prática médica contrária a essa orientação. Ver, por exemplo, o estudo de Phillips KA, Ospina NS e Montori VM (2019), que mostrou que os médicos interrompiam os pacientes em média após apenas 11 segundos e que os pacientes que não eram interrompidos falavam em média por apenas 6 segundos. Referência: Phillips KA, Ospina NS, Montori VM. Physicians interrupting patients. J Gen Intern Med. 2019;34(10):1965.

[8] Aqui, Kurt Kloetzel chama a atenção para dois conceitos de grande importância para a clínica da Medicina de Família e Comunidade e para a relação médico-paciente: a escuta da experiência da doença, do *illness*, do primeiro componente do MCCP, e a competência cultural, atributo derivado da APS.

[9] Uma sensível e essencial diferença entre anamnese difícil e paciente difícil nos propõe o necessário exercício de aprendermos a diferenciar o *que* e *como* a "pessoa" se apresenta em consulta ao médico, ou seja, o papel que a "pessoa" assume em consulta enquanto "paciente" e o *que* e *como* a "pessoa" é de fato.

O PACIENTE QUE FALA DEMAIS[10]

É comum o médico achar que seu paciente "fala demais", a ponto de tornar-se incoerente. Confunde passado e presente, mistura fatos com experiências apenas sentidas, dá ênfase a ocorrências banais, mas subestima aquelas que podem trazer indícios importantes, seja por não estar habituado a pôr em ordem seus pensamentos, transformando-os depois em palavras, seja porque acredita numa relação de causa e efeito que só ele conhece. Por vezes, com a melhor das intenções – e pensando com isso estar ajudando –, encaixa uma ou duas observações capazes até de atrapalhar, do tipo: "quando eu era criança, os médicos diziam que eu tinha os brônquios fracos", ou "na minha família, todos sofrem de pressão baixa". Já outros não começam seu relato pela queixa propriamente dita, mas por aquilo que imaginam ser a causa, o pretenso fator desencadeante:

O paciente: – Olha, doutor, o meu problema é que comi um peixe na quarta-feira; esse peixe me embuchou[11] na boca do estômago. Nele me embuchar, me atacou o fígado, de modo que não posso nem andar. Quando eu ando, me dói tudo isso aqui... E outra: não posso comer. Pra não dizer que não obrei;[12] obrei, sim, obrei hoje quando vim pr'aqui. E é assim: basta comer um pouco, começa a doer. Sobe uma queimação aqui, pra cima, que não aguento mais. (Três horas mais tarde, o paciente foi operado de apendicite aguda.)

O paciente que, em lugar de falar, *escreve*, faz parte da mesma categoria. Embora frequentemente pertença à classe dos remediados, esse "doente do pequeno papel" (na clássica descrição de Charcot)[13] pode ser encontrado em todas as faixas da população. Trata-se daquele que, receoso de na hora esquecer alguma informação importante, já traz tudo escrito no papelzinho, todos seus sinais e sintomas, passados e presentes (Figura 5.1). No geral, trata-se de pessoas que temem uma doença inexistente, aqueles que costumamos denominar *hipocondríacos*.[14]

O PACIENTE QUE FALA DE MENOS

Ao contrário do que acontece no grupo anterior, todos conhecem o tipo de paciente que faz de tudo para não aparecer, não dramatizar seu sofrimento, por pudor talvez, por considerar vergonhoso exibir sua dependência. Empenham-se em demonstrar inteira despreocupação, mas o sorriso que trazem nos lábios, nota-se, é forçado.

Já outros têm receio de revelar ao profissional todos os detalhes de sua doença, na

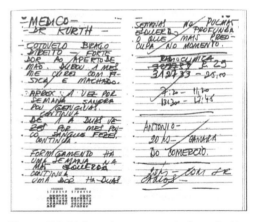

Figura 5.1 Páginas de uma agenda (reproduzidas com autorização do paciente).

---

[10] Para o estudo complementar das habilidades de comunicação, e particularmente para a abordagem dos modos de apresentação de cada paciente, ver: Carrió FB. Entrevista clínica: habilidades de comunicação para profissionais de saúde. Porto Alegre: Artmed; 2012.

[11] Expressão que remete ao "bucho" ou estômago, comunicando ao médico uma sensação de saciedade ou estufamento.

[12] Expressão que tem o significado de evacuar.

[13] Descrita originalmente em francês, por Charcot, como: *la maladie du petit papier*.

[14] Atualmente, a hipocondria consta da CID-10, Capítulo V, como F45.2 e refere-se a transtorno hipocondríaco, fazendo parte do grupo entre F40 e F48. Na CID-11, recebe o número 675329566, sendo sua definição semelhante a que recebe no DSM-V, no qual está incluída nos transtornos somatoformes.

esperança de que, assim, aquele diagnóstico tão temido possa ser evitado. Porém, o médico experiente não encontra dificuldade em reconhecer a hesitação, a insegurança em adivinhar que a economia de palavras encobre muito que deixou de ser dito. À primeira vista, o problema da adolescente pode ser resumido numa trivial dispepsia e por um outro episódio de náuseas; porém, ao ser interrogada, muito relutantemente, admite que, sim, no último mês não menstruou. O jovem que há semanas nota uma crescente diminuição do apetite e acentuada falta de disposição esconde do médico – quem sabe de si próprio – a recente internação do pai num sanatório de tuberculose, só recordando o fato quando lhe perguntam que doenças existem na família. Um último grupo é composto daqueles que são lacônicos por natureza.

DIFERENÇAS CULTURAIS

Um descompasso entre a cultura do médico e aquela do paciente é um importante obstáculo à correta interpretação do quadro clínico.

Como se sabe (e segundo foi demonstrado no Quadro 2.1), os pacientes variam bastante no tocante à sua tolerância à dor ou a outros tipos de sintoma. As diferenças não dependem apenas da classe social, até certo ponto também obedecem às características "raciais", pois há etnias que não encorajam a livre expressão do sofrimento, um excesso de intimidade para com estranhos.

Muito mais comuns – e importantes – são as diferenças de linguagem, um constante empecilho para o profissional que, pela primeira vez, entra em contato com pacientes de uma outra cultura. Subitamente, é levado a compreender que deixaram de lhe entregar o dicionário certo; que, antes de transcrever ao papel a história do paciente, primeiro terá que decodificá-la. "Dispneia", por exemplo, é um termo que o paciente jamais emprega e até mesmo "falta de ar" só é usado em alguns momentos, pois certas populações preferem falar em "abafamento", "fadiga", "fatigação" ou "canseira".

O vocabulário empregado pelo doente muitas vezes é enigmático. A vertigem, por exemplo, uma das queixas mais comuns em qualquer ambulatório, requer um longo e complicado diagnóstico diferencial, a síndrome compreendendo entidades tão diversas como o tumor de cerebelo, a labirintite, as doenças infecciosas, as psiconeuroses e outras mais. Mas o paciente só raramente se refere à "vertigem", acostumado que está com as palavras "tontura", "tonteira", "zoada" ou "zonzura", "atordoamento", "passamento", "cabeça oca", "ideia ruim" e outras. Se o profissional não dispuser de tempo e não mostrar grande empenho em decifrar as palavras, é capaz de errar.

Mesmo a palavra *dor*, o sintoma número 1 em todas as listas, é incomum nas classes mais humildes. Queixas dolorosas referentes ao aparelho urinário podem ser rotuladas como "atacação". Quando sua origem é o abdome, fala-se em "agonia", "gastura", ou então se apela a termos que expressam uma sensação de calor, como "queimor", "queimadura", "quentura" ou mesmo "queimância".

O tema pode dar oportunidade a boas anedotas, no entanto é demais real; dramaticamente real para o médico, que, empenhado em armar um diagnóstico, mesmo que provisório, pela primeira vez trava conhecimento com uma "leseira na cabeça".

O CÓDIGO SECRETO

Vocabulário à parte, ainda existem outras dificuldades, quase inevitáveis, quando se trata de interpretar, em termos de biologia, uma experiência que, no fim das contas, tem seu início na esfera emocional. Então a informação vem traduzida num código que o médico muitas vezes desconhece, tal como "cabeça pesada", "cabeça fervendo", um "zumbido" diferente de *tinnitus*, um "desequilíbrio" que nada tem a ver com a vertigem, e outros mais. O que pensar, por exemplo, de um "cansaço do lado esquerdo do peito", uma queixa que não consta de qualquer índice remissivo? (Esse paciente foi primeiro enviado ao cardiologista e, somente semanas mais tarde – depois de um ecocardiograma, duas radiografias e oito exames de laboratório –, foi finalmente transferido ao Ambulatório Geral.)

A decodificação pode ser árdua ou mesmo impossível; o risco de um erro sempre estando presente. Seja ele um erro de *omissão*, ao fazer-se pouco caso de uma demanda que, por parecer absurda, é vista como meramente "funcional", seja um erro de *comissão*, levando o médico, pelo contrário, a exagerar sua importância.

Caso clínico 5.1
V.L.J., 41 anos, sexo feminino, psicóloga.

A história dessa paciente começou 3 ou 4 semanas antes, com uma sensação de "cabeça pesada". Depois de alguns dias, preocupada com a persistência do sintoma, procurou um farmacêutico, amigo da família. Este se apressou em medir sua pressão arterial e, depois, declarando-a hipertensa, recomendou um cardiologista.

V.L.J. recentemente perdera um primo, homem ainda moço, por infarto do miocárdio, daí tomar a sério o conselho. Ainda no mesmo dia, ela procurou um especialista; este, pelo visto, concordou com o diagnóstico, imediatamente iniciando o tratamento com nifedipina + diurético.

A paciente seguiu à risca todas as recomendações do médico e voltou a ele mais uma vez para fins de controle. Não se sabe quais foram os efeitos da medicação sobre os níveis tensionais, o fato é que o sintoma de "cabeça pesada" não desapareceu, talvez até tenha se intensificado. Então a paciente entrou em pânico, contou seu problema a quem quisesse ouvir; em face daquilo que sucedera ao primo, estava convicta de que idêntico destino estava reservado a ela. Por vezes chegava a mencionar o suicídio, motivo pelo qual suas colegas de trabalho se apavoraram; uma delas pediu ao esposo, professor da faculdade, para tomar conta da paciente.

V.L.J. compareceu ao consultório [de um outro médico] acompanhada do marido, gerente de um banco. O médico ouviu a história, fez algumas perguntas e, depois, com vagar, calmamente prosseguindo na conversa, insuflou o manguito. O resultado não podia ser melhor (embora a paciente já tivesse interrompido a medicação dias antes). Depois de procurar tranquilizar a mulher, informando-lhe que devia ter havido algum engano, visto que a PA estava dentro dos limites da normalidade, ainda assim o profissional recomendou que ela voltasse passada 1 semana. (Sabia que, em tais casos, o consolo dura pouco, de vez em quando tem que ser reforçado.)

Decorridos 7 dias, V.L.J. estava de volta, dessa vez acompanhada da cunhada. O mesmo procedimento, o mesmo resultado: uma PA de 12,5 por 8,0. Satisfeito, o médico confirmou o que dissera anteriormente. No que a cunhada se impacientou, chegando a adotar um tom agressivo: – Para mim isso é incompreensível, doutor. Afinal de contas, alguma coisa ela tem que ter – inclusive porque, o senhor vê, ultimamente tenho notado que ela nem ouve mais direito o que a gente diz.

Pronto! O médico apanhou o otoscópio, viu confirmada sua suspeita de última hora: de ambos os lados, os condutos auditivos estavam entupidos de cerúmen. (Minutos depois, concluída a lavagem, e a paciente já se sentia melhor.)

Um erro de comissão por parte do primeiro médico, um erro de omissão – depois felizmente corrigido – por parte do segundo.

O INTERROGATÓRIO COMPLEMENTAR[15]

Como se sabe, uma das queixas mais comuns na prática ambulatorial é a dor lombar. Como o exame físico na maior parte das vezes é inconclusivo – e os exames complementares, mesmo os mais sofisticados, igualmente infrutíferos –, o diagnóstico diferencial depende, em grande parte, da anamnese. Assim, antes de concluir que repouso de leito e analgésicos são a solução mais adequada, é preciso fazer algumas perguntas; entre elas:

- O início foi súbito?
- A dor se irradia para os membros inferiores?
- É acompanhada de parestesias, de fraqueza muscular, eventualmente de incontinência urinária?
- A dor aumenta com a tosse, o espirro, o esforço da evacuação?
- A dor também aparece ao repouso? À noite?[16]

A grande importância da *pergunta certa* é ilustrada pelo seguinte exemplo: um paciente é admitido no hospital para uma colecistectomia eletiva. Segundo informa, sofrera um

---

[15] Etapa da anamnese em que o médico faz uma série de perguntas fechadas à pessoa, geralmente situada em sua parte final (após os minutos livres iniciais e as perguntas abertas) e em caráter complementar às informações já fornecidas.

[16] O parágrafo é bem atual, uma vez que a dor lombar continua entre os 10 principais motivos de consulta para Médicos de Família e Comunidade e os exames complementares seguem com as limitações descritas pelo autor. Para o estudo atualizado da abordagem da dor lombar em APS, ver: Gusso G. Lombalgia. In: Gusso G, et al. Tratado de Medicina de Família e Comunidade: princípios, formação e prática. 2. ed. Porto Alegre: Artmed; 2018.

infarto alguns meses antes. (A pergunta certa: há quanto tempo ocorreu esse episódio?) "Nesse caso" – dizem Sackett et al. (1991)[17] – "tanto o fato em si como a época do episódio são cruciais. Se o paciente efetivamente teve um infarto e este ocorreu nos 3 meses precedentes, o risco de sofrer um segundo no período pós-operatório é da ordem de 30%". Por outro lado, em caso de o intervalo exceder os 6 meses, o risco se reduz a cerca de 4%. (Em caso de dúvidas, o mais sensato, lógico, é simplesmente adiar a colecistectomia.)

Caso clínico 5.2
M.A.S., 12 anos, sexo feminino, estudante.

Essa menina, de família modesta, moradora de uma pequena cidade no Vale do Paraíba (SP), sempre foi doentia, mas a gravidade do quadro clínico se acentuou sobremaneira nos 2 últimos anos. Seu prontuário relata intensa inapetência, astenia, náuseas e ocasionais vômitos, bem como a crescente palidez observada pelos pais.

Desde os 3 anos de idade "vivia na mão dos médicos", dado o aparecimento de distúrbios na micção, especialmente a enurese. Os conselhos médicos – não dar líquidos à noite, acordar de hora em hora para esvaziar a bexiga – foram cumpridos à risca, mas sem qualquer efeito. Também os remédios não trouxeram resultado; assim, por medida de higiene, a única providência tomada foi a de colocar uma lona impermeável entre lençol e colchão.

Nesse caso, a primeira coisa a fazer é averiguar a presença de outros sintomas urinários e procurar saber, por exemplo, se a incontinência urinária era apenas noturna ou também observada no decorrer do dia. (Essa discussão terá continuidade no Capítulo 8.)

O interrogatório não precisa ser *completo* – mesmo porque não existe anamnese completa. Mas há determinadas perguntas-chave, diferentes de caso para caso, que podem ser decisivas para uma correta compreensão do quadro clínico. A intervenção tem que ser bem dosada; se o médico for excessivamente agressivo em suas perguntas – e o paciente demais sugestionável –, o profissional conseguirá induzir os mais diversos tipos de histórias clínicas, especialmente aquelas de seu particular interesse.

Uma pergunta oportuna pode trazer benefícios imediatos. Por exemplo, as informações do paciente com respeito a suas atividades de lazer dizem mais da capacidade funcional de seu miocárdio do que as provas mais sofisticadas. Se uma pessoa informa que, todos os fins de semana, sem maiores dificuldades, disputa uma ou duas partidas de basquete, decerto será fútil atribuir ao aparelho cardiovascular a responsabilidade por sua "falta de ar" ou "cansaço fácil".

Uma consulta pelo telefone, às 3h da madrugada, em tom alarmado: a moça de 25 anos, despertara meia hora antes, queixando-se de forte dor no hemitórax esquerdo, irradiando-se para o ombro. Esta, aparentemente, é a única queixa.

Indeciso se deve ou não se levantar nessa fria noite de inverno – e buscando um pretexto para deixar a consulta para a manhã –, o médico está na dependência de uma única resposta: dói quando respira fundo? – Ah, doutor, o senhor nem imagina a dor. Dói quando respiro, dói quando levanto da cama, nem virar direito consigo.

E, assim, o médico marcou a consulta para as 10 da manhã seguinte. O estado da moça era bom; o exame não demonstrou uma afecção de urgência.

A paciente, obesa e de meia-idade, sofre de dor no baixo-ventre, mais acentuada quando está em pé.

– Desde quando tem essas dores, minha senhora?
– Começaram na véspera das eleições, doutor.
– Hum... E o que foi que aconteceu antes das eleições?
– Descobri que ele tinha outra, seu doutor.

Qualquer que seja a queixa, sua cronologia é sempre de capital importância. Uma "gripe", que já está entrando em seu terceiro mês, decerto é mais do que uma simples bronquite; uma apendicite aguda poderá praticamente ser afastada diante do relato de febre, vômitos e dores abdominais que datam de 2 semanas. Uma longa duração tanto pode alarmar como tranquilizar o médico, como no caso do paciente que, já faz mais de 10 anos, padece de

---

[17] Referência: Sackett DI, Haynes RB, Guyatt GH, Tugwell P. Clinical epidemiology: a basic science for clinical medicine. 2. ed. Boston: Little Brown and Company; 1991.

ocasionais crise convulsivas. (Nesse caso, por motivos óbvios, pode-se sumariamente afastar um tumor, um abscesso ou qualquer outra afecção urgente do sistema nervoso central.)

Desde que não esqueça as perguntas-chave, uma anamnese não precisa ser extensa. O profissional experiente saberá completá-la em 2 ou 3 minutos, em 10 a 15 linhas, conseguindo fazer um resumo adequado dos problemas do paciente.

Porém, há ocasiões em que o próprio profissional não se sente satisfeito com a anamnese que acabou de registrar, seja por experimentar dificuldades de comunicação com o paciente, seja por lhe faltar tempo ou porque os dados lhe parecem demais incoerentes ou mesmo contraditórios. Para tais casos, vale um conselho: à primeira oportunidade, repita a tentativa. Procedendo assim, frequentemente observamos que o doente, ao voltar, acrescenta novas informações, anteriormente esquecidas. De resto, numa proporção que pode chegar a ⅓ dos casos. Já na segunda consulta, a queixa principal é diferente daquela apresentada anteriormente, fato que traz valiosa informação sobre as condições psicológicas do paciente.

OS DISTÚRBIOS SOMATOFORMES

Define-se a somatização como a "propensão de sentir e expressar sintomas somáticos para os quais não há equivalente patofisiológico, de atribuí-los a uma determinada doença e a buscar tratamento para ela".[18] (Fica bem claro que nada tem a ver com *simulação*.)[19]

Até há pouco tempo eram outros os nomes. Falava-se em "doença psicossomática" ou "funcional", em "síndrome conversiva" ou mesmo "histeria" e "neurastenia". E o pobre paciente levava o carimbo de "poliqueixoso" (sem contar uma série de outras denominações, todas um tanto pejorativas). Diga-se que este último termo é bastante impróprio: embora seja comum que esses doentes tragam consigo uma demanda volumosa e complicada, já outros têm uma *única* queixa – a exemplo do que ocorre no *globus hystericus*, descrito como a sensação de uma "bola que sobe e desce o esôfago".[20]

Em regra, tais pacientes não são levados a sério. Aficionado ao modelo biológico, o médico não se sente à vontade num terreno tão indefinido como esse dos distúrbios *somatoformes*; logo, na ausência de algum achado físico capaz de passar por "anormal" – ou de algum exame complementar, mesmo que discretamente alterado –, classifica o doente entre os *poliqueixosos*, como se essa fosse uma solução. Quando se trata de pessoas de baixo nível econômico e cultural, especialmente mulheres de uma certa idade, a perplexidade dá lugar à impaciência, à intolerância. No entanto, as doenças assim chamadas "imaginárias" são igualmente comuns nas classes mais abastadas – e em ambos os sexos.

Uma série de trabalhos estimou que de 38 a 60% dos pacientes apresentam "sintomas sem base séria na Medicina" (palavras de Barsky AJ, Borus JF. JAMA. 1995;274(24):1931-1934). E isso não somente no campo da Medicina Geral: a somatização também é muito frequente nas especialidades, em particular na Gastrenterologia e na Cardiologia.

Segundo esse trabalho, considerados apenas os 14 sintomas mais corriqueiros – entre eles fadiga, dor lombar, cefaleia, "reumatismos", erupções cutâneas, distúrbios de vias aéreas superiores, diarreia e tonturas –, somente em 16% dos casos foi encontrada uma causa

---

[18] No DSM-V, os transtornos somatoformes são definidos como o aparecimento de sintomas físicos sem uma base médica contestável.

[19] Sutilmente o autor mostra a importância de não se negligenciar tais condições que se apresentam com frequência aos Médicos de Família e Comunidade.

[20] A importância de compreender tais manifestações segue atual, e o autor é bem preciso ao notar que os serviços de Saúde tendem a desconsiderar uma abordagem adequada às pessoas com esses motivos de consulta. Para o estudo atualizado dessa abordagem, ver: Fortes S, Gonçalves DA, Almeida NS, et al. Abordando os sintomas físicos de difícil caracterização. In: Duncan B, et al. Medicina ambulatorial: condutas de atenção primária baseadas em evidências. 5. ed. Porto Alegre: Artmed; 2022.

orgânica que os pudesse explicar. (Pode-se bem imaginar o trabalho e a despesa acarretados, o volume de exames mobilizados, o exagero no uso dos procedimentos diagnósticos, clínicos e laboratoriais, até finalmente se chegar à conclusão de que o cliente "não tem nada".)

Não se trata de uma doença mental, mas da exteriorização de um estado emocional. "Em vez de procurar por doenças específicas, é mais correto encarar os distúrbios somatoformes como sintomas ou padrões reacionais, dotados de uma história natural que lhes é própria [...]; (como tal) eles não deverão ser incluídos, nos textos de Medicina e Psiquiatria, entre as categorias diagnósticas..." (McWhinney IR, Epstein RM, Freeman TR. Ann Intern Med. 1997;126(9):747-750). Esses autores são categóricos: a somatização não é um problema a ser enfrentado somente pelo psiquiatra; em vez disso, consideram importante que os clínicos, especialmente aqueles que se dedicam à atenção primária, possuam as qualificações necessárias para cuidar desse tipo de pessoas.[21]

Para o momento, o que nos interessa é o problema do diagnóstico, a maneira mais certa de reconhecer esse tipo de paciente.

O mais comum é recorrer ao *diagnóstico por exclusão*: examina-se o paciente o melhor possível e, em seguida, nada de anormal sendo encontrado, busca-se ajuda no laboratório.

Caso também este resultar em branco, a conclusão é imediata: *o paciente não tem nada!*

Trata-se de uma conduta pouco recomendável. Qualquer que seja o resultado, sempre haverá o risco de errar: a) na eventualidade de algum achado anormal, é bem possível que este não seja outra coisa senão um *achado casual*; b) por outro lado, em caso de nada de importante ter sido encontrado, há sempre o risco de um *falso negativo*. Em vez da exclusão, o que tem que prevalecer é o *diagnóstico de suspeita*, baseado numa série de indícios que efetivamente sugerem uma somatização, como:

- Uma anamnese rica em detalhes, toda uma lista de queixas minuciosamente memorizadas ou até escritas no papelzinho
- Um paciente que já tomou "todos os remédios", cuja assiduidade nos consultórios médicos é algo fora do comum
- Aquele que já sabe de antemão o órgão afetado, a doença que o acometeu.

E outros detalhes ainda, ditados não só pelo raciocínio, mas pela intuição de cada um. Com o passar dos anos, o médico irá apurando seu tino diagnóstico, reduzindo assim as chances de um erro. Mas errar, uma vez por outra, faz parte da profissão. Para reduzir esse risco, a fórmula é a mesma de antes: manter o paciente sob observação, revê-lo uma, duas ou mais vezes.[22]

ASPECTOS-CHAVE DO CAPÍTULO

- ◆ De todos os elementos que contribuem para o diagnóstico, a anamnese é de longe o mais importante
- ◆ Uma anamnese não se limita ao mero registro das palavras do doente, mas exige do médico um esforço persistente de *interpretação*, de *decodificação*
- ◆ Uma anamnese nunca é *completa*: basta que seja *adequada*.

---

[21] Atualmente, especial atenção tem sido dada também à abordagem de pacientes hiperutilizadores ou hiperfrequentadores de serviços de APS. De maneira geral, recomenda-se a identificação e caracterização dessas pessoas, a revisão do diagnóstico e do manejo proposto a elas e a discussão de tais casos em equipe, buscando-se sempre abordagens mais resolutivas às suas demandas. Sobre esse tema, ver: Ramos V, Carrapiço E. Pessoas que consultam frequentemente. In: Gusso G, et al. Tratado de Medicina de Família e Comunidade: princípios, formação e prática. 2. ed. Porto Alegre: Artmed; 2018.

[22] O desafio imposto pela desejada boa formação em Medicina de Família e Comunidade e idealmente por meio da residência médica, é o de conseguirmos prover condições para que o residente nessa área, por meio de recursos técnicos e pedagógicos em seu processo formativo, possa aprimorar a sua abordagem e o seu raciocínio clínico, de maneira que desempenhe uma satisfatória qualidade assistencial assim que comece a sua atuação profissional.

6 O Exame Físico

CAPÍTULO

*Para melhor servir à arte e à ciência do exame clínico, o instrumento
que o médico mais precisa aperfeiçoar é a si próprio.*
Alvan Feinstein

Talvez seja apropriado iniciar este capítulo com a apresentação de um caso clínico (6.1).

Caso clínico 6.1
O.M.S., 28 anos, sexo masculino, camelô.

O paciente entrou na sala de consultas com passos lentos, incertos. Sentou-se à beira da cadeira, dorso curvado, e, durante a maior parte da conversa, evitou encarar o médico. Conservava entre os dedos a aba do chapéu, cujos fios de palha desfiava sem cessar.

Relata "peso na vista" e frequentes "desmaios". Estes não envolvem perda de consciência nem distúrbios de equilíbrio, mas são descritos como um "desapercebimento das coisas".

Ultimamente sua vida piorara bastante. Chegara a Londrina 1 ano atrás, disposto a ganhar a vida, bem como a matricular-se em algum curso noturno, recurso não oferecido por sua cidade natal. Começara como ambulante, vendendo quinquilharias em frente à Estação Rodoviária e, nos primeiros meses, fora bem-sucedido. Mas, em seguida, sua memória começou a "falhar", não mais conseguia lembrar-se dos fregueses que compravam fiado e estavam em atraso – uma tragédia! Com isso, agora lhe faltava dinheiro para renovar o estoque de mercadorias e, dentro em pouco, não lhe restaria outra solução senão regressar à sua terra. Há duas noites dorme na rua, junto à entrada do pronto-socorro, à espera de uma consulta.

Seu primeiro contato no ambulatório foi com o residente de primeiro ano; este não julgou necessário perder tempo com o exame físico, em face de uma história, para ele, bastante clara. Já se preparara a preencher o pedido de consulta ao psiquiatra, mas decidiu esperar a chegada do orientador.

Também este de início supôs que se tratasse de um processo de somatização. No entanto, suficientemente experiente para descrer de primeiras impressões, resolveu partir para o ritual do exame físico, mesmo que sumário.

Bastou-lhe a palpação do pulso para saber que estava diante de uma doença orgânica.

O eletrocardiograma, feito minutos depois, revelou "uma frequência ventricular de 37 e uma frequência auricular de 75". Conclusão: "bloqueio atrioventricular de segundo grau, do tipo 2:1, com alterações de repolarização ventricular" (Figura 6.1).

O paciente sofria de miocardite chagásica e seus sintomas, provavelmente, traduziam episódios de isquemia cerebral. (Algumas semanas após a colocação de um marca-passo, o paciente estava de volta ao seu ponto em frente à Estação Rodoviária.)

No caso desse doente, o exame físico foi decisivo. Embora exemplos do gênero – uma anamnese pouco expressiva, mas uma semiologia bastante específica – não sejam excepcionais, também não são vistos todos os dias.

Nem sempre o exame físico é soberano. Já vimos, páginas atrás, que a história clínica costuma trazer maior número de elementos diagnósticos, ponto de vista que coincide com a experiência de Sandler,[1] cardiologista inglês que resumiu seus achados no seguinte parágrafo: "Se forem considerados separadamente os 180 pacientes com dor torácica, em 90% bastou a anamnese para estabelecer o diagnóstico, enquanto o exame físico não demostrou valor algum. O eletrocardiograma valeu por apenas 3%, e o ECG de esforço, por 6% dos diagnósticos".

São informações tiradas do dia a dia de uma clínica *especializada*, centro de referência para um grupo de médicos gerais.

---

[1] Conforme a referência de Sandler G: The importance of the history in the medical clinic and the cost of unnecessary tests. Am Heart J. 1980;100(6 Pt 1):928-931.

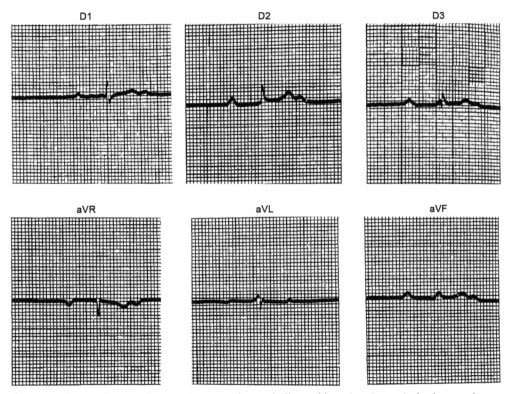

Figura 6.1 Eletrocardiograma de um paciente com doença de Chagas: bloqueio atrioventricular de segundo grau, do tipo 2:1, com alterações de repolarização ventricular.

(Em tais circunstâncias, certamente esperaríamos o generoso emprego de recursos semiológicos, tanto clínicos como complementares.) O parágrafo citado diz respeito somente aos pacientes enviados ao cardiologista, enquanto o Quadro 6.1 resume os achados nas demais especialidades oferecidas pelo serviço.

Como se vê, o valor relativo dos diferentes recursos diagnósticos depende do tipo de doença; entre todas, a distribuição mais extrema é encontrada nas doenças gastrintestinais, nas quais a contribuição da anamnese foi reduzida e aquela do exame físico, nula. A solução de mais da metade dos diagnósticos fica por conta dos "exames especiais" (radiografia, endoscopia e alguns outros).

Não obstante as recomendações em contrário, pouco a pouco o exame físico está caindo em desuso na nova geração de médicos, sendo seu lugar ocupado, em boa parte, pelo laboratório, complementado pelo trabalho dos colegas que dominam a média ou a alta tecnologia. Os resultados são, no mínimo, indesejáveis.

As causas desse fenômeno são múltiplas. A primeira é o fascínio exercido pelos atuais recursos da tecnologia, que comparado ao tradicional artesanato da Medicina, aparenta ser grosseiro, ultrapassado. A segunda é o comodismo, o desinteresse ou mesmo a falta de tempo para um exame mais atento. E, por fim, há quem encare o descrédito do exame físico como mais uma das manifestações do crescente distanciamento entre o profissional e a pessoa física do paciente – algo assim como o horror à intimidade. O que faz recordar, embora num outro contexto, a estratégia dos médicos de outrora, que temendo o contágio da peste bubônica, ficavam longe, à distância de uma vara (que servia para apontar este ou aquele órgão), como se vê na Figura 6.2.

Perde-se muito com esse distanciamento, não somente o concurso de um instrumento diagnóstico de indiscutível utilidade, mas um

Quadro 6.1 Valor diagnóstico da anamnese, do exame físico e dos exames complementares.*

Diagnóstico de referência	Número de pacientes	Anamnese (%)	Exame físico (%)	Exame complementar – rotina (%)**	Idem – especial (%)
Cardiovascular	276	67	24	3	6
Neurológico	119	63	12	3	14
Endócrino	65	32	15	11	42
Gastrintestinal	52	27	0	0	58
Respiratório	36	47	22	17	14
Urinário	19	53	10	5	26
Miscelânea	63	46	8	8	21
Total	630	56	17	5	18

*Sandler G. Am Heart J.1980;100(61):928-931.
**Hemoglobina, leucograma, velocidade de hemossedimentação, exame comum de urina, ureia e eletrólitos, glicemia, ECG e radiografia de tórax.
(O autor não explica o porquê de a soma dos resultados parciais nem sempre completar os 100%.)

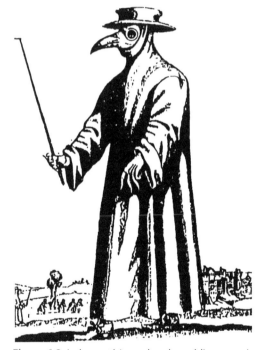

Figura 6.2 Indumentária usada pelos médicos na epidemia de peste bubônica, Marselha, 1720. O bico da máscara continha especiarias, visando à purificação do ar respirado pelo profissional.

valioso recurso terapêutico: o milagroso conforto trazido pela mão humana.

Durante grande parte de sua história, a Medicina veio acompanhada da mágica, da religião ou da astrologia, sendo o exame do doente considerado desnecessário. À exceção, como sempre, da escola hipocrática, único corpo de conhecimentos que pode ser transferido ao século presente sem cair no ridículo. Embora Hipócrates preferisse enfatizar a terapêutica e o prognóstico e, com relação ao diagnóstico, se servisse quase exclusivamente da anamnese e da simples inspeção do paciente, em seus escritos é possível encontrar referências à palpação do abdome, bem como a determinação, através do contato manual, da temperatura da pele.

Os chineses se esmeraram em transformar a palpação do pulso numa requintada arte: "Nada supera o exame do pulso, pois através dele não se pode errar". Ou então: "Na mulher, o pulso direito indica desordem, o pulso esquerdo ordem...", dando-se o inverso no homem.

De maneira geral, ao longo dos séculos, o exame físico exerceu uma influência desprezível sobre as decisões do médico, situação que só se alterou em inícios do século passado, quando a Semiologia, subitamente, tomou foros de ciência, logo mais passando a ocupar um lugar de destaque dentro do currículo médico. Mais adiante, o exame físico, até então um ofício essencialmente manual, passou a armar-se do mais recente instrumental; primeiro, o estetoscópio e o termômetro; depois, o oftalmoscópio e o aparelho de pressão.

O repertório do exame físico é vasto; há, literalmente, algumas centenas de sinais a explorar, desde a tomada da temperatura até o fundo de olho; do sinal de Chvostek ou de Trousseau[2] ao "sinal da bandeira".[3] Com tamanho arsenal à nossa disposição, é lícita uma pergunta: para chegar a um diagnóstico, quantos desses recursos terão que ser empregados? É correto, eficiente e viável prescrever ao aluno, ao médico, que, custe o que custar, seu primeiro dever é para com o exame físico *completo*?

A questão deve ser examinada com cuidado, dada a sua importância prática. É bem possível que, ao exigir demais do médico, estejamos concorrendo para que o exame físico seja inteiramente posto de lado, visto que o tempo disponível é sempre escasso.

➤ **Não existe exame completo.** Por maior que seja o tempo investido, algum órgão, algum sinal importante sempre será omitido, seja porque foi esquecido, seja porque faltou o instrumental, ou mesmo porque, não obstante as boas intenções, na hora não foi julgado necessário.

A verdade é que só raramente a aferição da frequência do pulso e da pressão arterial fica de fora. Mas o que dizer da temperatura (onde é que a enfermeira deixou o termômetro?), a palpação de mama, o toque retal, o nervo cubital, a inspeção da cavidade nasal (a lista é longa) – está tudo incluído na observação? Se quiséssemos, poderíamos citar exames mais rebuscados: a pressão venosa, por exemplo, a pressão intraocular, o uso do diapasão na exploração da acuidade auditiva – e tantos outros, sem os quais, a rigor, nenhum exame pode ser considerado "completo". (Por falar nisso: e as condições da dentição, foram examinadas ou deixadas por conta do colega dentista?)

➤ **Mesmo que existisse, seria mal feito.** O horror à rotina faz parte da natureza humana – podemos observá-lo em nós mesmos. Imposto por terceiros, sem a perspectiva de realmente resultar numa contribuição útil ao diagnóstico, em breve o roteiro se torna rotina, um ritual automático completado às pressas. A exemplo do que acontece com o exame do sistema nervoso, quase sempre demais perfunctório: quando muito, satisfazemo-nos em examinar as pupilas do paciente, verificar os reflexos patelares, dando depois por terminada nossa missão.

Para que o profissional tome interesse, empenhe-se em realizar determinado exame, primeiro terá que contar com uma hipótese diagnóstica, mesmo que provisória, e convencer-se de que o exame poderá ser decisivo em confirmá-la ou rejeitá-la.

➤ **O tempo é insuficiente.** Tanto no serviço público como no consultório privado, o tempo é sempre escasso, de sorte que, mesmo que o desejasse, o médico se veria impossibilitado de realizar aquilo que chama exame completo. (Um exame neurológico satisfatório consumirá, no mínimo, meia hora; logo, não poderá fazer parte de uma rotina, devendo ficar reservado para casos especiais.)

Esse aspecto da prática médica é uma realidade – e dela não se pode fugir. Ao principiante, que ainda traz na memória os preceitos aprendidos na escola, fica difícil aceitar tal tipo de limitação. Para que consiga adaptar-se ao dia a dia da profissão – sem ressentimentos, sem sentir-se traído em suas expectativas –, é preciso que alguém lhe mostre que o **exame físico completo não só é desnecessário, mas contraproducente.**

➤ **O exame seletivo é quase sempre mais eficiente.** Embora pareça paradoxal, é preciso salientar que a qualidade de um exame não é necessariamente função da quantidade de manobras ou procedimentos empregados. É lógico que, quanto mais demorado o exame, maior a informação acumulada; porém, a abundância de dados, em lugar de direcionar o raciocínio para uma determinada doença, de

---

[2] A manifestação clínica característica da hipocalcemia aguda é a crise de tetania, e os sinais de Chvostek e Trousseau permitem evidenciar a presença de tetania latente. O sinal de Chvostek corresponde à contração dos músculos perilabiais, provocada pela percussão do nervo facial em seu trajeto anterior ao pavilhão auricular ipsilateral. O sinal de Trousseau consiste na observação de uma contração dos músculos do antebraço ao manter a insuflação do esfigmomanômetro em 20 mmHg acima da pressão sistólica por cerca de 3 minutos.

[3] O "sinal da bandeira" é a perda de mobilidade da panturrilha devido ao edema (empastamento) característico da trombose venosa profunda (TVP).

fato abre tamanho leque de opções que resulta dispersivo, dificultando uma decisão diagnóstica. (O mesmo ocorre com os exames complementares – lição que será reforçada ao longo dessas páginas.)

O ACHADO CASUAL

> **Caso clínico 6.2**
> **J.L.A., 13 anos, sexo masculino, escolar.**
>
> Esse adolescente foi atendido no ambulatório geral de um hospital universitário, sendo primeiro visto por um dos médicos-residentes (que achou desnecessário aconselhar-se com um de seus superiores). A queixa era simples: uma dor "surda", sem remissão, no meio da coxa esquerda, surgida há cerca de 1 semana, sem quaisquer antecedentes de traumatismo.
>
> Completada a anamnese, o residente passou ao exame físico, começando pelo segmento cefálico; depois, o pescoço, a palpação dos linfonodos; depois... o exame foi interrompido à altura do tórax, ao ser reconhecida uma ginecomastia bilateral. Embora pouco acentuada, era o que bastava para que o médico (que nunca se havia deparado com um achado desses) parasse por ali, enviando o paciente ao endocrinologista, para uma exaustiva exploração das funções hormonais.
>
> Dezoito dias mais tarde, J.L.A. retornou ao ambulatório, trazendo na mão uma série de resultados; todos dados como normais. A essa altura, a dor já se intensificara, e a coxa apresentava nítidos sinais inflamatórios. Dessa vez, o paciente foi visto por um dos preceptores, que, sem perda de tempo, o enviou ao radiologista.
>
> Na mesma tarde, J.L.A. foi internado na enfermaria de doenças transmissíveis, com o diagnóstico de osteomielite. Dado o injustificável atraso no diagnóstico, sua recuperação se prolongou por 4 longos meses.

Não foi por acaso que escolhemos um exemplo bastante dramático. Com ele, fica claro o que vem a ser o *achado casual*[4] (no caso, a ginecomastia), além de oferecer oportunidade para apontar duas fontes de erro, infelizmente comuns: a) o desconhecimento do conceito de *normal*; b) o sempre presente risco de a *demanda do médico* (isto é, sua afoiteza em documentar aspectos tidos como "interessantes") prevalecer sobre as reais necessidades do paciente. (Diga-se de passagem, a ginecomastia é relativamente frequente em adolescentes do sexo masculino.)

Seguindo a mesma linha de pensamento, voltamos a insistir na hipertensão arterial sistêmica (HAS), uma riquíssima fonte de erros e iatrogenia:

> Um senhor de 32 anos comparece ao médico com uma só queixa bem definida: cefaleia severa há anos, geralmente principiando à noite, em episódios que duram de 7 a 10 dias, repetindo-se a intervalos de alguns meses. (O paciente está apavorado com a perspectiva de um câncer de cérebro, ideia que lhe foi induzida por um programa domingueiro na TV.)

Sem entrar em mais detalhes, toda a história clínica aponta para um tipo de cefaleia denominada "cefaleia em cachos"[5] (*cluster headache*), afecção benigna, embora bastante penosa. Qualquer clínico bem-informado ficaria com essa hipótese e, em vista de uma anamnese extremamente sugestiva, provavelmente se limitaria a um exame neurológico abreviado, começando o tratamento já à primeira consulta. (Como indispensável medida de cautela, agendaria uma segunda consulta para 30 dias.) Mas notem como age o médico afoito: começa por lançar mão do seu esfigmomanômetro; não tarda que descubra uma PA de 145 por 105 mmHg, consumando assim o desastre: um simples achado casual (o qual, diga-se, é necessário ser confirmado em outras ocasiões) viu-se promovido à doença, mais uma fonte de preocupação para o já tão atribulado doente. (Voltando ao exemplo do romance policial [exemplificado no Capítulo 4], o médico fez o papel do leitor apressado, que, logo às primeiras páginas, conclui que o culpado é o mordomo.)

---

[4] O "achado casual" é um importante conceito, introduzido de forma original por Kurt Kloetzel à abordagem clínica da Medicina Ambulatorial e da Medicina de Família e Comunidade). Em complemento a essa leitura, ver o Capítulo 11, Sinais sem sintomas: o achado casual, no livro anterior do autor, em que ele inicia o delineamento de tal conceito: Kloetzel K. Raciocínio clínico. São Paulo: EPU, EDART; 1977.

[5] Atualmente conhecida como "cefaleia em salvas".

É fácil compreender: quanto maior a prevalência, numa população, de um determinado sinal ou sintoma, maior a probabilidade de ele aparecer casualmente no decorrer do exame físico. Isso vale tanto para a pressão arterial como para uma série de outros achados; por exemplo, a adenopatia cervical em crianças desnutridas (praticamente 100% das quais guardam sequelas de processos infecciosos de repetição). Vale também para o caso das varizes, da hérnia umbilical do lactente (a maioria das quais desaparece espontaneamente em anos subsequentes), o bócio em certas regiões do Brasil Central (onde a prevalência pode atingir 60 ou mesmo 70%) e uma longa lista de outros elementos. (O que não afasta, é claro, que os responsáveis pela Saúde Pública devam considerar o bócio endêmico como um problema de média prioridade.) Quanto mais minucioso o exame físico, maior é o número de achados casuais que podem aparecer, reduzindo, é óbvio, seu valor para a identificação do problema clínico.

Mesmo em situações de menor prevalência, é preciso saber distinguir doença de achado casual. Um sopro sistólico suave, que pode ser verificado em 5 a 10% das crianças examinadas no decorrer de um exame de saúde escolar, mais comumente não passa de um *sopro funcional*. No entanto, responde por um bom número de crianças indefinidamente dispensadas das aulas de Educação Física, com consequências danosas para o seu desenvolvimento físico e psicológico. Na verdade, só uma minoria merece tais cuidados.

A lista a seguir, incompleta, apresenta alguns dos achados físicos mais comuns na população brasileira, especialmente nas classes mais desassistidas[6] (lembremo-nos, por exemplo, do paciente do Caso clínico 4.2):

- Hérnias
- Varizes
- Hipertensão arterial (verdadeira ou fictícia)
- Rotura de períneo
- Sangramento gengival
- Hipertrofia de amígdalas

- Desvio de septo
- Faringite "granulosa"
- Bócio
- Esplenomegalia
- Hepatomegalia
- Dermatites (sobretudo eczema e micoses)
- Úlceras de membros inferiores
- Adenopatia
- Dentes em mau estado
- Vulvovaginites
- Sopros cardíacos
- Mucosas pálidas
- Cataratas
- Pterígio
- Opacificação de córnea
- Má oclusão dentária
- Varicocele.

Todas essas condições são eventualmente capazes de dar origem a queixas – mas não devem ser valorizadas simplesmente por estarem presentes! O conceito do "normal" é bem mais flexível do que se imagina, especialmente em populações pobres, que ainda trazem consigo a evidência de um passado de cuidados médicos insatisfatórios. (Quando somados os exames complementares, os exames de *rotina*, aqueles que muitos profissionais consideram indispensáveis, as fontes de erro se multiplicam. Em tal situação, não é incomum o aparecimento de meia dúzia de resultados que passem dos limites daquilo que ainda se considera normal.)

Pode-se estranhar que a esplenomegalia e a adenopatia em geral, elementos muitas vezes valiosos para o diagnóstico diferencial, tenham sido incluídas entre os achados casuais. Isso tem suas razões: ambas as manifestações não só informam sobre eventuais doenças presentes, mas podem servir para traçar um perfil das condições de saúde em épocas *anteriores*, um *reliquat*[7] de processos infecciosos os mais diversos (entre eles, a malária, a esquistossomose, comuns em algumas partes do país), processos há tempos extintos ou então latentes, de qualquer forma irrelevantes para fins do diagnóstico atual.

---

[6] Sem referência na edição original.

[7] Traduzido do francês por "resquício" ou "remanescente".

O EXAME FÍSICO SELETIVO

Ao dar por totalmente inviável o exame físico completo – além de muitas vezes, diga-se, contraproducente –, contentamo-nos com um exame apenas *adequado*, uma conduta orientada pelo raciocínio clínico, claro e objetivo. Se o paciente, há 2 dias, sente uma dor aguda no cotovelo, não faz sentido começar o exame pela pressão arterial ou pelo exame das mucosas, pois pode acontecer o que ocorreu com J.L.A., cuja demanda real inicialmente passou despercebida.

Porém, seria indesculpável deixar de examinar o cotovelo, apalpar as extremidades ósseas, os tendões e as bolsas sinoviais, manipular o membro afetado, testar todos os movimentos, à busca das origens daquele sintoma. É possível acontecer que o médico conclua que se trata de uma dor referida; nesses casos, ele próprio tomará a iniciativa de ampliar o repertório de seu exame, passando então a concentrar sua atenção no ombro do paciente, sua coluna, quem sabe se também o tórax. Este é o exame mais eficiente: o exame *seletivo* ou *dirigido*.[8]

Esse tipo de conduta, há longos anos por nós recomendado, não costuma ser bem recebido pelos professores de Semiologia. Eis que, recentemente, caiu-nos em mãos o já mencionado livro de Sackett et al. (1991),[9] do qual extraímos o seguinte parágrafo:

> **Deverão uma exaustiva anamnese e o exame físico completo ser banidos do currículo médico? Em vista de motivos que logo mais ficarão evidentes, tomamos uma atitude paradoxal: todos os estudantes de Medicina deverão aprender *como* realizar uma completa anamnese e exame físico, mas, uma vez isso aprendido, instruídos a *nunca praticá-los*.**

DISCORDÂNCIA ENTRE OBSERVADORES

É comum acontecer que determinado achado físico – a cor da esclerótica, o tamanho do fígado, a presença de um baço aumentado – seja considerado "normal" por um observador, enquanto um colega seu, igualmente capacitado, discorda dele, achando reconhecer uma patologia. Com quem está a razão? (Pode ocorrer o mesmo com os exames complementares, a interpretação de uma radiografia, de um ECG e outros.) São discordâncias que, independentemente da experiência clínica, devem sua existência não só ao conflito entre os padrões de normalidade adotados por ambas as partes, mas à tolerância deste ou daquele observador para com os desvios que considera insignificantes. A esse respeito, existe uma abundante bibliografia, mas os dois artigos de Koran LM (N Engl J Med. 1975;293:642-646 e 1975;293: 695-701) ainda podem servir de referência.

(Embora menos comum, a mesma discordância pode ocorrer na interpretação da anamnese, fato bem demonstrado num grupo de 57 pacientes com dor torácica, examinados independentemente por três cardiologistas. Em 54% dos casos, pelo menos um dos especialistas diagnosticou angina de peito, opinião que só em pouco mais da metade dos pacientes contou com a concordância dos outros dois colegas. A análise final dos resultados revelou que só em 75% dos pacientes chegou-se a um consenso diagnóstico![10]

Quando se trata do exame físico, os conflitos de opinião são ainda mais frequentes – e severos (Quadro 6.2).

Como se pode prever, quando o julgamento corre por conta de profissionais de outra especialidade, é mais difícil chegar a um consenso. Porém, como se vê, também o grau de

---

[8] Pelos termos "seletivo" ou "dirigido", Kurt Kloetzel cunha o conceito de exame físico a ser praticado, por excelência, no âmbito da Medicina Ambulatorial, da atenção primária à saúde (APS), e, portanto, da Medicina de Família e Comunidade. Ver também o Capítulo 9, Exame físico, do livro anterior do autor, em que ele inicia a definição pioneira desse conceito: Kloetzel K. Raciocínio clínico. São Paulo: E.P.U., EDART; 1977.

[9] Referência: Sackett DI, Haynes RB, Guyatt GH, Tugwell P. Clinical epidemiology: a basic science for clinical medicine. 2nd ed. Boston: Little Brown and Company; 1991.

[10] Referência: Rose GA. Chest pain questionnaire. Milbank Mem Fund Q. 1965;43:(2):32-39, apud Koran LM. N Engl J Med. 1975;293(14):695-701.

Quadro 6.2 Concordância entre dois observadores ao exame da área cardíaca (32 pacientes).*

Tarefa	Tipo de especialista**	Concordância (%)
Área cardíaca, aumentada ou não	2 cardiol.	94
	1 gastro. + 1 epidem.	63
Ausculta, área mitral, normal ou anormal	2 cardiol.	97
	1 gastro. + 1 epidem.	91
Ausculta, área aórtica, normal ou anormal	2 cardiol.	72
	1 gastro. + 1 epidem.	56
Ausculta, área pulmonar, normal ou anormal	2 cardiol.	78
	1 gastro. + 1 epidem.	63
Ausculta, área tricúspide, normal ou anormal	2 cardiol.	88
	1 gastro. + 1 epidem.	47
Sopro sistólico, presente ou não	2 cardiol.	97
	1 gastro. + 1 epidem.	78
Sopro diastólico, presente ou não	2 cardiol.	94
	1 gastro. + 1 epidem.	78

*Raftery EB, Holland WW. Am J Epidemiol. 1967;85(3):438-444.
**Cardiol. = cardiologista; gastro. = gastrenterologista; epidem. = epidemiologista.

concordância entre os dois cardiologistas deixou a desejar.

Mesmo no caso de exames julgados elementares – a presença ou ausência de pulso pedioso ou pulso tibial, por exemplo –, os observadores encontraram dificuldade em chegar a um acordo. Quanto ao primeiro dos sinais, a concordância ocorreu em apenas 69% dos pacientes, enquanto, com respeito ao pulso tibial posterior, sabidamente mais confiável, alcançou-se a cifra dos 79%. (Nesse experimento, eram três os observadores.)[11]

Embora se trate de exames complementares, aproveitamos para acrescentar mais dois exemplos.

➤ Ao serem solicitados a interpretar o ECG de 100 pacientes, só em 21% dos casos a totalidade dos 20 cardiologistas participantes foi unânime em considerá-lo normal. Menor foi a dificuldade em identificar achados nitidamente anormais, fossem eles inespecíficos, fossem a evidência de um infarto recente ou antigo. Nesse caso, a concordância, num grupo de 14 observadores, alcançou os 77%.[12]

➤ O segundo exemplo vem de um serviço de tisiologia. O experimento consistiu em comparar uma sequência de duas radiografias de tórax do mesmo paciente, julgando se a mesma indicava "melhora", "estabilidade" ou "piora" do estado clínico. Ao fim da pesquisa, verificou-se que em apenas 79% das sequências houve um consenso dos 6 médicos que foram chamados a opinar.[13]

O índice de concordância depende não somente dos observadores ou da variável que é o objeto de estudo, mas da composição da amostra de pacientes. Como é natural, uma elevada proporção de casos normais (ou negativos) e limítrofes dificulta um julgamento conclusivo, dadas as diferenças na tolerância dos observadores no que diz respeito a alterações menores.

O cálculo da concordância não é difícil, podendo ser exemplificado conforme o Quadro 6.3.

Em 60 pacientes, ambos os clínicos conseguiram palpar o pulso pedioso, enquanto, em 32 casos, ambos concordaram que estava ausente. Assim, havendo concordância em 92 dum total de 114 observações, o quociente 92/114 = 0,81 (81%) representa o índice de concordância.

[11] Referência: Meade TW, Gardner MJ, Cannon P, et al. Observer variability in recording the peripheral pulses. Br Heart J. 1968;30:661-665 apud Koran LM. N Engl J Med. 1975;293(13):642-646.

[12] Referência: Segall HN. The electrocardiogram and its interpretation: a study of reports by 20 physicians on a set of 100 electrocardiograms. Can Assoc J. 1960;82:2-6, apud Koran LM. N Engl J Med. 1975;293(14):695-701.

[13] Referência: Yerulshalmy; 1969, apud Koran LM. N Engl J Med. 1975;293(13):642-646.

Quadro 6.3 Concordância entre dois clínicos no exame do pulso pedioso (exemplo hipotético).

		Observador B	
		Pulso presente	Pulso ausente
Observador A	Pulso presente	60 (A + B)	10 (B)
	Pulso ausente	12 (A)	32 (A + B)

(O feitio desse quadro é semelhante a outros que serão apresentados no Capítulo 7, ao discutir *sensibilidade* e *especificidade*.)

Mas a história ainda não termina por aqui.

DISCORDÂNCIA INTRA-OBSERVADOR

Todos nós já passamos pelo vexame de, depois de um certo intervalo de tempo tendo que refazer um julgamento – seja ele a revisão a uma radiografia, seja um eletrocardiograma ou uma ausculta cardíaca –, chegar a um resultado diferente da primeira observação. Logo, é preciso completar o que foi dito, acrescentando-lhe a noção da concordância (ou discordância) *intra-observador*.

Também aqui existe uma farta bibliografia, da qual transcrevemos alguns exemplos.

➤ Ao ser solicitado a repetir a leitura de 53 ECG, discriminando entre os traçados "normais", "anormais" e "duvidosos", só em 83% dos casos o observador concordou com seu laudo anterior[14]

➤ A concordância foi de 79% quando, ao ter que decidir entre uma evolução favorável ou não favorável de uma tuberculose pulmonar, o médico foi solicitado a reexaminar uma sequência de radiografias[15]

➤ Na palpação do pulso pedioso e tibial posterior ("presente" ou "ausente"), três observadores somente concordaram consigo mesmos em 83%, 87% e 73% das ocasiões, respectivamente.[16]

O NORMAL

Não podemos encerrar este capítulo sem antes nos deter no conceito de *normal*.[17] Claro que, sem uma noção precisa daquilo que distingue o normal do anormal, a Semiologia seria um exercício inteiramente fútil.

A primeira questão a ser examinada é a seguinte: existe, de fato, uma nítida linha demarcatória entre o normal e o anormal?

A reação instintiva é responder afirmativamente. Toda a nossa existência se norteia pelo *pensamento dicotômico*, uma herança que nos é transmitida desde as origens da civilização, quando a sobrevida da espécie dependia de decisões instantâneas, sem a menor hesitação ou pestanejo – a definição entre amigo e inimigo, entre caça e caçador, entre algo que podia servir de alimento ou tinha que ser rejeitado como veneno. Não podia haver lugar para dúvidas. Mais adiante, nos séculos de fanatismo religioso, a dicotomia pecado *versus* virtude, bem *versus* mal, só fez reforçar a tendência de ver o mundo em branco e preto, sem escalas intermediárias.

Porém, no campo da saúde e da doença, essa é uma trilha perigosa; salvo em situações especiais, a Medicina não é lugar para julgamentos categóricos. As ciladas são muitas. Por exemplo, desde os tempos de aprendizado trazemos conosco a ideia de que o fígado normal termina junto ao rebordo costal; qualquer aumento para além desses limites devendo ser encarado como patológico. (Embora, é bem verdade, também sejamos instruídos a fazer a percussão, tentando determinar seus limites superiores.) No entanto, conforme demonstrado na Figura 6.3, o órgão varia bastante quanto a forma, volume e posição.

Em maior ou menor grau, o mesmo acontece com as demais estruturas do corpo humano (entre elas, temos o exemplo clássico do nervo laríngeo recorrente, conhecido – e temido – pelos cirurgiões).

---

[14] Referência: Acheson RM. Observer error and variation in the interpretation electrocardiograms in an epidemiological study of coronary heart disease. Br J Prev Soc Med. 1960; 14:99-122, apud Koran LM. N Engl J Med. 1975;293(13):642-646.

[15] Referência: Yerulshalmy; 1969, apud Koran LM. N Engl J Med. 1975;293(13):642-646.

[16] Referência: Meade, et al.;1968, apud Koran LM. N Engl J Med. 1975;293(13):642-646.

[17] Ver também Capítulo 8, O normal, do livro anterior do autor: Kloetzel K. Raciocínio clínico. São Paulo: E.P.U., EDART; 1977.

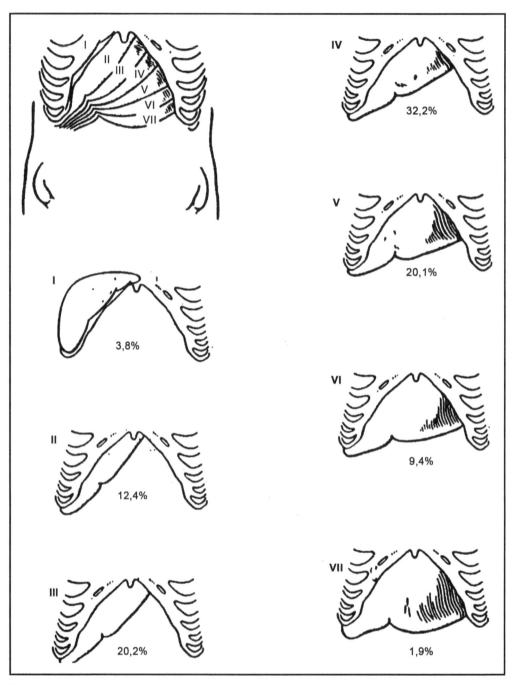

Figura 6.3 Variações anatômicas do fígado humano. (Segundo B. J. Anson. An Atlas of Human Anatomy. Michigan: W. B. Saunders; 1951.)

Quando é o próprio parâmetro que varia, como acontece com a pressão arterial, tão inconstante, caprichosa, surge uma segunda dificuldade: a incerteza em estabelecer os valores normais (melhor, habituais) para aquela pessoa, salvo se forem feitas observações seriadas, repetidas sob as mais diversas condições.

Como se percebe, o conceito de normal tem muito de relativo; por isso, especialmente no caso individual, ao médico nem sempre é fácil chegar a uma decisão. Examinemos, por exemplo, a situação de um senhor de 70 anos que, pela primeira vez, comparece diante do médico. Dentro daquela faixa etária, não se pode esperar que a pessoa esteja livre de uma discreta dor articular ao levantar-se de manhã, ou deixe de apresentar, de vez em quando, obstipação intestinal, períodos de insônia ou depressão, uma ocasional "tontice", um discreto "prostatismo". Mesmo que o paciente tenha suas dúvidas, para o profissional, aquele quadro ainda poderá passar por normal.

Onde se situa a linha demarcatória entre normal e anormal? Não seria de estranhar se aquele senhor de 70 anos relatasse um "fôlego curto": afinal, também não se espera que a reserva respiratória seja a mesma que na juventude. Mas o que pensar se essa pessoa vier a queixar-se de não conseguir subir uma leve ladeira sem parar a cada 10 metros – sendo esse o caso, essa sua dispneia ainda poderá ser considerada normal?

Existem diversas interpretações de normalidade.

O "normal corriqueiro"

Segundo o conceito popular, "normal" vale por *comum*, por *usual*, daí que todo achado inesperado, por definição, teria que ser interpretado como anormal. Embora tal conclusão seja intuitiva, a proposição é inaceitável.

Como se sabe, nas regiões endêmicas para a malária, esta constitui uma experiência corriqueira, embora nem por isso deixe de ser considerada uma doença, com consequências eventualmente graves para o paciente. Por outro lado, uma dextrocardia, malformação congênita de prevalência bastante reduzida, não costuma repercutir sobre a saúde do portador.

O "normal estatístico"

Essa maneira de interpretar o normal se assemelha ao conceito anterior, com a diferença de que, em vez de partir do "senso comum", tem sua base na teoria das probabilidades, obedecendo a uma série de convenções arbitrariamente estabelecidas pelos matemáticos. (O Capítulo 7 se ocupará mais detalhadamente do tema.)

O "normal pragmático" (isto é, baseado nas consequências)

Há ocasiões que exigem do profissional uma decisão de ordem prática, independente do estado subjetivo do paciente, livre também de qualquer julgamento estatístico. Tal decisão depende, em última análise, de uma avaliação do *prognóstico*. (Esta é a terceira e última versão de normalidade.)

➤ Um paciente, há anos, é portador de uma hérnia inguinal, embora esta não lhe cause transtornos. Agora, porém, prepara-se para passar algumas semanas em região afastada, longe de qualquer hospital. Em tal situação – e na eventualidade, mesmo que remota, de um "estrangulamento" –, não seria indicada uma cirurgia por assim dizer "profilática"?

➤ Uma senhora de 50 anos está assintomática e em boas condições de saúde, não obstante uma calculose biliar, casualmente detectada numa radiografia de rotina de tórax. Nesse caso, não seria mais sensato pensar e agir "preventivamente", levando em conta o possível prognóstico e avaliando os riscos de uma cirurgia que eventualmente se torne necessária aos 65 anos, quando as condições orgânicas da paciente já não são as mesmas?

➤ Sabe-se que a duplicação de ureter costuma ser bem tolerada, não obstante predispor a infecções do trato urinário. Sendo assim, não será uma medida prudente recomendar ao paciente que, de 3 em 3 meses, digamos, faça um exame comum de urina?

Trata-se de exemplos que fogem um tanto ao presente contexto. Além deles, existe uma série de outras situações nas quais, sem uma ideia precisa do prognóstico, é impossível chegar a um acordo sobre o que vem a ser o normal.

Mais uma vez é a hipertensão arterial que nos servirá de exemplo. Aqui, como em outros casos, a transição entre o normal e o anormal não se faz bruscamente a partir de um determinado ponto (repetindo assim a famosa frase "a natureza não dá saltos"), daí que um julgamento objetivo, não arbitrário, do que vem a ser hipertensão parece pouco viável. A partir de que nível a pessoa deixa de ser normotensa?

De resto, há uma pergunta que não pode faltar: uma condição que afeta 30, 40 ou mesmo 50% de um grupo etário, como é o caso da hipertensão arterial, pode, de fato, ser considerada anormal? Trata-se de uma proposição que chega a parecer escandalosa. No entanto, quem a formulou foi George Pickering, destacado autor inglês. Por aí se vê que o tema não deve ser abordado segundo a perspectiva do "normal corriqueiro", tampouco permite o emprego de um conceito estatístico do normal. Como a grande maioria desses pacientes não apresenta sintomas, a única maneira de decidir a questão é examinando as *consequências* futuras da hipertensão, isto é, mediante uma avaliação do prognóstico (Figura 6.4).

Sabe-se, de longa data, que os efeitos da hipertensão arterial sobre a saúde são diretamente proporcionais aos níveis tencionais, daí que a tradicional distinção entre a hipertensão leve, moderada e severa tem sua razão de ser. Note-se, porém, que a figura vai ainda mais longe, ao incorporar as mais recentes normas de classificação da HAS: esta inclui não apenas as categorias de "normal" e "normal alto"; mas, fiel ao moderno modelo norte-americano, um grupo situado ainda mais à esquerda, o "nível ótimo" (*optimal*). Segundo essa interpretação, "quanto mais baixo, melhor".

Dada a ausência de um nítido limite inferior, de uma definição inequívoca sobre o que vem a ser "baixo risco" e "alto risco", no campo da hipertensão arterial, a questão do normal está aberta às mais variadas interpretações. De acordo com a figura, o tratamento

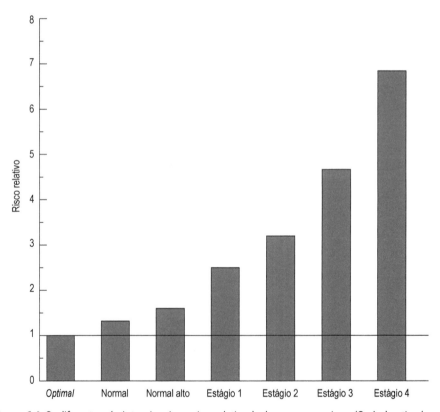

Figura 6.4 Os diferentes níveis tensionais e o *risco relativo* de doença coronariana. (O nível *optimal* – com pressão sistólica inferior a 120 mmHg e diastólica inferior a 80 mmHg – serve de referência. O "normal" está dentro da faixa dos 120-129 por 80-84 mmHg, o "normal alto" corresponde a 130-139 por 85-89 mmHg, e os diferentes estágios que se seguem obedecem à classificação usual, aquela que considera a hipertensão "leve", "moderada", "severa" e "muito severa".) Adaptada de Stamler J. Am J Clin Nutr. 1997;65:626S-642S.

seria benéfico a praticamente toda a população. Na prática, claro, isso é impossível. Mesmo a proposta de limitar o tratamento a um grupo selecionado – pessoas com 50 anos ou mais, digamos, está fora do alcance da maioria dos países, uma vez que, nessa faixa etária, a prevalência da hipertensão facilmente supera os 50%. (Embora a questão não possa ser solucionada de modo definitivo, mais adiante voltaremos a tocar no assunto.)

ASPECTOS-CHAVE DO CAPÍTULO

- O exame físico não precisa ser *exaustivo*, não só por causa da escassez de tempo, mas porque um excesso de dados – mormente a inclusão dos inevitáveis *achados casuais* – cria oportunidades para erros de diagnóstico. Em vez de seguir um roteiro invariável, o que se recomenda, isso sim, é um exame *seletivo* (ou *dirigido*), orientado, num primeiro momento, segundo as queixas do paciente
- Uma correta interpretação dos achados requer um conhecimento preciso do *normal* e do *anormal*. Para tanto, existem diversos critérios de normalidade, o mais desejável sendo, sem dúvida, aquele baseado na avaliação do *prognóstico*
- A Semiologia não pode ser considerada uma ciência exata, a julgar pela frequente *discordância entre observadores*, chamados a interpretar o mesmo sinal clínico, bem como a variação *intra-observador*, quando o profissional é obrigado a rever um julgamento anterior.

CAPÍTULO 7

O Exame Complementar

...uma pessoa normal é aquela que não foi exaustivamente examinada.

E. A. Murphy

Como já diz o nome, os exames complementares – aqueles que não se baseiam nos cinco sentidos, mas sim numa evidência indireta do estado de saúde – apenas completam a informação trazida pela anamnese e pelo exame físico. Dependendo muitas vezes de uma tecnologia considerada "avançada", ainda assim geram oportunidades para enganos, equívocos ou erros crassos. Sem contar os descaminhos que nascem do achado casual, que aqui encontra terreno fértil.

No entanto, os exames complementares gozam de uma extraordinária popularidade, não só na classe médica, mas entre a população, vítima do sensacionalismo, de um agressivo processo de *marketing*. Com isso, há muito deixaram de ser um mero complemento, empregado para dar o devido acabamento às opções abertas pelo raciocínio clínico, para se transformar em peça central do diagnóstico, tido como árbitro infalível entre saúde e doença.

Com eles, ocorre o mesmo que com o exame físico (embora em escala maior): tanto podem constituir um valioso recurso auxiliar quanto resultar inúteis ou mesmo perniciosos. O primeiro caso clínico a ser discutido mostra o exame complementar no desempenho de seu legítimo papel.

Caso clínico 7.1
V.M.S., 31 anos, sexo masculino, assentador de ladrilhos.

A enfermidade data de 2 semanas, tendo-se iniciado subitamente com o aparecimento de nódulos subcutâneos em diversas partes do corpo, mormente nos braços, bem como de "ínguas" no pescoço. Tanto os nódulos como os linfonodos são dolorosos ao toque, além do que o paciente informa ter uma sensação de "ardência" nos primeiros. Relata também

---

pronunciada "indisposição", bem como falta de apetite, sintomas inicialmente interpretados como sendo devidos à gripe. Ocasional e discreta dor abdominal e um pouco de tosse não produtiva também estão presentes.

V.M.S. mora em área urbanizada, e suas condições socioeconômicas são regulares. Não refere doença entre os familiares ou vizinhos. Não viajara recentemente. Nega contato com drogas ou substâncias tóxicas. Achados positivos ao exame físico: temperatura axilar de 37,5°C; pulso 94; fígado mole, palpável a 5 dedos do rebordo; também o baço de consistência normal, a 4 dedos; e finalmente os nódulos, já referidos, associados a uma adenopatia generalizada.

Os nódulos fazem saliência sobre a superfície da pele; têm o tamanho de um grão de milho e, em algumas partes do braço, são praticamente confluentes. A epiderme que os recobre encontra-se hiperemiada, brilhante, mas íntegra. Embora o paciente informe que os nódulos podem regredir espontaneamente, para depois reaparecerem em outro lugar, não se notam manchas nem cicatrizes. A adenopatia envolve os triângulos posteriores do pescoço, os grupos occipital, axilar, epitrocleano e inguinal. Os linfonodos são firmes, discretos, de tamanho variado.

O estado geral do paciente é satisfatório.

Nenhum dos médicos presentes jamais vira quadro idêntico. Existe um consenso de que se trata de uma doença generalizada, provavelmente de natureza infecciosa – um processo alérgico ou autoimune parece fora de cogitação. Também a mononucleose ou a toxoplasmose foram mencionadas no decorrer das discussões preliminares, mas afastadas. Um especialista que estava de passagem pelo serviço e fora chamado a opinar contribuiu com uma hipótese nova – uma septicemia por *S. aureus* –, recomendando que se fizesse a punção de algum nódulo, para subsequente cultura do material aspirado. Por fim, foram pedidos alguns exames.

Passaram-se 9 dias até que o problema foi solucionado: tratava-se de moléstia de Hansen, identificada pela presença do bacilo no muco nasal.

Não são muitos os casos em que o exame complementar se mostra tão decisivo, a ponto de praticamente selar o diagnóstico.

É raro que alguém exagere no exame físico, ao passo que, com acesso livre aos exames complementares, a regra é o abuso. Mais e mais o espaço outrora reservado ao raciocínio clínico – lógico, sistemático, baseado na observação do paciente – vem sendo invadido; é a tática do "por via das dúvidas, vou pedir", mediante a qual o profissional inseguro imagina estar "cercando o diagnóstico". Por vezes, toma ares de um verdadeiro *check-up* (o rastreamento múltiplo): quanto maior o número de exames realizados, reza a expectativa, tanto maiores as chances de trazer à luz alguma patologia ainda oculta. (Tática muito usada pelo novato, já foi apelidada de "método da exaustão". Na USP, no Hospital das Clínicas, dão-lhe o título de "internograma".)

O ABUSO DE EXAMES

Conhecemos um hospital de ensino que a cada mês acumula um prejuízo de dezenas de milhares de reais, em parte porque a utilização de exames complementares é exagerada, excedendo em 3 a 4 vezes as normas prescritas pelo Sistema Único de Saúde (SUS). Em janeiro de 1998, os tetos estabelecidos pelo SUS estão por volta de 48 exames de laboratório a cada 100 consultas de ambulatório, 8 radiografias/100 e 2,5 ultrassonografias/100. (Aos habituais críticos do SUS, podemos garantir que essas normas são mais do que adequadas.)

Em julho de 1998, no decorrer de uma curta estadia no Reino Unido (país que, segundo nossa opinião, possui um sistema de Saúde próximo ao ideal), esforçamo-nos em conseguir elementos que permitissem uma comparação com a situação brasileira. No campo da *General Practice* – cuja demanda é semelhante àquela encontrada em nossas unidades ambulatoriais –, 17,4% das consultas terminam por um pedido de exame. São dados oficiais, confirmados pelos clínicos com os quais conversamos.

Dados mais detalhados foram obtidos junto ao Royal Free Hospital, de Londres, um hospital de ensino. Embora referentes aos ambulatórios de *especialidades*; logo, um cenário um tanto diferente do ambulatório comum, essas informações foram incluídas no Quadro 7.1.

Como se vê, a faixa para manobras é considerável. É perfeitamente possível praticar uma boa Medicina dentro dos limites previstos pelo SUS. Se é verdade que, vez por outra, determinado exame complementar se revela indispensável (uma biopsia, uma oportuna

Quadro 7.1 Utilização de exames complementares em diferentes serviços ambulatoriais (por 100 consultas).

Serviço	Laboratório	Raios X	Ultrassonografia
Fac. de Medicina da UFPel – Ambulatório Geral (1978)	31	4	n.d.
INAMPS (Pelotas) – Ambulatório Geral (1982)*	7	5	n.d.
Idem – Ambulatório de Especialidades (1982)	58	17	n.d.
Fac. de Medicina da UFPel – Posto de Saúde do Areal (1992)	15	5	n.d.
Prefeitura Municipal de Santos – 19 policlínicas (1995-1996)	54	3	n.d.
Hospital de ensino – ambulatórios (1997)**	295	28	12
Royal Free Hospital – Londres (1997/98)***	44	4	1
Média	72	8	6

n.d. = não foi determinado
*Na ocasião, esse ambulatório geral estava a encargo do Programa de Residência em Medicina Geral Comunitária da UFPel.
**Por motivos óbvios, essa escola médica não será identificada.
***Essa estatística, baseada num total de 478 mil pacientes, inclui 80 mil internações, o restante dizendo respeito aos pacientes encaminhados ao especialista. Trata-se, portanto, de casos clínicos mais complicados do que os habitualmente encontrados na prática ambulatorial.

radiografia, a identificação laboratorial de um agente infeccioso), no geral, a procura por exames complementares deve-se mais à curiosidade, de praxe, ao estilo de Medicina praticada naquele serviço do que a uma real necessidade. Não fosse assim, os dados do Quadro 7.1 seriam difíceis de explicar.

A facilidade que o médico encontra em simplesmente preencher uma requisição é um dos fatores que explicam o abuso. Os pedidos não exigem maior esforço, até já existem formulários impressos visando reduzir ainda mais o trabalho dos aficionados do exame complementar (Figura 7.1).

(De fato, é um menu tão rico que a tentação de se servir às fartas é quase irresistível: é só fazer algumas cruzinhas no lugar certo, assinar embaixo – e esperar que o resultado chegue.)

Poucos anos atrás, na Prefeitura Municipal de Santos (que também adotava um formulário nos moldes do anterior), utilizamos uma

PEDIDO DE EXAMES

PACIENTE
Nº DE PRONTUÁRIO IDADE SEXO
CONVÊNIO PARTICULAR
MÉDICO
PARA SER COLHIDO EM: ___/___/___ ÀS___HS ☐ JEJUM ☐ S/ JEJUM ☐ URGÊNCIA ☐ ROTINA

BIOQUÍMICA
☐ ÁCIDO ÚRICO
☐ BILIRRUBINA TOTAL E FRAÇÕES
☐ CÁLCIO
☐ URÉIA
☐ CREATININA
☐ PROTEINOGRAMA
☐ ALBUMINA
☐ PROTEÍNAS TOTAIS E FRAÇÕES
☐ TGO ☐ TGP ☐ GAMA GT
OUTROS:
☐ FOSFATASE ALCALINA
☐ FOSFATASE ÁCIDA ☐ PROSTÁTICA
☐ DHL
☐ CPK ☐ CKMB
☐ COLESTEROL → ☐ HDL ☐ LDL ☐ VLDL
☐ GLICEMIA
☐ HB-GLICOSILADA
☐ MAGNÉSIO ☐ SÓDIO
☐ TRIGLICÉRIDES
☐ LÍPIDES TOTAIS
☐ LIPIDOGRAMA
☐ MUCOPROTEÍNAS
☐ AMILASE
☐ LIPASE
☐ FÓSFORO
☐ POTÁSSIO
☐ PSA

HEMATOLOGIA
☐ HEMOGRAMA
☐ Hb - Ht
☐ ERITROGRAMA
☐ LEUCOGRAMA
☐ HEMOSSEDIMENTAÇÃO
☐ PLAQUETAS
☐ RETICULÓCITOS
☐ TS ☐ TC
☐ PROVA DO LAÇO
☐ FIBRINOGÊNIO
☐ T.TROMBINA
☐ T. PROTROMBINA
☐ T. TROMBOPLASTINA PARCIAL
☐ RETRAÇÃO DO COÁGULO
☐ CÉLULA LE

IMUNOLOGIA
TESTE P/ GRAVIDEZ ☐ PELO LÁTEX ☐ P/ HEMOAGLUTINAÇÃO
☐ P/ RIE (BETA HCG) ☐ URINA ☐ SANGUE
☐ DOSAGEM DE BETA HCG ☐ URINA ☐ SANGUE
☐ REAÇÃO RUBÉOLA ☐ IgG ☐ IgM
☐ REAÇÃO P/ TOXOPLASMOSE ☐ IgG ☐ IgM
☐ SOR. P/ MONONUCLEOSE
☐ SOR. P/ CHAGAS
☐ SOR. P/ CITOMEGALOVÍRUS
☐ REAÇÃO DE WIDAL
☐ FAN
☐ IMUNOGLOBULINA
☐ RSS
☐ ASLO
☐ PROTEÍNA C. REATIVA
☐ LÁTEX ☐ WALER ROSE
☐ COMPLEMENTO TOTAL
☐ C3 ☐ C4

URINA
☐ URINA TIPO I
☐ DENSIDADE URINÁRIA
☐ GLICOSÚRIA → ☐ ISOLADA ☐ FRACIONADA ☐ 24 HORAS
☐ CETONÚRIA
☐ PROTEINÚRIA

FEZES
☐ PROTOPARASITOLÓGICO
☐ PH
☐ SANGUE OCULTO
☐ PESQUISA DE LEUCÓCITOS
☐ COPROLÓGICO FUNCIONAL

OUTROS:

BACTERIOLOGIA
MATERIAL
☐ CULTURA ☐ AERÓBIA ☐ ANAERÓBIA
☐ BACTERIOSCÓPICO ☐ ANTIBIOGRAMA
☐ PESQUISA BAAR ☐ PESQUISA FUNGOS
☐ HEMOCULTURA ☐ AERÓBIA ☐ ANAERÓBIA

DATA:___/___/___

MÉTODOS GRÁFICOS
☐ ECOCARDIOGRAMA BID - DOPPLER
☐ ELETROCARDIOGRAMA
☐ ENDOSCOPIA ______ ______
☐ HOLTER 24 HORAS
☐ MAPA
☐ RAIO X ____________
☐ TESTE ERGOMÉTRICO
☐ ULTRASOM

CARIMBO E ASSINATURA

Figura 7.1 Formulário para pedidos de exames. Cortesia do propagandista de uma importante firma farmacêutica.

das policlínicas para um pequeno experimento. O já habitual impresso foi abolido, não restando ao médico outra solução senão escrever por extenso, numa folha em branco, o exame requisitado (embora sem qualquer limitação à quantidade ou ao tipo de exame). Um mês depois, feita a avaliação, verificou-se que os pedidos tinham despencado 42%, demonstrando assim que não eram tão essenciais como se acreditava.

É preciso prudência. Assim como acontece com os medicamentos de porta de farmácia, aqueles dos quais se diz que "se bem não faz, mal não pode fazer", também a prática dos exames de rotina não pode ser considerada livre de efeitos colaterais.

➤ Os responsáveis pelo planejamento da Saúde reclamam da crescente escalada nos gastos, estimando que 15 a 20% destes têm como causa a exagerada demanda por procedimentos complementares. Os educadores, por sua vez, recorrem a outra sorte de argumentos, prevendo uma inevitável degradação dos padrões de excelência clínica, na hipótese de continuar a prevalecer a hegemonia do "diagnóstico dos papeizinhos"

➤ Nossa preocupação se concentra no preparo do estudante e do jovem médico em início de carreira. Se, de fato, nos empenhamos em aproximar a escola da "realidade lá fora" – onde a infraestrutura é mais frágil e a contenção de despesas é imperiosa –, não podemos aceitar que o acadêmico adquira hábitos que, sabidamente, não lhe serão permitidos. Caso contrário, o exercício da profissão só lhe trará frustração e desencanto

➤ Ainda há outros efeitos: por exemplo, em alguns serviços, o grande volume de pedidos de exame é responsável pelo engarrafamento do laboratório, tendo como inevitável resultado uma grande demora na obtenção dos resultados, mesmo dos exames considerados de urgência. Isso ocorre tanto no hospital como no ambulatório, especialmente nos últimos tempos, depois que muitos laboratórios e serviços especializados adotaram a prática de limitar o número de "atendimentos pelo SUS"

➤ Como já diz o nome, o exame complementar não sobrevive isoladamente, é apenas mais um *subsídio* ao julgamento clínico, um aliado do diagnóstico diferencial. Como tal,

frequentemente é de utilidade; os problemas começam a surgir quando os exames não obedecem a uma razão específica e bem fundamentada, mas são pedidos a esmo, como parte de uma rotina, muitas vezes apenas destinada a melhor "documentar o caso". Quando isso acontece, vêm os desencontros, os achados casuais, os resultados que, em vez de iluminar o caminho, desviam a atenção para outras trilhas.

A comparação é banal, mesmo assim serve como um bom exemplo: imagine levar o carro ao mecânico, com a queixa de que, em manhãs frias, fica difícil dar a partida. – Hum! – murmura o especialista, e começa a dar voltas em torno do veículo. Chuta um pneumático, abaixa-se para examinar o outro pneu, do outro lado, constatando que este precisa de pressão e de que aquele está careca, urgentemente precisando ser substituído. Então, ele pede que você ligue os faróis, o pisca-pisca, pise no freio, toque a buzina e, depois, faz suas anotações: trocar um pneu, uma lâmpada de pisca-pisca, regular o farol à esquerda, substituir uma sapata. E assim vai ele prosseguindo no inventário, aumentando a lista das coisas que não são de seu agrado. E, nesse andar, é bem capaz de esquecer a demanda pela qual foi iniciada a conversa!

A recomendação de extrema parcimônia no uso dos exames complementares não deve atender somente às necessidades da economia; pelo contrário, esse é o pior dos argumentos quando se trata de induzir o jovem profissional a mudar de conduta (afinal, uma boa Medicina não pode ficar subordinada à fria contabilidade dos custos.) Em vez disso, é preciso salientar que o excesso de confiança nos resultados do laboratório, ao inverso do que se espera, muitas vezes só traz confusão, com fartas oportunidades para erros de toda a espécie, alguns deles desastrosos.

O primeiro de uma série de exemplos – e que felizmente não teve um desfecho mais sério –, representa aquilo que, numa legítima manifestação de humor negro, se conhece por "efeito cascata":

➤ Uma moça de 25 anos apresentava uma discreta febre, por azar coincidindo com o início de mais um de uma série de episódios de dor lombar, pouco intensa. Pensando estar diante de uma infecção urinária, o médico plantonista solicita um exame comum de urina. A amostra (colhida sem sonda) revela "alguns leucócitos", cristais de urato e abundante muco. Embora a essa altura a febre já tivesse cedido – e também a dor lombar amainara –, foi solicitada uma urografia excretora. Em consequência, a paciente veio a sofrer uma severa reação ao contraste, tendo que ser internada.

A paciente teve alta após 2 dias, em excelente estado de saúde. Por sorte, seu novo médico não deu atenção aos achados radiológicos, não relacionados ao recente quadro clínico. A duplicação de ureter é uma anomalia bastante comum, especialmente no sexo feminino. A opacificação no parênquima hepático, por outro lado, tem todas as características de um cisto hidático calcificado, logo estéril, não exigindo nenhuma medida específica (Figura 7.2). (Até os 11 anos, a moça residiu numa estância próxima a Bagé, RS.)

Se esse caso fosse apresentado numa das habituais reuniões para "discussão de caso", os protestos seriam muitos: por que não foi pedida uma tomografia, quem sabe até um cintilograma do fígado? E a reação sorológica para a hidatidose, onde está? Como saber se a função renal está preservada se até a dosagem de ureia, e de creatinina foi omitida? (Examine um a um esses e tantos outros procedimentos *possíveis* de serem usados e responda: qual deles, de fato, será de *utilidade* para a paciente?

UM BREVE HISTÓRICO

Como é natural, a história dos exames complementares começou pela simples inspeção das excreções do corpo, da urina, das fezes, do catarro, do muco. Especialmente o exame de urina, que a escola de Hipócrates transformou numa arte rica em detalhes. (Pode-se discutir, claro, se, na ocasião, se poderia falar em exame *complementar*, visto que sua interpretação se fazia pela visão, pelo olfato e mesmo pelo paladar.) Vejamos o que diz o "pai da Medicina" em um de seus capítulos: "A urina é melhor quando o sedimento é branco, macio

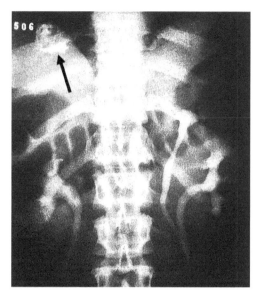

Figura 7.2 Urografia excretora de uma paciente apresentando discreta dor lombar associada a uma febrícula. O que traz de curioso é a coincidência de dois *achados casuais*: uma duplicação de ureter e um cisto hidático calcificado de fígado (*seta*).

e consistente durante toda a evolução, até que a doença atinja uma crise, pois isso indica que o perigo já passou e a enfermidade será de curta duração [...] Mas, se a urina for avermelhada e o sedimento consistente e macio, nesse caso, a afecção será mais arrastada que no caso anterior, embora ainda não fatal. Os sedimentos urinários farináceos, porém, são maus, pior ainda os foliáceos. Os brancos e claros são muito ruins, mas os furfuráceos, ainda piores".

Também o médico da Idade Média considerava o exame de urina um valioso auxiliar diagnóstico. Entre as caraterísticas examinadas, incluíam-se a cor, a transparência, o cheiro, a quantidade e o aspecto do sedimento, bem como – ao que se informa – o paladar (Figura 7.3).

Durante séculos não se avançou mais. Um dos marcos históricos foi o ano de 1836 – muito tempo antes de o microscópio entrar em uso corrente –, quando Bright[1] teve a ideia

---

[1] Richard Bright foi um médico britânico, autor de estudos sobre a anatomopatologia renal em doenças crônicas, que descreveu pela primeira vez as lesões renais provocadas pela hipertensão arterial.

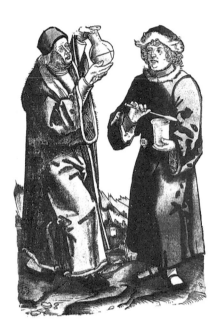

Figura 7.3 Cosme e Damião, santos padroeiros dos médicos e farmacêuticos, numa gravura do século XVI. O frasco de urina nas mãos do primeiro foi considerado símbolo do exercício da Medicina.

de associar a nefrite (doença que, por isso mesmo, leva seu nome) à "urina albuminosa". Mas, quanto aos exames de sangue, estes tiveram que esperar pelo microscópio clínico. Outro passo para a frente foi, em 1897, com a invenção da centrífuga de laboratório – 2 anos após a descoberta dos raios X.

No fim do século passado já se praticava o hemograma, e a anemia já era bem caracterizada como doença. Em 1901, Landsteiner[2] descreveu os diferentes tipos sanguíneos, permitindo assim que, na Primeira Guerra Mundial, os hospitais de campanha lançassem mão da transfusão de sangue. Para se ter uma ideia de quanto foi rápida a evolução da ciência médica e da tecnologia, o melhor é examinar os textos da época. Por exemplo, em 1914, ao longo de todo um extenso capítulo sobre a tuberculose, Osler nem uma única vez se refere ao uso da radiografia. Também outras partes de seu renomado livro[3] refletem um surpreendente primarismo (para os tempos atuais). Assim, ao falar do diagnóstico do diabetes, o autor afirma: "Não há dificuldade em determinar a presença de açúcar na urina se forem aplicados os testes certos [...] Nem sempre é fácil saber se se trata de uma glicosúria simples ou de um diabetes verdadeiro, visto que ambos podem ou não coexistir. Quanto mais jovem a pessoa, maior a probabilidade de tratar-se de diabetes".

Mais adiante, ao definir a uremia, assim a explica: "É a toxemia no decurso de uma nefrite ou em condições associadas à anúria. A natureza do veneno ou dos venenos ainda é desconhecida, ignorando-se se se trata da retenção de produtos normais ou provenientes de um metabolismo anormal". (Entre as teorias em voga, dava-se destaque a misteriosas *nefrolisinas*.)

Visto de uma perspectiva distante 80 anos, percebe-se o quanto a ciência médica evoluiu no decorrer deste século. (Conforme foi dito, de 1918 a 1920, por ocasião da Grande Gripe, ainda ninguém ouvira falar no vírus da gripe.)

O resto se conhece: o vertiginoso desenvolvimento no campo dos exames complementares, o nascimento da bioquímica, virologia e imunologia, o diagnóstico por imagens, sempre na esteira da tecnologia. O intervalo de tempo entre invenção e utilização se reduz, visto que há muitos interesses em jogo. Tão influentes se mostram estes, que não raro uma tecnologia se adianta às reais necessidades, trazendo uma contribuição ínfima – ou mesmo negativa – ao diagnóstico e ao tratamento do paciente (Figura 7.4).

Esse novo exame representa de fato um *avanço* – ou somente uma *inovação*?

É verdade que não devemos agir como o espanhol da anedota, tão radical – mas tão

---

[2] Karl Landsteiner foi um médico austríaco, naturalizado estadunidense, que descreveu e classificou os grupos sanguíneos por meio do sistema ABO, além de ter sido o descobridor do fator RH.

[3] Provável referência ao célebre livro Principles and Practice of Medicine, escrito pelo médico canadense William Osler, publicado em 1892, que exerceu enorme influência na prática e na educação médica ao longo da primeira metade do século XX, datando sua última edição de 1947.

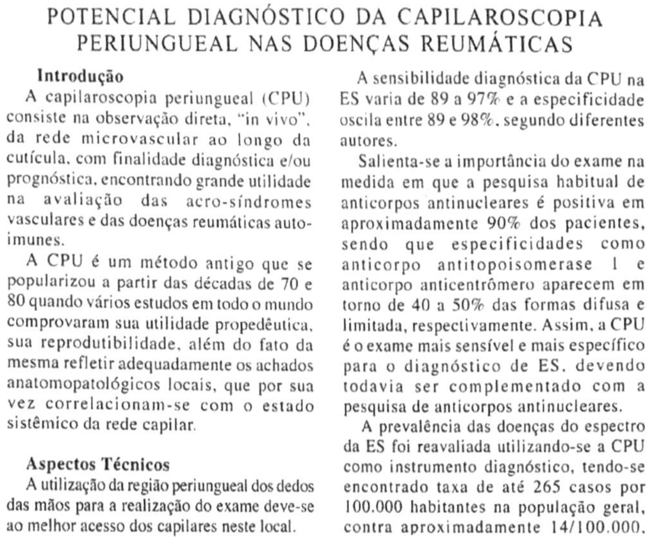

Capítulo 7 • O Exame Complementar

POTENCIAL DIAGNÓSTICO DA CAPILAROSCOPIA PERIUNGUEAL NAS DOENÇAS REUMÁTICAS

Introdução

A capilaroscopia periungueal (CPU) consiste na observação direta, "in vivo", da rede microvascular ao longo da cutícula, com finalidade diagnóstica e/ou prognóstica, encontrando grande utilidade na avaliação das acro-síndromes vasculares e das doenças reumáticas autoimunes.

A CPU é um método antigo que se popularizou a partir das décadas de 70 e 80 quando vários estudos em todo o mundo comprovaram sua utilidade propedêutica, sua reprodutibilidade, além do fato da mesma refletir adequadamente os achados anatomopatológicos locais, que por sua vez correlacionam-se com o estado sistêmico da rede capilar.

Aspectos Técnicos

A utilização da região periungueal dos dedos das mãos para a realização do exame deve-se ao melhor acesso dos capilares neste local.

A sensibilidade diagnóstica da CPU na ES varia de 89 a 97% e a especificidade oscila entre 89 e 98%, segundo diferentes autores.

Salienta-se a importância do exame na medida em que a pesquisa habitual de anticorpos antinucleares é positiva em aproximadamente 90% dos pacientes, sendo que especificidades como anticorpo antitopoisomerase 1 e anticorpo anticentrômero aparecem em torno de 40 a 50% das formas difusa e limitada, respectivamente. Assim, a CPU é o exame mais sensível e mais específico para o diagnóstico de ES, devendo todavia ser complementado com a pesquisa de anticorpos antinucleares.

A prevalência das doenças do espectro da ES foi reavaliada utilizando-se a CPU como instrumento diagnóstico, tendo-se encontrado taxa de até 265 casos por 100.000 habitantes na população geral, contra aproximadamente 14/100.000.

Figura 7.4 Matéria de propaganda de um renomado laboratório de análises clínicas, publicado em revista médica.

radical – que queimava o casaco só porque tinha pulgas, senão daríamos provas não só de saudosismo, mas de um espírito retrógrado. Porém, é igualmente verdade que, se em parte é graças à tecnologia que o conhecimento científico atingiu os atuais níveis de excelência, também não é difícil identificar uma série de efeitos negativos.

O papel do médico não se resume em adquirir conhecimentos, mas sim em aplicá-los no melhor interesse do doente. Nesse sentido, **não resta dúvida de que, no campo da pesquisa, o novo instrumental pode ser de considerável utilidade. No entanto, não se deve esquecer a grande distância entre o laboratório do pesquisador e os serviços de diagnósticos de uma escola médica – e entre este e o cotidiano do ambulatório ou da enfermaria.** Um excessivo deslumbramento com a tecnologia pode ser fatal ao ensino da Medicina.

O caminho é mais ou menos este: o professor, tendo assistido a um congresso médico ou sido surpreendido por um recente artigo de revista médica – e achando que com isso está cumprindo sua obrigação –, não perde tempo em transmitir a informação a seus alunos; estes, não querendo ficar atrás – e insistindo em agir como verdadeiros cientistas –, só aguardam sua vez de, também eles, servirem-se do novo instrumental, submetendo seus pacientes àqueles exames julgados modernos e indispensáveis. Se, por acaso, o hospital não dispuser desses recursos, chovem os protestos. (No fim, como sempre acontece, a culpa reverte ao SUS.)

É assim que se criam novos hábitos. A *densitometria óssea,* cuja contribuição à prática médica é desprezível, provavelmente nasceu dessa maneira – e é inteiramente possível que a *capilaroscopia periungueal* (Figura 7.4), por enquanto desconhecida da maioria, venha a ser o próximo candidato; logo mais a população, devidamente manipulada pela mídia e considerando-se mal assistida pelo serviço público, protestará se o exame não estiver a seu alcance.

Esperemos que o mesmo não aconteça com a próxima etapa da história: os testes genéticos.[4] O "teste do DNA" já demonstrou poderes

---

[4] Assim como previu o autor, presenciamos atualmente o crescimento profuso dos testes genéticos em muitas áreas da clínica médica, com benefícios, em grande parte das vezes, ainda controversos e passíveis de questionamentos éticos.

84 Medicina Ambulatorial – Princípios Básicos

de decisão em litígios de paternidade e outras questões médico-legais. Daqui para a frente, à medida que a identificação dos genes responsáveis pelas doenças se estender (por exemplo, já se sabe que, em determinado tipo de câncer de mama, estão envolvidos os genes *BRCA1* e *BRCA2*), invariavelmente aparecerão os correspondentes *kits* de laboratório. Esperemos que a adoção desses testes na rotina diária não seja precipitada.

UMA CONDUTA SELETIVA

Também com respeito ao exame complementar, é preciso evitar uma conduta demais obsessiva. Voltando por instantes ao Quadro 6.1, vê-se que os *exames de rotina*, em número de 9, não trouxeram uma contribuição expressiva ao diagnóstico, enquanto os *exames especiais*, inspirados numa evidente suspeita clínica, tiveram uma utilidade 3 a 4 vezes maior, sobretudo em Endocrinologia e Gastrenterologia.

A supervalorização do exame complementar, especialmente quando requisitado de maneira indiscriminada ou em caráter de rotina, pode trazer sérias consequências, conforme ilustrado pelo Caso clínico 7.2. (A documentação é incompleta, uma vez que, depois de tantos anos, parte dela se extraviou.)

Caso clínico 7.2
12 a 14 anos, sexo masculino, escolar.

Internado numa Santa Casa do interior paulista, o médico só veio saber do paciente graças à intervenção de um estudante de quarto ano, genuíno "rato de hospital", que em suas andanças reparou no rapaz e se interessou por ele.

Admitido por apresentar febre e dor no joelho esquerdo, já era a quarta semana que estava recolhido ao seu leito na enfermaria pediátrica. Segundo o prontuário, o exame físico do joelho não demonstrou qualquer anormalidade. Quanto aos demais órgãos, afora uma temperatura entre 37 e 38°C, persistente, e uma hiperemia da cavidade oral interpretada como sinal de "faringite", nada foi encontrado. Após a radiografia do joelho, dada como normal, recorreram-se aos exames laboratoriais, em número de 17, entre os quais três resultaram em valores "fora dos limites da normalidade": VHS e proteína C

reativa bastante aumentadas, bem como uma taxa de antiestreptolisina O, discretamente aumentada.

Com o diagnóstico de febre reumática, o paciente foi tratado com penicilina e altas doses de aspirina. Depois de 1 semana, na ausência de qualquer resposta clínica, foi acrescentada a prednisolona, em doses bastante elevadas. Depois de uns 10 dias do novo esquema (que também não trouxe uma melhora), o paciente despertou a atenção do acadêmico.

Sua primeira providência foi tirar o paciente da cama, pedindo-lhe que caminhasse pelo quarto. A seguir, foi buscar seu preceptor, para ouvir a opinião deste:

– Diz aí, professor: não acha estranho um paciente com febre reumática mancar quando lhe pedem pra caminhar? (De fato, o rapaz se locomovia com muita dificuldade, com muita dor, poupando a perna esquerda.)

Não, não era o usual. Uma radiografia de quadril feita na manhã seguinte revelou um tumor de cabeça de fêmur, um sarcoma de Ewing. A dor no joelho não passava de uma *dor referida*, daí que o exame local não fora de proveito. (Não obstante o prognóstico sombrio, é natural que o acadêmico tenha se sentido muito orgulhoso com o palpite certeiro.)

Na introdução ao seu indispensável compêndio (Wallach; 1996[5] – são 1.093 páginas inteiramente dedicadas à interpretação dos exames diagnósticos), o autor apresenta uma série de princípios gerais, alguns dos quais passamos a reproduzir:

- A escolha dos testes tem que se basear na probabilidade prévia do diagnóstico sob consideração, o que influi no valor preditivo do teste. Essa probabilidade resulta da anamnese, do exame clínico e da prevalência da afecção, motivo pelo qual tanto a anamnese como o exame físico terão que preceder ao pedido de exames.
- Embora os valores fornecidos pelas tabelas representem a distribuição para 95% da população, valores situados fora desta faixa não indicam, necessariamente, uma doença...
- Anormalidades múltiplas contam com maior probabilidade de serem significativas do que uma anormalidade limitada a um só teste. Quando dois ou mais testes para a mesma doença forem positivos, seus resultados se reforçam, mas, quando um teste for positivo e os outros não, o poder de interpretação tende a sofrer.

---

[5] Referência: Wallach J. Interpretation of diagnostic tests. 6th ed. Boston: Little Brown and Company; 1996.

- Os testes apenas serão solicitados caso prometerem ser de utilidade na orientação do diagnóstico, prognóstico, terapêutica ou no manejo do paciente...

Esse último parágrafo é digno de muita atenção. Assim, um velho professor costumava ensinar: "Antes de pedir algum exame, faça duas perguntas a si mesmo: 'se o resultado for positivo, que conduta tomarei?' e 'qual será minha conduta em caso de ser negativo?'. Se as respostas coincidirem – completava o professor –, não peça o exame!"

Em outras palavras, só peça exames que possam ser decisivos. O exame do muco nasal no Caso clínico 7.1 mostrou-se de fundamental importância. Nas mãos de um técnico competente, os erros são improváveis; praticamente não há *falsos positivos* (a *especificidade* do exame chega próximo aos 100%), mas, como a *sensibilidade* é baixa, dependendo da concentração de bacilos na secreção nasal, o médico pode ver-se obrigado a pedir a repetição do exame.

Num adolescente negro, com anemia e crises de febre e dor articular, uma prova de falcização das hemácias é certamente um exame indispensável, capaz de decidir a conduta a ser adotada. (Em contrapartida, que valor teria o hematócrito, um leucograma, a dosagem de eletrólitos?)

> De tudo isso, conclui-se que não é apenas o exame físico que deverá tomar um caráter seletivo – também os exames complementares terão que ser escolhidos com vistas aos objetivos a que se destinam, sempre sob orientação de um sadio raciocínio clínico.

SENSIBILIDADE E ESPECIFICIDADE

Todo exame complementar tem a sua *sensibilidade*, a sua *especificidade*. (Tais parâmetros, é preciso destacar, devem ser encarados como *limitações* do exame – os *erros* propriamente ditos não correm por conta do exame, mas do profissional que não sabe como interpretar o resultado.)

Não é difícil entender os dois conceitos.

Eu olho o céu noturno com a vista desassistida, ciente de que a esmagadora maioria das estrelas está fora de meu alcance – isso porque, para aquele fim, a vista humana é *pouco sensível*. Porém, a *especificidade* de minha visão é boa: é provável que as luzes que consigo reconhecer sejam todas estrelas de primeira grandeza (à exceção do *planeta* Vênus, natural).

Agora, tendo à mão um possante telescópio, subitamente o céu adquire riqueza: a sensibilidade da observação aumentou muito, dezenas ou centenas de milhares de luzes podem agora ser reconhecidas. Mas, leigo que sou em Astronomia, a especificidade se reduziu muito, pois ainda não aprendi como distinguir entre estrelas, planetas, algum satélite que esteja refletindo a luz da Terra, ocasionais cometas ou meteoritos, bem como, talvez, as luzes do avião que se prepara para aterrissar na pista.

Pense um pouco e logo compreenderá: **determinado exame é considerado sensível quando é baixa a proporção de resultados *falsos negativos*. Contudo, toda vez que o exame ganha em especificidade, são os *falsos positivos* que se reduzem. De maneira geral, sensibilidade e especificidade são antagônicas:** à medida que as malhas da rede se estreitam, capturando assim um material mais rico, crescem as chances de incluir corpos estranhos à pesca.

Completemos estas linhas com duas definições sucintas:

- Sensibilidade = a probabilidade de um resultado positivo em pessoas *com* a doença
- Especificidade = a probabilidade de um resultado negativo em pessoas *sem* a doença.[6]

---

[6] Kurt Kloetzel introduz, assim, esses importantes conceitos da epidemiologia clínica, particularmente relativos ao diagnóstico, na Medicina Ambulatorial. Para o estudo complementar desse tema, ver:
- Schmidt MI, Kuchenbecker R, Duncan BB. Conceitos de epidemiologia clínica para a tomada de decisões clínicas na atenção primária. In: Duncan B, et al. Medicina ambulatorial: condutas de atenção primária baseadas em evidências. 5. ed. Porto Alegre: Artmed; 2022.
- Fletcher GS. Diagnóstico. In: Fletcher GS. Epidemiologia clínica: elementos essenciais. 6. ed. Porto Alegre: Artmed; 2021.

86 Medicina Ambulatorial – Princípios Básicos

O cálculo da sensibilidade e especificidade de uma série de observações habitualmente toma o seguinte formato (Quadro 7.2).

São ao todo 1.465 observações, em 1.142 (815 + 327) das quais a prova de esforço identifica corretamente a presença ou ausência de cardiopatia isquêmica. Contudo, em 323 pacientes (208 + 115) há uma discrepância: 208 são *falsos negativos*, isto é, pacientes com cardiopatia que não puderam ser identificados por meio da prova de esforço, ao passo que um total de 115 casos é *falso positivo*, pacientes indevidamente identificados como doentes.

É fácil: a sensibilidade da prova de esforço é 815/1.023 = 0,80 (80%), sendo a especificidade igual a 327/442 = 0,74 (74%).

Praticamente não existem exames 100% sensíveis; por exemplo, mesmo no decorrer de uma punção biopsia de fígado não é incomum que a agulha erre o alvo, acertando um tecido não afetado pela doença. Mas a *especificidade* do exame tende a ser muito elevada, os falsos positivos raros, visto ser improvável que o patologista não consiga distinguir entre parênquima normal e uma cirrose ou um processo maligno. Exemplo semelhante é aquele oferecido pelo exame parasitológico de fezes: em casos de uma reduzida carga parasitária (o que influi no número de ovos ou larvas presentes na lâmina), são comuns os resultados falsos negativos, embora a especificidade esteja perto dos 100%, pois é praticamente impossível que o técnico confunda um ovo de *Schistosoma mansoni* com um ovo de *Ascaris*, de caraterísticas tão diferentes.

Esses dois indicadores também podem ser empregados no caso do exame clínico, segundo demonstrado pelo Quadro 7.3, que se ocupa do diagnóstico diferencial das icterícias.

O encontro de uma bilirrubina direta superior a 50% do total de bilirrubinas é, entre todos, o elemento diagnóstico mais sensível;

Quadro 7.2 Valor diagnóstico da prova de esforço na cardiopatia isquêmica.

Resultado do teste	Doença coronariana		
	Presente	Ausente	Totais
Positivo	815	115	930
Negativo	208	327	535
Totais	1.023	442	1.465

Quadro 7.3 Testes e achados clínicos no diagnóstico da icterícia obstrutiva.

Achado clínico ou teste	Sensibilidade	Especificidade
História de dor abdominal	70%	68%
Alívio da dor mediante flexão	20%	98%
Vesícula biliar palpável*	30%	100%
Bilirrubina direta mais de 50% do total	95%	32%
Fosfatase alcalina mais de 3 vezes superior ao limite da normalidade	85%	65%

*Admitindo que o observador logre distinguir uma vesícula biliar distendida de outras massas presentes no quadrante superior direito.

sua especificidade, porém, é muito reduzida, visto o achado não ser *exclusivo* da icterícia obstrutiva. (Nesse caso, para chegar a um diagnóstico mais preciso, é necessário recorrer a algum sinal ou teste dotado de especificidade mais elevada.) Por outro lado – e por motivos óbvios –, a sensibilidade da palpação da vesícula biliar é baixa, mas o sinal, estando presente, é difícil confundi-lo com outra coisa senão uma vesícula distendida.

A essas alturas, é preciso acrescentar uma noção muito importante: **sensibilidade e especificidade não dependem apenas do tipo de exame, mas do objetivo ao qual se deve prestar**. Por exemplo, a sensibilidade de uma radiografia de tórax depende daquilo que se procura: enquanto, no derrame pleural, sua sensibilidade é elevada, já no caso de uma suspeita de bronquiectasias resulta pouco útil. (O mesmo princípio, é bom não esquecer, vale para todos os demais exames. Assim, toda vez que se menciona a sensibilidade e a especificidade de um deles, é preciso deixar explícito o que é que se está procurando.)

DE NOVO O NORMAL

Há duas maneiras de expressar o resultado de uma série de observações:

A. Em forma binária. Aqui o resultado vem traduzido em termos de *positivo* ou *negativo*, de *presença* ou de *ausência*, como é o caso da biópsia de fígado, de uma radiografia qualquer, do próprio exame parasitológico de fezes e tantos outros. Vez por outra, é bem verdade, tenta-se dar-lhe um caráter grosseiramente quantitativo, como se faz ao descrever a intensidade *em cruzes* da palidez de mucosas, de um edema, de um sopro cardíaco. Dentro desse contexto, não é difícil chegar ao normal: a presença de células cancerosas à biópsia ou ao exame citopatológico claro que é anormal, o mesmo valendo para o encontro de protozoários numa amostra de fezes ou do bacilo de Koch no exame de escarro. Porém, como estimar se a concentração da ureia ou da creatinina, compostos cuja presença no sangue faz parte do metabolismo normal, se mantém dentro dos limites do esperado?

B. Em forma de uma distribuição de frequências, procedimento habitualmente usado quando se pretende registrar os resultados de um teste bioquímico ou de outros exames que, enquanto variáveis contínuas, em vez de serem expressos mediante um sim ou um não, traduzem-se por um *valor numérico*. Nesses casos, seu comportamento na população é expresso por meio de um gráfico que agrega todos os valores encontrados, formando uma *distribuição de frequência* que, geralmente em forma de sino, também se denomina *curva de Gauss*. O eixo das abscissas é reservado aos valores encontrados, enquanto a frequência é lida na ordenada correspondente. (Os contornos um tanto irregulares do gráfico na Figura 7.5 devem-se, claro, ao número reduzido de observações.)

Resta-nos somente indagar: onde se situa o *normal* dessa distribuição? (Claro que nem todos seus valores podem ser aceitos como normais, caso contrário o exame perderia sua razão de ser.) Para tanto, é preciso servir-se da Estatística. Sem entrar em mais detalhes, segundo ela, os valores normais de uma distribuição estão compreendidos na faixa que

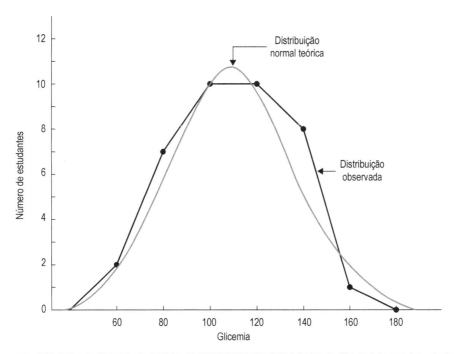

Figura 7.5 Glicemia em jejum de um grupo de estudantes de Medicina. A média desse experimento resultou em 109 mg por 100 mℓ.[7]

---

[7] Sem referência na edição original.

começa a dois desvios-padrão à esquerda da média e termina a dois desvios-padrão à sua direita. (Quem quiser ser preciso, substituirá o 2 pela cifra 1,96.) Esse é o chamado *intervalo de confiança a 95%*, indicando que os valores correspondentes a 95% da amostra (simetricamente distribuídos em volta da média aritmética) serão considerados normais. De sorte que os 5% restantes, aqueles situados nas "caudas" da distribuição, seriam os *anormais* ou, como se diz, estão "fora dos limites da normalidade". Mas esta nada mais é que uma convenção matemática e, como tal, arbitrária. Logo, não é de estranhar que o conceito anterior, excessivamente rígido, traz consigo certos inconvenientes:

➢ Ao aceitá-lo, estaremos admitindo que todas as doenças têm igual prevalência, isto é, 5%! (O que, claro, é inaceitável.)

➢ A definição é exageradamente intolerante com relação aos *casos limítrofes* (em inglês, os casos *borderline*). Por exemplo, ao folhear determinado texto, vemos que, conforme um dos diversos métodos de análise disponíveis, a glicemia normal vai de 60 a 120 mg por 100 mℓ, que o colesterol normal para homens entre 50 e 55 anos começa com 170 e termina com 286 mg por 100 mℓ – de acordo com a teoria estatística, são esses os limites da normalidade, de sorte que um certo paciente, cujo "resultado do papelzinho" revela uma taxa de 288, automaticamente teria que ser encarado como doente.

Isso será sensato? Na ausência de outros elementos que apontem para o diagnóstico, decerto é precipitado basear a conduta médica num desvio tão insignificante – afinal, a natureza não procede aos saltos: *até aqui ainda é saúde, um passo adiante já passa a ser doença*. (Ainda há outros inconvenientes, mas estes serão abordados no Capítulo 8.) Na falta de melhor parâmetro, o médico às vezes é obrigado a (cautelosamente) trabalhar dentro desses padrões de normalidade. Felizmente, existem outras maneiras de enfrentar a questão.

O PONTO DE CORTE

Dentro de uma conduta mais atualizada, o limite superior do normal (o *ponto de corte*, como se intitula) não fica ao arbítrio de uma convenção estatística, mas é escolhido a dedo, com vistas ao emprego que se fará daquele exame complementar. Assim sendo, não existe apenas *um* ponto de corte, mas diversos (Figura 7.6).

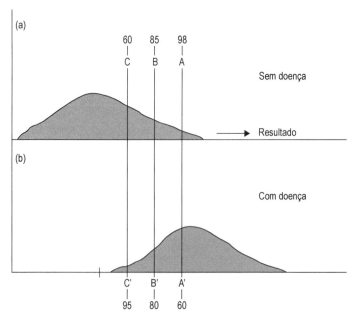

Figura 7.6 Três pontos de corte e suas consequências. (Embora os gráficos sejam hipotéticos, as percentagens foram calculadas com precisão, baseadas nas áreas delimitadas pelas verticais.)

(Antes de entrar na discussão, convém frisar que a distribuição de frequência de uma amostra populacional, conforme reproduzida em livros ou artigos, apenas traduz uma probabilidade: tanto é possível encontrar pessoas sadias em uma ou outra das extremidades do gráfico quanto ter um doente incluído na faixa dos normais. Na Figura 7.6, contudo, para facilitar uma melhor compreensão, os dois subgrupos são desenhados separadamente – e na mesma escala.)

As três verticais representam alguns dos cortes que poderiam ser adotados. Por exemplo, se a escolha for o ponto de corte A-A', que "corta" o gráfico superior nos 98%, e o segundo gráfico, nos 60%, somente 2% das pessoas sem a doença terão valores superiores ao limite preestabelecido – são os falsos positivos. Entretanto, o mesmo ponto de corte só identifica 60% das pessoas, de fato, como doentes; o restante (40%) ocorre por conta dos falsos negativos. (Como se vê, no gráfico superior a contagem dos percentuais começa à esquerda, enquanto, em baixo, dá-se o contrário.) As consequências da adoção deste ou daquele ponto de corte se encontram resumidas a seguir.

Ponto de corte	Falso positivo (gráfico a)	Falso negativo (gráfico b)
A-A'	2%	40%
B-B'	15%	20%
C-C'	40%	5%

Em poucas palavras: se pretendemos um máximo de sensibilidade (isto é, um mínimo de falsos negativos), é o ponto de corte C-C' que deverá ser adotado, ao passo que, se o objetivo for um máximo de especificidade (logo, uma redução dos falsos positivos), preferiremos o limite estabelecido por A-A'. (Como se percebe, sensibilidade e especificidade são antagônicas; é preciso optar ora por uma, ora por outra.)

DE QUE DEPENDE ESSA OPÇÃO?

Recentemente, para surpresa de muita gente, noticiou-se que a American Diabetes Association acabara de propor que o limite superior para a glicemia, os 140 mg/100 mℓ, adotados pela Organização Mundial da Saúde (OMS), fosse reduzido para a cifra dos 126. Tanto é assim que a *Folha de S.Paulo*, de 27/07/1997, ao noticiar que o número de diabéticos no mundo subitamente crescera de 100 a 153 milhões, achou por bem sair-se com a seguinte manchete: "Novo critério provoca *boom* de diabéticos". Na ocasião, fomos testemunhas da perplexidade de alguns profissionais, que não entendiam os motivos da mudança. Afinal, qual vem a ser o valor correto? – indagavam.

À luz do que acabamos de dizer, a resposta é imediata: ora, tudo depende do objetivo. De fato, embora os padrões de normalidade não sejam propriamente "subjetivos", nada impede que se os possa alterar com uma certa liberdade, desde que exista uma boa razão.

Organizações como a OMS, que se preocupam, basicamente, com os países menos desenvolvidos, naturalmente são forçadas a priorizar soluções que busquem reduzir os custos das ações de saúde. Ao adotar o ponto de corte dos 140 mg/100 mℓ para fins de rastreamento populacional, o número de pessoas falsamente identificadas como diabéticas se reduz consideravelmente – o que, em termos de custos e outras causas de iatrogenia, não deixa de ser um benefício. Em compensação, com a concomitante redução da sensibilidade do exame, uma expressiva proporção de diabéticos deixa de ser identificada, daí o desagrado de muitos especialistas e as razões para a recente proposta da associação norte-americana, que faz questão de frisar o óbvio, isto é, que, mesmo abaixo dos 140 mg/100 mℓ, é possível encontrar pessoas com complicações causadas pelo diabetes.

No entender do sanitarista, o ponto de corte dos 126 mg/100 mℓ está longe de satisfazer, podendo ser considerado irrealista. A ambição desse profissional não é a dos grandes números, nem se empenha ele em descobrir doentes assintomáticos – o que lhe importa, isto sim, é reduzir o número de falsos positivos. O que é perfeitamente compreensível, visto que, na grande maioria dos países de Terceiro Mundo, os programas de "tratamento em massa" ainda são uma utopia.

A situação pode assim ser resumida: **para aumentar a sensibilidade de um exame (e reduzir os falsos negativos), é preciso deslocar o ponto de corte para a esquerda; por outro lado, quando se deseja uma elevada especificidade (logo, uma redução dos falsos positivos), o ponto de corte é transferido mais para a direita**.

Isso conduz à seguinte proposição: **Toda vez que quisermos *afastar* uma doença, daremos preferência a exames de elevada sensibilidade; toda vez que for preciso *confirmar* uma doença, a escolha recairá sobre um exame dotado de alta especificidade**.

Decerto não fica fácil entender o sentido do parágrafo. Assim, para dar uma melhor ideia, examinemos o exemplo da síndrome da imunodeficiência adquirida (SIDA) e duas das situações que o médico pode ser chamado a enfrentar.

A. A primeira é a triagem dos doadores em um banco de sangue. Como o objetivo fundamental é não deixar passar pessoas eventualmente soropositivas (é preciso *afastar* a doença), a situação requer uma prova de altíssima sensibilidade, embora correndo-se o risco de incluir uma certa quantidade de falsos positivos. (Mesmo com os métodos mais recentes, esse índice pode alcançar os 10%. Embora, para o *indivíduo*, um falso positivo represente uma tragédia, o *banco de sangue* sai pouco prejudicado.)

B. Imaginemos agora o caso de um casal de noivos que resolve submeter-se a um exame pré-nupcial. Como, para eles, um falso positivo seria um desastre, nessa situação é imperioso empregar um método de elevada especificidade (isto é, capaz de *confirmar* a doença).

Ambas as instâncias oferecem sérios riscos, de sorte que, para atender a ambos os requisitos – lograr tanto uma elevada sensibilidade como uma respeitável especificidade –,

a utilização de uma metodologia mais complexa, constituída por uma série de sucessivas etapas, está mais do que justificada (Figura 7.7).

De maneira geral, no rastreamento de uma população, dá-se preferência, *sempre que possível*, aos procedimentos de alta sensibilidade (embora tal rigor, como vimos no exemplo do diabetes, é mais adequado aos sistemas de Saúde dotados de muitos recursos). Entre outros motivos porque, dado o grande número dos inevitáveis falsos positivos, os resultados posteriormente ainda deverão ser confirmados. Então o rastreamento passará por distintas etapas: por exemplo, o inquérito poderá principiar por uma glicemia em jejum que adote o ponto de corte dos 126 mg/100 mℓ; a ela segue-se a confirmação dos casos positivos, mediante o emprego de um outro tipo de exame, uma prova de tolerância à glicose ou, então, a determinação da hemoglobina glicada, provas dotadas de maior especificidade.

O PERÍODO DE LATÊNCIA

Para a correta interpretação de um exame complementar, uma série de fatores concomitantes tem que ser considerada, tais como sexo e idade do paciente, uma eventual interferência por parte da medicação que ele está tomando (uma situação não de todo incomum), a conduta usada na coleta e conservação da amostra, o método de análise empregado, bem como – mais do que natural – a idoneidade do laboratório.

Um outro elemento importante é a fase evolutiva do processo, que muitas vezes inclui um *período de latência*, um período *silencioso*. Um dos exemplos bem conhecidos é o da sífilis. Assim, sabe-se que a reação do VDRL, a prova mais comumente empregada, possui uma sensibilidade de 78% durante a fase primária e de 97% na fase do secundarismo, isso porque são precisos 7 a 10 dias após o aparecimento da lesão primária, para que a concentração de reagina alcance níveis suficientemente elevados.

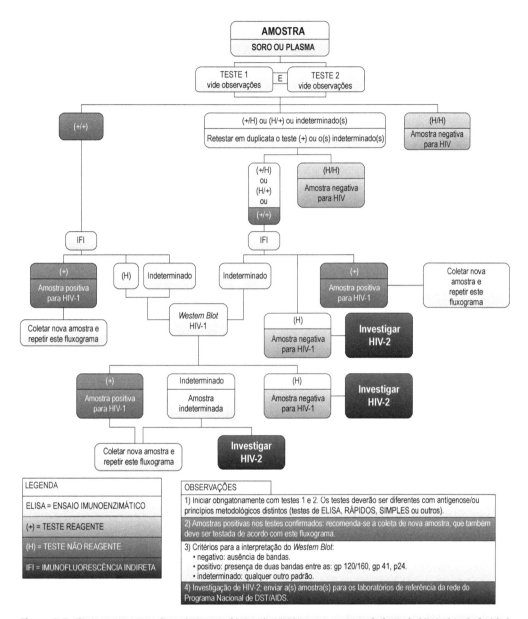

Figura 7.7 Fluxograma para o diagnóstico sorológico do HIV. Normas recomendadas pelo Ministério da Saúde.[8]

---

[8] Para o estudo atualizado da abordagem diagnóstica da infecção pelo vírus HIV em adultos e crianças, ver o Manual Técnico para o Diagnóstico da Infecção pelo HIV em Adultos e Crianças. 4. ed. Brasília: Ministério da Saúde; 2018. Disponível em: https://www.gov.br/aids/pt-br/central-de-conteudo/publicacoes/2018/manual_tecnico_hiv_27_11_2018_web.pdf

Além disso, em 2023, o Departamento de HIV/SIDA, Tuberculose, Hepatites Virais e Infecções Sexualmente Transmissíveis (DATHI), do Ministério da Saúde, atualizou o Protocolo Clínico e Diretrizes Terapêuticas (PCDT) para Manejo da Infecção pelo HIV em Adultos. Este e outros materiais complementares podem ser acessados no site: https://www.gov.br/saude/pt-br/centrais-de-conteudo/publicacoes/svsa/aids.

(Somente serão valorizados títulos superiores a 1:16.)[9]

De sorte que, quando se exige uma pronta decisão, pouco adianta repetir o VDRL durante o primarismo; o recurso que resta é pedir socorro a um segundo método: coleta-se uma amostra da secreção proveniente do cancro luético e faz-se a pesquisa do *Treponema* em "campo escuro". (Quanto à especificidade do VDRL, esta é dada como próxima dos 98%. A maior parte dos falsos positivos ocorre por conta de infecções a vírus, da malária e outras, assim como algumas doenças mais graves, mas cujos aspectos clínicos geralmente permitem uma identificação precoce. Mais importante, para nós, é o fato de a reação resultar positiva em 1 a 2% das mulheres grávidas, uma intercorrência que deve ser afastada mediante emprego de algum outro método de exame.)

➤ Fenômeno idêntico ocorre na SIDA, pois são precisos 1 a 4 meses, a partir do contágio, para que os anticorpos HIV sejam detectados

➤ Também o radiologista reconhece um período de latência, por exemplo, no diagnóstico da tuberculose pulmonar. De maneira geral, a sensibilidade do procedimento não é adequada para a detecção dos processos de início recente, quando o comprometimento do parênquima ainda é discreto.

MELHORANDO A SENSIBILIDADE

Quando se trata de uma distribuição de frequência, sempre existe o recurso de se jogar com o ponto de corte. Porém, quando o parâmetro vem em forma binária, com o resultado só admitindo o *sim* ou o *não*, existe outra maneira de enfrentar a situação: em caso de um resultado negativo num paciente com forte suspeita, aquele exame deverá ser repetido tantas vezes quantas forem necessárias.

Esse é um procedimento comum nas helmintoses, em que frequentemente o número de ovos – ou larvas – eliminados é reduzido; também é amplamente usado nas protozooses, como a amebíase (que, em casos suspeitos, pode exigir cinco ou mais exames sucessivos).

A questão é especialmente crítica nas bacteremias ou septicemias de prognóstico grave, entre elas a endocardite. Por exemplo, uma série de casos de bacteremia, estudados na Clínica Mayo,[10] revelou uma sensibilidade de apenas 80% ao término da primeira hemocultura, em confronto com os 99% obtidos mediante a realização consecutiva de três culturas.

Em vez de simplesmente multiplicar o número de exames, outra maneira de enfrentar a baixa sensibilidade é o de examinar maior *volume* de material, aumentando assim a probabilidade de encontrar o agente responsável pela doença. Na malária, em vez do simples esfregaço, usa-se o *método da gota espessa*; na tuberculose pulmonar, o habitual exame bacterioscópico do escarro é substituído por um dos métodos de *enriquecimento*, por meio dos quais se consegue atingir uma maior concentração do bacilo.

A próxima geração de médicos poderá contar com exames mais sofisticados, por enquanto só acessíveis ao pesquisador: a PCR – reação em cadeia da polimerase – ou a amplificação do DNA.

PALAVRAS FINAIS

Atingido o fim do capítulo, deve ter ficado claro que também os exames complementares terão que ser criteriosamente escolhidos, solicitados não de maneira indiscriminada, a título de mera rotina, mas de modo seletivo. Caso contrário, os erros serão quase inevitáveis.

Há exames com os quais mal se sabe o que fazer, sendo a *velocidade de hemossedimentação*

---

[9] Para o estudo complementar desse tema, ver: Brasil. Ministério da Saúde. Secretaria de Vigilância em Saúde. Departamento de Doenças de Condições Crônicas e Infecções Sexualmente Transmissíveis. Manual técnico para o diagnóstico da sífilis. Brasília: Ministério da Saúde; 2021.

[10] Sem referência na edição original.

(VHS) um exemplo. Quando normal, ainda não exclui neoplasias ou outras doenças graves. Quando elevada, abre um leque de opções não inferior às do próprio exame clínico. De nada adiantaria repetir o exame. Sendo assim, a eventual utilidade da VHS se resume em acompanhar a *evolução* de um paciente: a resposta ao tratamento, o aparecimento de metástases, etc.

Sem que se saiba por que, vez por outra determinado exame subitamente passa por um período de imerecida popularidade, sendo usado de modo quase compulsivo. Assim ocorreu, entre tantos outros exemplos, com a dosagem de creatinina no sangue, em alguns serviços parte integrante da bateria de exames de rotina. Isso quando bastaria abrir o compêndio para descobrir que, para que a taxa de creatinina se eleve, é preciso uma insuficiência renal bastante avançada, com menos de 50% de parênquima funcionante. Nas fases iniciais de uma nefropatia, os níveis de creatinina se mantêm dentro dos limites do normal.

Esse, aliás, é um ponto que ainda não foi comentado: além de sua eventual utilidade para fins de diagnóstico, os exames complementares também se prestam para o esclarecimento do *prognóstico* (por exemplo, a contagem das células CD4 na SIDA ou a determinação do fluxo máximo expiratório na asma), bem como para a orientação da *terapêutica* (como é o caso, entre outros, do antibiograma).

ASPECTOS-CHAVE DO CAPÍTULO

- No geral, a contribuição trazida pelo exame complementar é inferior àquela do exame clínico
- O emprego exagerado dos exames complementares pode ter consequências nocivas, entre elas o estrangulamento do acesso ao laboratório e o elevado custo para o sistema de Saúde. Porém, o efeito mais importante são as oportunidades que se abrem para erros de diagnóstico, sejam eles decorrentes dos *achados casuais*, sejam devidos a uma interpretação equivocada dos resultados
- No entanto, em casos selecionados, os exames complementares são de grande utilidade para o *diagnóstico*, *prognóstico* e *terapêutica*, ocasionalmente podendo até ser decisivos, mormente na identificação de um agente infeccioso
- A prática, tão comum, dos "exames de rotina" é considerada condenável; esses exames só se revelam úteis se empregados de forma *seletiva*, a partir de uma indicação correta. A qualidade das informações não guarda relação com o número de exames pedidos
- Um exame complementar é caracterizado pelos parâmetros *sensibilidade* e *especificidade*, atributos que geralmente são antagônicos. A primeira responde pelos *falsos negativos*; a segunda, pelos *falsos positivos*
- É preciso salientar que os dois parâmetros não dependem somente do tipo de exame, mas também do uso que dele se pretende fazer. Assim sendo, para cada situação clínica, o exame pode exibir diferentes graus de sensibilidade e especificidade
- A sensibilidade e a especificidade estão igualmente na dependência do padrão de normalidade, isto é, do *ponto de corte* adotado. Conforme essa escolha, a sensibilidade pode aumentar ou decrescer, com a especificidade variando em sentido contrário.

8 Fontes de Erro

A Medicina é a ciência da incerteza e a arte da probabilidade.
W. Osler

As fontes de erro são muitas; algumas delas já foram lembradas. Das restantes, só é possível dar uma visão um tanto panorâmica. Decidimos, por enquanto, ignorar um tema que costuma despertar grande interesse por parte da mídia: o erro médico culposo ou doloso que, conforme entende o **Código de Ética Médica**,[1] se distribui pelas categorias *negligência*, *imperícia*, *imprudência* e *omissão*. Sequer pretendemos mencionar as demais causas de iatropatogenia, pretextos suficientes para o litígio; as complicações do tratamento médico (as bridas pós-cirúrgicas, por exemplo); os efeitos colaterais – algumas vezes imprevisíveis – dos medicamentos.

ERROS COGNITIVOS

O *erro cognitivo* – aquele que principia pelo *não saber* – é, de todos, o mais comum. Já vimos diversos exemplos, os quais, somados ao que se segue, descrevem bem o gênero.

> **Caso clínico 8.1**
> F.P.L.L., 51 anos, sexo feminino, empregada doméstica.
>
> A história clínica dessa senhora começou com um pequeno acidente: no dia anterior, ela erguera um botijão de água mineral que, ao cair, se partiu, inundando a cozinha.
>
> Na manhã seguinte – segundo a paciente informou –, ela não perdeu tempo em comunicar ao patrão que decidira abandonar o emprego no fim do mês: estava ficando velha; nem mais um peso à toa conseguia levantar – o que precisava mesmo era de repouso e tranquilidade.

Contou que, na noite anterior, consultara um pronto atendimento popular e tivera pela frente um médico atencioso que se dispôs a ouvir suas queixas: dor e falta de força no braço direito datando de alguns meses, bem como uma dor no calcanhar, do mesmo lado, um pouco mais antiga – no mais, não tinha maiores problemas. O médico a ouviu até o fim, deu-lhe umas apalpadelas e depois se pronunciou: o mal dela não era outro senão a osteoporose, doença muito comum; após os 50 anos, quase inevitável. E foi assim que F.P.L.L. chegou à conclusão de que estava condenada – mesmo porque uma antiga vizinha, depois de meses de atroz padecimento, viera a falecer, ao que constava, justamente devido à osteoporose.

À hora do almoço, com a chegada do patrão, a conversa recomeçou. Embora fosse comerciante, o homem tinha leitura suficiente para acreditar que osteoporose não mata; por isso, insistiu em tranquilizar sua empregada e a recomendar-lhe que procurasse um outro médico, este por ele indicado. (Dos gastos, era ele quem cuidaria.)

Dois dias depois, Dona F. foi à procura do segundo médico, também este um profissional de modos amáveis. Ele não deixou dúvidas quanto à sua preferência pelos exames complementares, conduta que deixou a paciente bem impressionada. O exame clínico se resumiu na tomada da pressão arterial e em uma espiada na garganta.

Dez dias depois, os exames estavam prontos: o ECG revelou "alterações primárias da repolarização"; a radiografia do cotovelo resultara em "estrutura óssea compatível com a idade, espaços articulares conservados", e aquela do tornozelo, em "pequeno esporão na face plantar do calcâneo". O hemograma, a VHS, o exame comum de urina, a glicemia, a creatina e o colesterol estavam normais, mas a dosagem dos **triglicérides**[2] acusou uma taxa de 137 mg/100 mℓ (para uma normal de 50 a 115).

---

[1] Segundo o Código de Ética Médica vigente, oriundo da Resolução CFM nº 2.217/2018, em seu Capítulo III, intitulado Responsabilidade profissional, no art. 1º, afirma que: "É vedado ao médico: causar dano ao paciente, por ação ou omissão, caracterizável como imperícia, imprudência ou negligência".

[2] Apesar de serem sinônimos, contemporaneamente se utiliza o termo "triglicerídeos".

> Esse último achado pareceu alarmar o médico: – O resto está tudo normal, mas dos triglicérides a senhora tem que cuidar, manter uma dieta, esse tipo de coisa, não abusar de gorduras, frituras. Especialmente no seu caso – a senhora deve estar sabendo, seu peso é um pouco excessivo, bem que podia perder uns... uns 10, 15 quilinhos, por aí. E por falar nisso, também o eletro deu algumas alterações. – Mas – ainda acrescentou: – Nada de se preocupar, viu?
>
> F.P.L.L. embolsou a receita, despediu-se e saiu do consultório, mancando ligeiramente. Já sabia o que fazer. (Na mesma tarde, comprou um remédio à base de "antioxidantes", que uma amiga tinha recomendado.)

Quadro 8.1 Interferência entre alguns fármacos e exames bioquímicos.

Fármaco	Efeitos
Ácido acetilsalicílico	Reduz os níveis sanguíneos do ácido úrico
Betametasona	Aumenta concentração plasmática e urinária da glicose
Cimetidina	Aumenta concentração plasmática de creatina e transaminases
Diclofenaco	Falsos positivos para as transaminases; falsos negativos para o ácido úrico
Eritromicina	Aumenta a fosfatase alcalina e a bilirrubina
Metildopa	Aumenta a fosfatase alcalina, a bilirrubina, a ureia, o potássio, o sódio e o ácido úrico
Penicilina	Falsos positivos no teste de Coombs
Verapamil	Elevação das transaminases, fosfatase alcalina e bilirrubinas

No Caso clínico 8.1, o erro não se limita a um ou a outro ponto da conduta – é o modelo todo, o modo de proceder, que está fora de esquadro. Outras vezes, porém, o erro cognitivo depende de um ou dois pequenos detalhes apenas; logo, pode acontecer a qualquer um de nós – desde que, bem entendido, confiando demais na memória, quem sabe se por falta de tempo, esqueçamos que os livros não foram escritos com vistas apenas ao acadêmico de Medicina. É humanamente impossível manter em mente os mil e um conhecimentos necessários à prática diária da Medicina – até mesmo porque constantemente estão sendo atualizados.

Exagero nosso? A lista do Quadro 8.1, um modesto mostruário dos conhecimentos que, vez por outra, nos escapam à memória, pode servir de exemplo. (Seu tema são os medicamentos – mas poderia bem ser algum outro tópico.)

O conselho é antigo, embora ultimamente tenha caído em desuso: uma das estratégias usadas pelo médico experiente é o de restringir seu receituário a um pequeno número de medicamentos considerados essenciais, sabendo que só assim poderá ficar em dia com todas as suas particularidades, seus efeitos colaterais, sua interação com outras drogas, sua interferência com os exames complementares, uma possível idiossincrasia por parte de alguns doentes etc.

O mesmo vale para os exames complementares: só se deve usá-los depois de conhecer todas – ou quase todas – as informações disponíveis.[3] O caso dos triglicérides (ver Caso clínico 8.1) pode servir de perfeito exemplo.

Segundo o livro de Wallach (1996),[4] para uma mulher de 51 anos, o limite superior da normalidade para triglicérides se situa entre os 43 e 128 mg/100 mℓ – fato que, no caso da paciente, já reduz o tamanho da "anormalidade" a escassos 9 mg! Em seguida, o autor menciona uma *variação intra-individual* de 12 a 40%, uma *variação analítica* de 5 a 10%, motivo a mais para desconfiar de um desvio tão

---

[3] A Medicina de Família e Comunidade hoje se respalda fortemente nessas premissas, sobretudo nos debates relacionados à chamada "prevenção quaternária". Para uma abordagem atualizada desse assunto, ver: Jamoulle M. Quaternary prevention: prevention as you never heard before (definitions for the four prevention fields as quoted in the WONCA international dictionary for general/family practice). Disponível em: http://www.ulb.ac.be/esp/mfsp/quat-en.html

[4] Referência: Wallach J. Interpretation of diagnostic tests: pathways to arriving at a clinical diagnosis. Philadelphia: Little Brown and Company; 1996.

modesto. Para coroar a discussão, Wallach afirma que a taxa de triglicérides não possui expressivo valor preditivo, assim que, tomados isoladamente, os triglicérides nem sequer devem ser considerados fator de risco! (De resto, valores inferiores a 250 mg/100 mℓ ainda não foram associados a qualquer doença.)

Quantos de nós serão capazes de recitar tais dados sem auxílio de um compêndio?

ERROS DE OBSERVAÇÃO

Também chamado "erro experimental", "erro técnico" ou "erro de medida", ocorre por conta do método, do instrumental usado, bem como de algumas particularidades próprias ao fenômeno observado. Alguns desses erros de medida são *aleatórios* – ora exagerando para um lado, ora para o outro –; logo, no decorrer de uma sequência de observações, é provável que os desvios se compensem. É o que acontece por ocasião das determinações seriadas da pressão arterial. Dadas as flutuações fisiológicas que caracterizam a pressão arterial (PA), tais valores, tomados isoladamente, facilmente conduzem a erros de diagnóstico, daí a recomendação de repetir o exame em momentos diferentes, baseando a decisão final na média aritmética das medidas.[5]

Temos ainda os erros *sistemáticos*, aqueles cujo desvio é sempre no mesmo sentido, para mais ou para menos. É o que ocorre com o fenômeno denominado *preferência por dígitos*. Sabemos que os profissionais da Saúde têm o hábito de não dar muita importância ao último dígito de uma determinação de PA (as unidades), preferindo, em vez disso, arredondar para zero ou para cinco. Parece uma diferença desprezível, mas não é: na hipótese de a agulha do esfigmomanômetro indicar uma pressão diastólica de 97, qual seria a sua opção? Registrar os 95 (ainda considerados normais)

ou um 100 (para alguns profissionais, o bastante para diagnosticar uma hipertensão arterial)? Pois é! Não se trata de um erro aleatório, visto que cada um de nós, conforme seja "otimista" ou "pessimista", sempre age de acordo com esse seu temperamento.

Outro erro sistemático tem sua origem na falta de uma periódica aferição dos aparelhos de pressão (um erro difícil de ocorrer com os aparelhos de *coluna de mercúrio*). Já tivemos oportunidade de constatar a importância desse fator ao analisar o desempenho do Programa de Hipertensos de uma prefeitura municipal paulista (Quadro 8.2).

Outro erro sistemático está relacionado *à circunferência do braço*, às vezes por desconhecimento daquele que "tira a pressão", mais comumente por não se ter à mão um manguito de largura apropriada. (Como as tabelas de correção geralmente não estão disponíveis quando mais se precisa delas, achamos que preencher essa lacuna só poderá ser útil – Quadro 8.3.)

Para uma paciente obesa, com uma circunferência do braço de 38 cm e uma leitura de 165 por 101, os valores verdadeiros, a serem registrados no prontuário são, na realidade, 157 (165–168) por 95 (101–106). Embora as diferenças pareçam desprezíveis, não é incomum que uma correção dos índices tensionais faça o paciente passar para uma categoria

Quadro 8.2 Resultado da aferição de uma série de esfigmomanômetros em uso num serviço de Saúde.

Sem erro		157 (79%)
Com erro		
5-9 mm a mais	12	
5-9 mm a menos	22	41 (21%)
> 10 mm a mais	5	
< 10 mm a menos	2	

---

[5] Segundo as Diretrizes Brasileiras de Hipertensão Arterial, de 2020, identifica-se a hipertensão a partir de medições realizadas, com a técnica correta, em pelo menos duas ocasiões diferentes e na ausência de medicação anti-hipertensiva. É aconselhável, quando possível, a validação de tais medidas pela avaliação da PA fora do consultório por alguma das seguintes estratégias: Monitorização Ambulatorial da Pressão Arterial (MAPA), Monitorização Residencial da Pressão Arterial (MRPA) ou Automedida da Pressão Arterial (AMPA). Disponível em: https://abccardiol.org/wp-content/uploads/articles_xml/0066-782X-abc-116-03-0516/0066-782X-abc-116-03-0516.x55156.pdf

Quadro 8.3 Fatores de correção da PA, conforme a circunferência do braço.*

Circunferência do braço (cm)	Diastólica	Sistólica
20	+7	+11
22	+6	+9
24	+4	+7
26	+3	+5
28	+2	+3
30	0	0
32	−1	−2
34	−3	−4
36	−4	−6
38	−6	−8
40	−7	−10
42	−9	−12
44	−10	−14
46	−11	−16
48	−13	−18
50	−14	−21
52	−16	−23
54	−17	−25

*Segundo Duncan, Schmidt e Giugliani (1996).[6]

inferior – ou mesmo milagrosamente o transformem num normotenso.

Exemplo clássico é aquele do técnico de laboratório que, dominado pela estafa ou por uma sensação de monotonia, durante instantes tem sua atenção desviada do trabalho, deixando assim passar uma solitária hemácia parasitada pelo *Plasmodium* da malária, ou um isolado bacilo álcool-ácido resistente. (Um erro que, aliás, não é exclusivo do técnico, porquanto todos nós, vez por outra, somos vítimas do cansaço, da distração ou da pressa, correndo assim o risco de incorrer em algum lapso.)

Não há procedimento que esteja a salvo de erros desse tipo. Os exemplos são muitos: um reagente de laboratório com prazo vencido; alguma falha na coleta das amostras – talvez uma urina colhida sem os cuidados necessários para uma urocultura; os triglicérides sem o jejum prévio de 12 horas; a amostra de sangue que, enquanto aguarda ser levada ao laboratório, é mantida à temperatura ambiente (com isso perdendo 7 mg/100 mℓ de glicose por hora de demora); a dosagem de creatinina de um paciente que, à véspera, ingeriu quantidade exagerada de carne assada; a própria variação embutida no método analítico (para o caso dos triglicérides, por exemplo, ela é estimada em 5 a 10%); e um sem-fim de outros fatores, pareçam ou não importantes. A própria posição do paciente pode ter influência: assim, em comparação com uma amostra colhida na posição ereta, a coleta feita com o doente sentado resulta numa taxa 5% mais baixa, a diferença atingindo 10 a 15% na posição de decúbito. (Isso sem contar uma variação intra-individual *aleatória* de 4 a 10%.)

Tem-se que levar em conta também as *variações circadianas* (flutuações que ocorrem ao longo das 24 horas do dia), um fenômeno absolutamente sistemático que se repete dia após dia, mais ou menos à mesma hora. (Logo, torna-se necessário também padronizar a hora da coleta do material, especialmente quando se trata de observações seriadas.) Tais variações ocorrem não somente quanto ao pH do sangue ou à taxa dos esteroides e outros hormônios – um fenômeno há tempo conhecido –, mas também em alguns dos exames atualmente considerados "de rotina", entre eles a dosagem dos triglicérides, a qual, cedo, pela manhã, é mais baixa; em seguida, se eleva, atingindo seu valor máximo por volta do meio-dia.

ERROS DE INTERPRETAÇÃO

(Dada a sua repercussão sobre o cotidiano do médico, bem como o fato de tratar-se de um tema que não costuma ser discutido, não podemos deixar de enfatizar a importância dos próximos parágrafos.)

Antes de mais nada, temos que completar aquilo que, no Capítulo 7, ficou apenas esboçado: o conceito estatístico da normalidade e seu significado para a interpretação dos exames complementares. Como vimos, de acordo com a *convenção*, 5% de qualquer amostra populacional submetida a determinado exame apresentará resultados situados fora dos limites da normalidade – e isso *independente*

---

[6] Referência: Duncan BB, Schmidt MI, Giugliani ERJ. Medicina ambulatorial: condutas clínicas em atenção primária. 2. ed. Porto Alegre: Artmed; 1996.

do estado clínico! (Estamos falando, é lógico, daqueles parâmetros que obedecem a uma distribuição de frequência.)

Assim, se qualquer um de nós, doente ou sadio, for submeter-se a uma dosagem de ureia, a uma glicemia ou coisa parecida, inevitavelmente correrá o risco de, uma vez em vinte, sair com um resultado tido como anormal. A situação é especialmente grave para aqueles que se submetem a um *check-up*; logo, são vítimas de uma exuberante bateria de exames, situação em que o risco de uma "doença de laboratório" atinge níveis alarmantes. Não é preciso ser profundo conhecedor da matemática para antecipar o que acontece quando se multiplica o número de exames pedidos: com dois exames, a probabilidade de ser considerado uma pessoa "normal" cai para 0,90 (0,95 × 0,95). Mas, se o paciente consentir em submeter-se a uma bateria de 10 ou mesmo 25 exames – hipótese que, no caso de um *check-up* ou de um paciente de enfermaria de hospital, não é descabida –, só 60%, respectivamente 28%, livram-se do veredicto de *doente!*[7]

Compreende-se por que esse tipo de interpretação do normal está caindo em desuso.

O segundo "erro estatístico" é ainda mais impressionante: examinemos o que acontece em caso de um rastreamento da síndrome de imunodeficiência adquirida (SIDA) numa população de 100 mil pessoas em *baixo risco* – uma prevalência de 0,1%, digamos –, bem como um método de exame que tenha uma sensibilidade de 99% e uma especificidade de 98%. Cremos que o Quadro 8.4 não seja de difícil compreensão.

O número de falsos negativos se limita a um único caso, porém os falsos positivos atingem uma cifra respeitável: em contrapartida aos 99 doentes corretamente identificados,

Quadro 8.4 Rastreamento para a SIDA numa população de 100 mil pessoas.

		ELISA	
SIDA	Número de pessoas	Positivo	Negativo
Presente	100	99	1
Ausente	99.900	1.998	97.902
Total	100.000	2.097	97.903

contamos com um total de 1.998 pessoas sadias, mas soropositivas logicamente – em outras palavras, de cada 20 soropositivos, apenas um realmente tem SIDA!

A "culpa" não é do exame, mas uma decorrência natural da prevalência reduzida – quanto mais rara a doença, mais frequentes serão os falsos positivos. Por outro lado, para uma população em risco elevado de SIDA (admitamos que a prevalência chegue aos 5%), a relação entre doentes e falsos positivos, em vez dos 0,05 do exemplo anterior, é de 2,5:1, uma cifra bem menos alarmante, ainda assim capaz de transtornar a vida de muita gente, daí que o fluxograma da Figura 7.7, destinado a minimizar os riscos de um erro diagnóstico, compreende um conjunto de normas absolutamente indispensáveis.[8]

É possível que o leitor não dê importância ao fenômeno que lhe foi apresentado, alegando que não pretende dedicar-se às doenças transmissíveis, muito menos meter-se a realizar inquéritos populacionais. Se tal for o caso, está incorrendo num grave erro: a mesma situação ocorre em outras áreas, pois, se somar o número de pacientes que, no decorrer do ano, foram por ele submetidos a diferentes exames laboratoriais, sem uma especial necessidade, apenas como medida de rotina, sem que haja a suspeita de algum desvio para mais ou para menos, verá que o problema é absolutamente idêntico.

---

[7] Em mais uma inovação de conceitos, o autor antecipa elementos de um importante debate que, a partir do início dos anos 2000, ganhou força com movimentos como o Too Much Medicine, o Slow Medicine e o Choosing Wisely International, que, até a atualidade, assumem importantes espaços no cenário científico internacional. Para mais informações, ver os seguintes endereços eletrônicos:
- https://www.bmj.com/too-much-medicine
- https://www.slowmedicine.com.br/
- https://www.choosingwisely.com.br/

[8] Kurt Kloetzel introduz, de forma também pioneira, por meio desses exemplos analisados criticamente, o uso dos conceitos advindos da epidemiologia clínica no contexto da Medicina Ambulatorial.

Tomemos como exemplo a dosagem do potássio, um exame praticamente corriqueiro nas enfermarias de hospital. Vejamos o que sucede com a hipocalemia, fenômeno que, na ausência de uma nefropatia crônica, uma acidose tubular ou um hiperaldosteronismo, tem uma prevalência estimada em meros 0,1%. Nessa situação – e levando em conta a especificidade da prova laboratorial –, é possível calcular que um potássio de, digamos, 3,4 mEq/100 mℓ, só em 4% dos casos traduz uma genuína hipocalemia! (Logo, não devemos estranhar uma afirmação oficial recentemente feita: "A determinação do potássio sérico não é indicada em populações não selecionadas".)

Isso dito, certamente não é difícil extrapolar para outras situações. (Imagine o que pode acontecer se um interno – ou residente –, com a ambição de finalmente encontrar um caso de feocromocitoma, meter-se a dosar as catecolaminas de todos os hipertensos que encontrar pela frente.)

OS PADRÕES INADEQUADOS

Outra fonte de erro consiste na adoção de padrões de normalidade já superados ou, então, inadequados aos fins a que se destina.

Mais uma vez, é a hipertensão arterial que se toma de exemplo. Como ela se distribui segundo uma curva contínua, sem uma nítida descontinuidade – e na falta de critérios clínicos que possam facilitar uma decisão entre normal e anormal –, o ponto de corte é, até certo ponto, arbitrário. Isso explica a existência de múltiplos padrões, a periódica revisão dos critérios, bem como as controvérsias a seu respeito.

Seguindo critérios inteiramente empíricos, os primeiros padrões optaram por limites exageradamente elevados para os dias de hoje. Trinta ou quarenta anos atrás, o tratamento do hipertenso comumente se iniciava em volta dos 130 mmHg de diastólica, uma prática que, diante de novos conhecimentos, teve que ser abandonada. Ao longo desse período, as normas foram periodicamente reajustadas, sempre no sentido de uma mais rigorosa interpretação dos níveis tensionais, uma considerável redução nos valores ainda "permitidos". Como sempre, os norte-americanos assumiram a dianteira, enquanto, do outro lado do oceano, a Medicina inglesa, mais comedida (ou, como se queira, "conservadora"), relutava em seguir o seu exemplo.

Como é natural, a existência de múltiplos padrões só poderia trazer embaraço, fato claramente demonstrado por um trabalho (Fahey TP, Peters, TJ. Br Med J. 1997;11:39-46, edição em português) baseado na análise de 876 hipertensos sob tratamento em diferentes unidades de Saúde do Reino Unido e classificados de acordo com os distintos critérios de "hipertensão controlada" (as normas adotadas na Nova Zelândia, no Canadá, nos EUA, na Inglaterra, bem como aquelas recomendadas pela Organização Mundial da Saúde). Uma análise comparativa revelou que a proporção dos pacientes considerados "controlados" variou, segundo os diferentes padrões, entre 17,5% e 84,6%, só coincidindo em 31% dos casos! Para os padrões neozelandeses, por exemplo, metade dos pacientes norte-americanos estaria sendo tratada sem necessidade. (O trabalho vale a pena ser lido em sua íntegra.)

A começar pela divulgação do resultado dos primeiros estudos longitudinais, ficou claro que já não bastava simplesmente assinalar a presença de hipertensão, mas seria preciso, tendo em vista o prognóstico, classificá-la segundo sua intensidade. Até há pouco tempo eram três as categorias – a hipertensão leve, moderada e severa –, cada uma caracterizada por determinado *risco relativo*, definindo as consequências fisiológicas para aquele grupo de pessoas.

A essa altura, o leitor faria bem em reexaminar a Figura 6.4; conforme esse gráfico, o risco de doença coronariana se mostra proporcional aos níveis tensionais; logo, uma classificação por graus ou níveis de severidade efetivamente faz sentido. O que chama a atenção é que nesse trabalho, bastante recente e ainda não uniformemente adotado, é proposta uma nova categoria, o nível *optimal* (inferior aos clássicos 120 por 80), em linha com a opinião de alguns pesquisadores norte-americanos, que chegam a admitir que, quanto mais baixa a pressão arterial, maior o benefício para o paciente, daí recomendarem que também os *normotensos* sejam tratados.[9]

Resta discutir a *viabilidade* dos programas de controle da hipertensão arterial, mormente em países com baixos investimentos em saúde. Essa discussão está reservada para outro capítulo.

OUTROS ERROS

É preciso insistir: existem *condições* (ainda não estamos falando em *doenças!*) que são encontradas com muita frequência e seriamente dificultam uma correta distinção entre normal e anormal. É óbvio que, quanto mais comum o achado – podemos citar os exemplos da hipertensão arterial, das parasitoses intestinais, uma reação positiva à tuberculina, uma sorologia positiva para *Toxoplasma gondii*, uma reação de Machado-Guerreiro[10] positiva e tantos outros –, maior é a chance de erro.

Não estamos aqui nos referindo aos erros do laboratório, aos erros do observador, ao erro dos falsos positivos ou qualquer um dos outros tipos já referidos, porém ao erro, tão corriqueiro que passa despercebido de, em face de um mero achado casual, imaginar estar diante da doença ou da causa da doença.

Embora pareça caricato, é isso que frequentemente ocorre na prática: um homem de 62 anos vem ao médico, queixando-se de forte cefaleia, iniciada há 1 semana. Tendo, já aos primeiros momentos do exame, constatado uma pressão arterial de 172 por 98, o médico se dá por satisfeito e, convencido de ter encontrado a causa da cefaleia, de pronto inicia a terapêutica anti-hipertensiva.

A associação entre a cefaleia e a hipertensão muito provavelmente é fortuita, de modo algum comprova uma relação de causa e efeito; afinal, nessa faixa de idade, a prevalência da hipertensão supera os 55%; logo, é mais fácil encontrar cefaleia em hipertensos do que em pessoas normotensas.

Também o exame parasitológico de fezes abre um campo fértil a esta sorte de erro, às vezes com consequências funestas (Quadro 8.5).

Quadro 8.5 Exame parasitológico de fezes segundo o tipo de queixa (em %).*

Achado**	Tipo de queixa				
	Gastrintestinal	Ginecológica	Reumática	ORL***	Outras
Exame negativo	44	32	17	33	37
Ancilostomíneos	45	49	52	75	46
Ascaris lumbricoides	9	15	13	10	21
Enterobius	–	–	–	–	2
Trichocephalus	2	2	9	9	7
Schistosoma mansoni	3	5	–	9	2
Hymenolepis nana	1	5	5	9	–
Taenia sp.	4	–	9	–	5
Strongyloides	9	10	26	9	14
Giardia lamblia	8	5	4	17	–
Entamoeba histolytica	3	7	–	–	5
Número de exames	**90**	**82**	**46**	**24**	**86**

*Inquérito realizado no Ambulatório Geral da Universidade Estadual de Londrina – pacientes maiores de 18 anos.
**Achados múltiplos foram incluídos.
***Otorrinolaringológica

---

[9] Essa discussão continua sendo absolutamente atual.

[10] A reação de Machado-Guerreiro, também conhecida como fixação de complemento, era o exame de escolha para a detecção da doença de Chagas. Entretanto, por apresentar baixa sensibilidade, baixa especificidade e, também, alta complexidade na sua execução, não vem sendo mais utilizada. Os atuais métodos para diagnóstico da doença de Chagas são hemoglutinação, imunofluorescência e imunoensaio, os quais apresentam sensibilidade próxima a 100%.

Certamente será desnecessário comentar – salvo, é claro, para reafirmar que, tomado isoladamente e na ausência de uma nítida suspeita clínica, o exame parasitológico de fezes não se presta para o diagnóstico diferencial de doença alguma. (Haja vista a surpreendente prevalência das enteroparasitoses em pacientes com queixas reumáticas.)

O episódio descrito a seguir data de mais de duas décadas, mas seus antecedentes, assim como seu desfecho dramático, nos impressionaram de tal maneira que não podemos perder a oportunidade de citá-lo mais uma vez (completando assim as informações constantes do Capítulo 5).

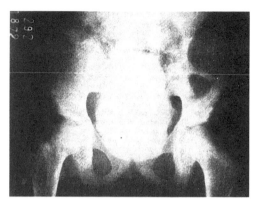

Figura 8.1 Uretrocistografia miccional de M.A.S.

> **Caso clínico 8.2**
> M.A.S., 12 anos, sexo feminino, escolar.
>
> Essa menina, de família modesta e moradora de uma pequena cidade no Vale do Paraíba (SP), toda sua vida foi doentia, mas a gravidade do quadro se acentuou sobremaneira nos dois últimos 2 anos. Seu prontuário relata intensa inapetência, astenia, náuseas e ocasionais vômitos, bem como uma crescente palidez.
>
> Desde os 3 anos de idade "vivia na mão dos médicos", dado o aparecimento de distúrbios na micção, consistindo em urgência, bem como incontinência, tanto de dia como à noite. Os conselhos médicos – não dar líquidos à noite, acordar de hora em hora para esvaziar a bexiga – foram cumpridos à risca, mas sem qualquer efeito. Também os remédios não trouxeram resultado. Assim, para poupar o colchão, a única medida tomada foi a de colocar uma lona impermeável debaixo do lençol.
>
> A paciente foi enviada ao pronto-socorro de uma Santa Casa, acompanhada de um bilhetinho mencionando uma provável pneumonia. De fato, a menina tinha "fome de ar": pálida, obnubilada, apresentava uma respiração suspirosa, sugerindo uma acidose. A dosagem de ureia, pedida em regime de urgência, resultou numa taxa de 240 mg%. Como a palpação do abdome revelasse um "bexigoma" (uma tumoração no baixo-ventre), na mesma manhã foi submetida a uma uretrocistografia miccional (Figura 8.1).
>
> Menos de 1 hora depois, M.A.S. foi levada à sala de cirurgia, sendo realizada a excisão de válvulas de uretra posterior, uma malformação congênita não muito rara e que, ao constituir importante obstáculo à micção, culminou em grave insuficiência renal.
>
> (Diga-se que a intervenção foi intempestiva, devendo ter sido realizada mais tardiamente, depois de melhorado o estado geral da pequena paciente, que veio a falecer durante a noite.)
>
> Enquanto a paciente estava sendo operada, os familiares tiveram oportunidade para completar a anamnese, acrescentando que a doença da filha era acompanhada por ocasionais episódios febris, com náuseas, vômitos e dor lombar. Nesses momentos, os médicos recorriam aos antibióticos.
>
> Com o passar dos anos, a diferença entre M.A.S. e seus irmãos se acentuara. Pálida, "desanimada" e anorética, seu peso e altura se mantinham abaixo dos padrões dos colegas de escola, daí os médicos periodicamente insistirem no hemograma e no exame parasitológico de fezes, jamais omitindo as vitaminas e os mais recentes anti-helmínticos, mas sem qualquer benefício. Na última consulta, 2 semanas atrás – e não obstante a tumoração abdominal, agora já visível à mera inspeção –, o profissional lhes informou que, agora que tinham encontrado o *Necator*,[11] o grande responsável pela anemia, a cura não tardaria.

Conforme a região, o grupo etário e as condições sociais, a prevalência das geo-helmintoses, em nosso país, varia entre 30 e 60% (no Vale do Paraíba deve estar por volta dos 50%), e também a anemia, discreta ou mais intensa, não é incomum.

➢ Encarando agora o exemplo de uma reação de Machado-Guerreiro positiva em pessoa assintomática, ainda hoje um achado não infrequente nas zonas outrora endêmicas,

---

[11] *Necator americanus* ou *Ancylostoma duodenale* é o parasita causador da ancilostomíase, popularmente conhecida por "amarelão".

podemos nos atrever, também aqui, a considerá-lo um legítimo achado casual?

Com toda a certeza – salvo, repetimos, uma suspeita clínica baseada em sinais e sintomas considerados característicos da doença de Chagas. Estudos de campo (de *campo,* e não de *enfermaria* – o que faz uma grande diferença) por nós realizados anos atrás, em Bambuí, Minas Gerais, uma zona notoriamente endêmica, mostrou que, embora elevada proporção dos habitantes fosse portadora de *infecção* chagásica, só uma minoria apresentava um quadro clínico ou um traçado eletrocardiográfico que sugerisse *doença.*

Essa é mais uma importante fonte de erro clínico: **a recusa em distinguir infecção de doença.** Trata-se de uma proposição importante, que vale tanto para o caso da tuberculose (Mantoux positivo *versus* tuberculose clínica), da toxoplasmose, da histoplasmose e de tantas outras infecções, que, na maioria das vezes, só se revelam por sua "cicatriz sorológica", sequelas que são de uma infecção senão extinta pelo menos em estado subclínico.

➤ Depois de nos ocupar do achado casual, isto é, do risco de superestimar a importância de determinado sinal ou exame só por ele estar presente, é preciso descrever uma atitude igualmente comum, mas que lhe é diametralmente oposta. De fato, pode acontecer que o *não encontro,* a ausência de um sintoma, um sinal ou de uma alteração no exame laboratorial que se contava como certa, adie a decisão diagnóstica ou mesmo leve ao abandono de uma hipótese que antes tinha tudo a seu favor.

Temos visto residentes que, ao atender pacientes suspeitos de doença cardíaca, deixam de lado essa hipótese – e pronunciam o doente como sadio –, uma vez que, no momento do exame, eles não apresentam nenhum dos sinais "clássicos" de insuficiência cardíaca, nem sequer a taquicardia tida como tradicional. Ainda desconhecem que, depois da meia-idade, o músculo cardíaco se entrega de maneira menos dramática que no jovem, que muitas vezes o primeiro sinal de alarme é uma inexplicável e generalizada fadiga. De resto, quando se trata de um operário braçal que relata sentir falta de ar durante o trabalho, mas que, quando examinado na intimidade do consultório, nada revela de anormal, esquecem de fazer uma simples prova de esforço (já seria o bastante mandar o paciente fletir os joelhos uma dúzia de vezes, ou então acompanhá-lo enquanto sobe um lance de escada), perdendo assim uma bela oportunidade de bem exercer o ofício.

Voltando agora ao Caso clínico 8.1, a doméstica cuja dor e fraqueza muscular no braço direito resultou em abandono do emprego, depois de ter sido advertida dos riscos da osteoporose e das alterações no perfil lipídico, que, nesse caso deixou de ser reconhecido um típico "cotovelo de tenista", uma tenossinovite dos músculos extensores da mão – uma doença profissional, porém não privativa dos tenistas simplesmente porque o exame radiológico não revelou alterações na articulação; foi concluído que não existia qualquer doença.

Não vemos necessidade em nos alongar – visto que o leitor já deve ter em mente outros muitos exemplos.

ASPECTOS-CHAVE DO CAPÍTULO

◆ Mesmo um procedimento tão simples como a tomada da pressão arterial ou uma dosagem de glicose, nunca estarão isentas do risco de algum erro *experimental* (ou de *observação*)

◆ Um segundo tipo de erro tem origem na escolha de um padrão de normalidade caduco ou inapropriado

◆ As próprias peculiaridades do método estatístico, quando não reconhecidas, podem concorrer para uma interpretação errônea de doença e saúde: a) dada a arbitrariedade do conceito de *intervalo de confiança a 95%;* b) como resultado do predomínio, em caso de parâmetros clínicos ou laboratoriais de baixa prevalência, dos falsos positivos

◆ No entanto, como os conhecimentos científicos crescem em ritmo acelerado e a educação continuada ainda não é comum entre nós, os *erros cognitivos* (aqueles que envolvem o *não saber*) são, de longe, os mais frequentes.

9 A Saúde Coletiva

CAPÍTULO

Antes de decidir se um programa de rastreamento individual deve ou não ser iniciado, é preciso conhecer seus custos sociais e psicológicos.

A rigor, cuidar de um hipertenso assintomático não é terapêutica, mas Medicina Preventiva.
G. Rose

Seguindo um rumo um pouco diferente, o presente capítulo se ocupará da Saúde Pública, da Medicina Comunitária (ou Geral Comunitária),[1] da Medicina Preventiva. Por motivos didáticos, mas, também, porque suas atribuições em grande parte se superpõem, serão consideradas em conjunto, sob a designação de Saúde Coletiva.[2]

Essa, como o nome já diz, trata da saúde e da doença em seus aspectos mais amplos, dos problemas que dizem respeito não só ao *indivíduo*, mas a todo um grupo populacional. A distinção entre ambas as modalidades de Medicina não deve ser levada a extremos, pois elas, de fato, se completam: a meta é a mesma – um máximo de saúde. Também os princípios científicos nos quais se baseiam são idênticos. Daí que, respeitadas as diferenças, o tema tem lugar garantido neste livro; especialmente em consideração à conduta preventiva, subordinada a princípios que interessam tanto ao clínico como ao sanitarista. Mas comecemos pelas diferenças.

➢ Diante do *indivíduo* doente, o médico não pergunta se o problema é *prioritário* ou não, no máximo avalia sua *urgência*, a *gravidade* do estado clínico. Na Saúde Coletiva, por outro lado, nenhuma conduta é tomada sem antes estimar o *grau de prioridade*, a importância do problema para a comunidade. (Num primeiro momento, o que mais importa é a *prevalência* da doença.)

Com base em dados de 1990, projetados para o ano 2020, a Organização Mundial da Saúde (OMS)/Banco Mundial assim estimou as 15 principais causas de morte, em ordem decrescente de importância:

1. Doença isquêmica do coração
2. Depressão unipolar grave
3. Acidentes de tráfego
4. Doença vascular cerebral
5. Doença pulmonar obstrutiva crônica
6. Infecções respiratórias baixas
7. Tuberculose
8. Guerra
9. Doenças diarreicas
10. Síndrome da imunodeficiência adquirida (SIDA)
11. Doenças do período perinatal
12. Violências
13. Anomalias congênitas

---

[1] Assim nominada até o ano de 2002, sendo posteriormente denominada Medicina de Família e Comunidade.

[2] De fato, existem importantes superposições e interfaces entre as áreas citadas pelo autor, entremeios em que ocorrem, também, fundamentais diferenças teórico-práticas e tensões epistemológicas entre elas. Contudo, para a leitura do presente capítulo, é proveitoso que assumamos a perspectiva do autor, a de olhar para esse enorme campo interdisciplinar e heterogêneo a partir do ponto de vista da Saúde Coletiva. Sobre essa definição, cumpre destacar que se trata de uma originalidade brasileira, resultado da matriz conceitual do Movimento Sanitário brasileiro. Ver: Nunes ED. Saúde coletiva: uma história recente de um passado remoto. In: Campos GWS, et al. Tratado de saúde coletiva. São Paulo: Hucitec; 2012.

14. Ferimentos autoinflingidos
15. Cânceres da traqueia, brônquios e pulmão[3]

(Essa classificação leva em consideração não somente o índice de mortalidade, mas o grau de incapacidade para a vida diária.)

Semelhante tipo de enfoque, centrado sobre os *grandes* problemas de saúde, explica por que os entusiastas da Saúde Coletiva não demonstram maior sensibilidade pelas doenças cujo impacto sobre a população é reduzido. Todas as discussões giram em torno do *índice custo-benefício*. Caso se mostrem desfavoráveis, as prioridades poderão ser revistas. Como a absoluta maioria dos investimentos em Saúde Coletiva corre por conta do setor público, quem dita as regras é este.[4]

Naturalmente, ainda que a prevalência atual de uma doença possa ser modesta, em caso de risco de a mesma se generalizar, progredir para uma eventual epidemia, ela será incluída entre as prioridades da Saúde Coletiva.

➢ Enquanto a iniciativa para uma consulta em consultório começa pelo próprio doente, as ações em Saúde Coletiva não obedecem a uma demanda individual; as decisões são tomadas por terceiros, com vista a beneficiar a comunidade como um todo.

Uma vez que a participação em geral é facultativa, o bom êxito dos *programas* de Saúde Coletiva depende intimamente do grau de adesão daquela comunidade, por isso os responsáveis pelas ações de saúde sempre deram ênfase ao processo de conscientização da população, lançando mão de todos os recursos ao seu alcance, desde a divulgação das campanhas pela mídia ou a educação sanitária nas escolas, clubes, etc., até medidas mais ambiciosas, entre as quais, as equipes de *agentes comunitários da Saúde*, encarregadas de levar a mensagem de porta em porta.

➢ Ao contrário do que acontece no consultório, onde o médico é obrigado a enfrentar um problema do momento, a Saúde Coletiva tem como absoluta preferência as *ações de cunho preventivo*. Estas compreendem distintas etapas:

- promoção da saúde
- proteção específica
- diagnóstico e tratamento precoce
- limitação do dano
- reabilitação.

➢ Sendo a intervenção precoce o objetivo, é axiomático que a Saúde Coletiva tenha como bandeira o combate aos *fatores de risco*. Segundo foi calculado,[5] praticamente 40% da carga de doença pode ser atribuída a 10 fatores de risco, classificados de acordo com sua importância:

1. Desnutrição
2. Deficiência de água, esgotos, higiene pessoal e doméstica
3. Comportamento sexual pouco seguro
4. Fumo
5. Álcool
6. Fatores ocupacionais
7. Hipertensão arterial
8. Falta de exercício
9. Drogas ilícitas
10. Poluição do ar

---

[3] Recentemente, a OMS publicou um relatório contendo as principais causas de morte, verificadas no mundo, em 2019. Foram citadas, em ordem decrescente de importância: 1. Doença isquêmica do coração; 2. Acidente vascular cerebral; 3. Doença pulmonar obstrutiva crônica; 4. Infecções respiratórias inferiores; 5. Condições neonatais; 6. Cânceres da traqueia, brônquios e pulmão; 7. Doença de Alzheimer e outras demências; 8. Doenças diarreicas; 9. Diabetes e 10. Doenças renais. Isso mostra uma enorme concordância com a previsão referenciada pelo autor, com exceção, a grosso modo, de uma observada retração de mortes por tuberculose e Síndrome da imunodeficiência adquirida (SIDA), e por um crescimento no número de mortes por doença de Alzheimer e outras demências. Disponível em: https://www.who.int/news-room/fact-sheets/detail/the-top-10-causes-of-death

[4] Tem-se observado um importante avanço nessa discussão, que pode, por exemplo, ser representado pela publicação das *Diretrizes para atenção integral às pessoas com doenças raras no Sistema Único de Saúde (SUS)*, por meio da Portaria GM/MS nº 199, de 30/01/2014. É um documento de caráter nacional, que deve ser utilizado pelas Secretarias de Saúde dos estados, do Distrito Federal e dos municípios na regulação do acesso assistencial, autorização, registro e ressarcimento dos procedimentos correspondentes, e pelos Serviços de Saúde habilitados junto ao SUS. Disponível em: https://bvsms.saude.gov.br/

[5] Sem referência na edição original.

➤ A Saúde Coletiva não envolve apenas a equipe da Saúde (compreendendo, além da figura do médico, o enfermeiro, o dentista, o psicólogo, o terapeuta), dependendo também da eficiente participação, na fase de planejamento ou mesmo depois, de uma série de outros profissionais, entre os quais o educador, o engenheiro sanitarista, o economista, o administrador, o assistente social.[6]

RISCO RELATIVO E RISCO ATRIBUÍVEL

Há duas maneiras distintas de calcular um risco. O risco relativo, já apresentado na Figura 6.4, diz respeito ao *indivíduo*. O médico poderá explicar ao paciente que, uma vez que sua pressão arterial se enquadra, por exemplo, no estágio 3, corre um risco de cardiopatia isquêmica 4,7 vezes maior do que uma pessoa classificada entre os *optimals*. (No estágio 2, por outro lado, o risco relativo baixa para 3,1.)[7]

Será que isso já nos permite afirmar que, em seu conjunto, os estágios 3 e 4 são aqueles a serem especialmente enfatizados por uma campanha de controle da hipertensão arterial sistêmica (HAS), e que, quanto maiores as cifras tensionais do grupo, maior o impacto do programa sobre a saúde da coletividade?

De forma alguma. Visto que é preciso levar em conta o formato da pirâmide de idade, recordar que a hipertensão leve ou a de média intensidade são muito mais frequentes do que a dos estágios avançados. Não obstante, o baixo risco relativo da hipertensão leve, tamanho é o número de pessoas afetadas, que este é o grupo que mais concorre para a prevalência das doenças coronarianas na comunidade (ver Figura 9.1). Esta é a razão por que se prefere trabalhar com um outro tipo de indicador: o *risco atribuível*.

O risco atribuível (melhor chamado *risco atribuível na população*) é uma medida do "excesso de doença". Esse conceito poderá ser posto da seguinte maneira: **um grande número de pessoas expostas a um baixo risco determina maior quantidade de doença que um pequeno grupo sujeito a um risco elevado.**

Consideremos o exemplo de uma droga que, recentemente lançada no mercado, tem demonstrado um baixo risco de efeitos colaterais. Porém, o que acontecerá se o medicamento conquistar popularidade e for empregado em larga escala? Embora o risco relativo seja reduzido, o impacto dos para-efeitos poderá não ser desprezível, contanto que um número suficientemente elevado de pacientes esteja sob tratamento com aquele produto.[8]

---

[6] Em 16 de novembro de 2023, foi sancionada a Lei nº 14.725, que regulamenta a profissão de sanitarista, atribuindo-o as funções de analisar, planejar, coordenar e avaliar as atividades de Saúde Coletiva, nas esferas pública ou privada, incluindo o monitoramento de notificações de risco sanitário e a atuação em ações de vigilância em Saúde. Podem atuar como sanitaristas os profissionais formados em cursos de graduação, mestrado ou doutorado na área de Saúde Coletiva e também os egressos de Residência Médica ou multiprofissional e de cursos de especialização na área. Fonte: Agência Senado. Disponível em: https://www12.senado.leg.br/noticias/materias/2023/11/17/regulamentacao-da profissao-de-sanitarista-e-sancionada

[7] Com relação, especificamente, à classificação, à abordagem e aos prognósticos de risco atualizados da hipertensão arterial sistêmica, ver: Barroso WKS, Rodrigues CIS, Bortolotto LA, et al. Diretrizes Brasileiras de Hipertensão Arterial – 2020. Arq Bras Cardiol. 2021; 116 (3): 516-658. Disponível em: http://departamentos.cardiol.br/sbc-dha/profissional/pdf/Diretriz-HAS-2020.pdf
E os capítulos correspondentes a esse tema em:
• Duncan B, et al. Medicina ambulatorial: condutas de atenção primária baseadas em evidências. 5. ed. Porto Alegre: Artmed; 2022.
• Gusso G, et al. Tratado de Medicina de Família e Comunidade: princípios, formação e prática. 2. ed. Porto Alegre: Artmed; 2018.

[8] Essa possibilidade teórica, exemplificada pelo autor, se concretizaria, na prática, nos anos seguintes à publicação da primeira edição deste livro, em um episódio de enorme repercussão no meio médico, científico e midiático, que envolveu a retirada abrupta do medicamento rofecoxib (Vioxx®), um anti-inflamatório não esteroide (AINE), inibidor da cicloxigenase-2 (COX-2), do mercado mundial, pela empresa Merck & Co., em setembro de 2004, devido a um aumento do risco de morte por eventos cardiovasculares. Esse fato reacendeu o debate sobre a importância das ações de farmacovigilância.

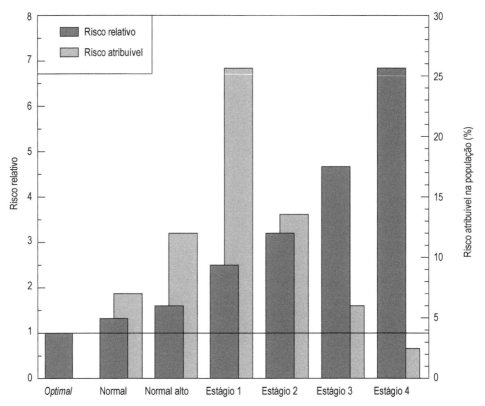

Figura 9.1 Risco relativo e risco atribuível de doença coronariana a diferentes níveis tensionais. (O risco atribuível, uma vez que traduz o excesso de morbidade daquele grupo, é expresso em %.) Adaptada de He J e Whelton PK. Medical Clinics of North America. 1997; 81(5): 1077-1097.

A dicotomia indivíduo-população, o assim chamado "paradoxo da prevenção", foi bem ressaltado por Rose (1981): **uma medida que traz um grande benefício à comunidade tem pouco a oferecer ao indivíduo que dela faz parte.** (BMJ, 282: 1847.)[9]

O inverso também é verdadeiro, daí que um programa de hipertensos voltado ao objetivo de rastrear – e tratar – somente os portadores de hipertensão severa será de pouca utilidade para a população. A comunidade é melhor servida com o tratamento dos portadores de hipertensão leve e moderada, muito mais numerosos. (Resta ver, é lógico, se é possível dar continuidade a uma proposta tão ambiciosa; se existem suficientes recursos para tal. Nossa experiência passada nos leva a duvidar seriamente disso.)

➢ Em 1995-1996, tivemos ocasião de examinar o Programa de Hipertensos de uma prefeitura do estado de São Paulo, um serviço iniciado debaixo de muito entusiasmo e determinação e contando com generosa previsão orçamentária. A despeito disso, a captação de hipertensos deixou muito a desejar após 2 anos de funcionamento, só conseguindo atrair escassos 6% do número estimado de hipertensos do município.

---

[9] Referências: Rose G. Strategy of prevention: lessons from cardiovascular disease. Br Med J. 1981; 282(6279): 1847-1851. Disponível em: https://www.ncbi.nlm.nih.gov/pmc/articles/PMC1506445/pdf/bmjcred00661-0031.pdf
De Geoffrey Rose, ver também o seu livro *Estratégias da Medicina Preventiva*, publicado pela Artmed em 2010 e, nesse livro, ver o conceito de "paradoxo da prevenção" (p. 66), citado por Kurt Kloetzel.

Ainda assim, era o suficiente para absorver, na compra de drogas anti-hipertensivas, mais de 20% da verba total destinada aos medicamentos – isso numa rede projetada para atender 50 mil consultas por mês. Pior ainda: tamanho era o índice de abandono que, 1 ano depois de ingressar no programa, somente 40% dos matriculados continuavam a frequentar o serviço com regularidade.

Nem tudo o que é teoricamente correto funciona na prática. Como certamente será o caso da proposta norte-americana, acima referida, de incluir os normotensos entre os beneficiados por um programa de controle da hipertensão. Dado o alto custo de semelhante projeto, os riscos da iatropatogenia e, sobretudo, a perspectiva de uma baixíssima adesão, decerto será temerário tentar transformar esse sonho em realidade.[10]

UM EXEMPLO: A SÍNDROME DE DOWN

A prevalência de uma doença (ou o risco de uma futura epidemia) não são os únicos fatores a influir na escolha de uma prioridade. Igualmente importantes são as verbas disponíveis para o sistema de Saúde, um país desenvolvido podendo dar-se ao luxo de ensaiar medidas de controle ou prevenção que, para as nações mais pobres, constituiriam uma extravagância.

É o caso da síndrome de Down, uma doença[11] de prevalência pouco expressiva, mas à qual a sociedade, sobretudo os casais ainda sem filhos, sempre se mostrou muito compenetrada. De resto, o advento de novas técnicas

para o diagnóstico precoce da síndrome parecia justificar medidas de controle em escala mais ambiciosa. Esse exemplo (para o qual nos servimos exclusivamente de dados provenientes do Reino Unido) ilustra com perfeição os princípios e os descaminhos da Saúde Coletiva.

Apesar de a incidência da síndrome de Down não exceder os 1,3 por mil nascimentos, seus aspectos são considerados suficientemente dramáticos para justificar uma campanha nacional voltada para a detecção precoce. Contudo, até há pouco, a proposta ainda esbarrava em sérios obstáculos, visto que os recursos diagnósticos disponíveis se limitavam à amniocentese e/ou biópsia de vilosidade coriônica, ambos procedimentos que envolvem um sério risco de abortamento.

Logo, não era possível usá-los em todas as gestantes. Como sabidamente a incidência da síndrome de Down aumenta consideravelmente com a idade materna – e buscando-se reduzir o número de acidentes –, foi decidido adotar a estratégia do *maior risco*, o ponto de corte adotado – é verdade que um tanto arbitrário –, passando pelos 35 anos de idade. Mulheres com idade inferior a essa ficariam fora do programa de rastreamento. Infelizmente, os efeitos do programa ficaram muito aquém do esperado: entre 1980 e 1985 o número de crianças nascidas com síndrome de Down declinou de apenas 10%! Isso por dois motivos: a) conhecido o risco do abortamento, grande número de gestantes simplesmente se recusou a participar do programa; b) a estratégia, baseada no risco *relativo*, mostrou-se equivocada (Quadro 9.1).

---

[10] Nesse sentido, tem-se hoje um importante debate sobre o conceito de Prevenção Quaternária (P4), que corresponde justamente às ações que visam "evitar danos iatrogênicos e medicalização excessiva decorrentes do intervencionismo biomédico, oferecendo alternativas eticamente aceitáveis a esses pacientes". Ver: Jamoulle M. Prevenção quaternária: primeiro não causar dano. Rev Bras Med Fam Comunidade [Internet]. 2015; 10(35): 1-3. Disponível em: https://rbmfc.org.br/rbmfc/article/view/1064

[11] Atualmente, a síndrome de Down não é considerada uma doença, mas uma condição de saúde inerente à pessoa, um modo de estar no mundo que demonstra a diversidade humana.
Ver o site da Federação Brasileira das Associações de Síndrome de Down: http://federacaodown.org.br/ E também: Brasil. Ministério da Saúde. Secretaria de Atenção à Saúde. Departamento de Ações Programáticas Estratégicas. Diretrizes de atenção à pessoa com síndrome de Down. Brasília: Ministério da Saúde; 2013. Disponível em: https://www.gov.br/saude/pt-br/assuntos/saude-de-a-a-z/s/saude-da-pessoa-com-deficiencia/publicacoes/diretrizes-de-atencao-a-pessoa-com-sindrome-de-down.pdf/view

Quadro 9.1 Risco da síndrome de Down no Reino Unido (para 1 milhão de gestantes).[12]

Idade das gestantes	Número	Casos de síndrome de Down	Casos por 1.000 gestantes
Menos de 35 anos	950.000	910	0,96
35 anos ou mais	50.000	390	7,80
Totais	1.000.000	1.300	

Como se vê, o planejamento foi incorreto: embora o risco da síndrome de Down seja 8 vezes maior em gestantes com mais de 35 anos, este grupo compreende somente 5% das gestantes do Reino Unido; sendo assim, não causa surpresa constatar que o grupo correspondente às mais jovens responda por 70% dos casos de síndrome de Down! (Esqueceram-se do risco atribuível.)

Com tais fundamentos, a American College of Obstetricians and Gynecologists recomendou que o diagnóstico *in utero* da síndrome de Down fosse adotado na *totalidade* das gestantes. Essa proposta foi prontamente rebatida por um outro grupo de especialistas que demonstrou que semelhante conduta (talvez até adequada ao consultório) seria inviável em escala de todo um país, não só devido ao alto custo (em volta de 150 mil dólares por caso detectado!), mas por causa do impacto da iatrogenia. O mais lógico seria procurar desenvolver um método diagnóstico não invasivo, sem tamanhos efeitos colaterais.

Num dado momento, para contentamento de todos, chegou-se àquilo que se imaginou representar a solução sonhada: o "rastreamento tríplice", um método que consiste na determinação, no sangue materno, das taxas de alfafetoproteína, gonadotrofina coriônica e estriol. Posteriormente, não obstante a inocuidade do procedimento, notou-se que também ele tinha seus inconvenientes, tanto com relação à baixa sensibilidade (são 35% de falsos negativos), quanto por parte da especificidade, que muito deixa a desejar, visto que o teste resulta positivo numa série de outras anomalias fetais.

Esse, aliás, é um impasse frequente em Saúde Coletiva, na qual é grande a distância entre teoria e prática e, independente da competência da equipe técnica e a despeito de todas as suas boas intenções, obstáculos, por vezes imprevistos, são comuns. Ora as barreiras são de ordem puramente técnica, ligadas à imperfeição do instrumento usado; ora dependem da boa aceitação do programa por parte da população ou da disponibilidade de suficientes recursos materiais, cuja falta é capaz de exigir a interrupção ou mesmo cancelamento do tão sonhado projeto.

O CASO DA OSTEOPOROSE

Assim como é perigoso generalizar, isto é, a partir de dados referentes somente ao *indivíduo*, traçar normas supostamente aplicáveis à *coletividade*, também o inverso é verdadeiro. Haja vista o caso da osteoporose, um exemplo que deixará claro o perigo de, baseando-se em conclusões tiradas de estudos populacionais, extrapolá-las ao dia a dia da clínica médica. (Confessamos que a questão nos servirá igualmente de pretexto para denunciar o emprego abusivo da *densitometria óssea*, um cacoete que de modo algum nos é simpático.)

A osteoporose é uma condição comum, mormente em mulheres na menopausa, vindo associada a um risco aumentado de fraturas espontâneas e a uma mortalidade não desprezível. (No Reino Unido, 14% das mulheres – mas apenas 3% dos homens – vêm a sofrer uma fratura de colo de fêmur ao longo de sua vida.)

É sabido que a incidência tanto da osteoporose (um diagnóstico ao fácil alcance de uma radiografia comum) quanto das fraturas espontâneas, sobretudo a fratura do quadril, aumentam significativamente com a idade.

---

[12] Sem referência na edição original.

Sendo assim, a primeira hipótese é: ambos os fenômenos guardariam entre si uma relação direta de causa e efeito. Tal conclusão, por sua vez, faz despertar antigas ambições: uma drástica prevenção das fraturas em pessoas idosas, mediante medidas destinadas a combater a desmineralização óssea.

A oportunidade não tardou. Com a introdução de um instrumental considerado mais moderno – que deu início à atual moda das densitometrias ósseas quase de rotina – acrescido de recursos terapêuticos novos e aparentemente eficazes (embora o pouco tempo de uso ainda não tenha permitido uma avaliação definitiva dos benefícios ou riscos), parecia chegado o momento propício para medidas de prevenção em grande escala, legítimas *campanhas*.

Desde que o sistema de Saúde for bem aquinhoado no orçamento, nada a objetar. Uma pergunta só: esse mesmo princípio se aplicará também ao caso particular, ao paciente de ambulatório?

Até o momento presente a resposta é pouco animadora. O que vale para o grupo, não se aplica necessariamente ao paciente isolado: "A determinação da densidade mineral dos ossos consegue prever o risco, porém é incapaz de identificar aquelas pessoas que sofrerão uma fratura. Portanto não recomendamos um programa de rastreamento da osteoporose na menopausa...". (Marshall D, Johnell O, Wedel H. British Medical Journal. 1996; 312(7041): 1254-1259.) Em outros termos, a densidade óssea não possui *valor preditivo*.

Ademais, são consideráveis as diferenças geográficas, mesmo quando ajustadas por idade. Na Suécia, por exemplo, as fraturas espontâneas são 10 vezes mais frequentes do que na Polônia, e discrepâncias igualmente grandes ocorrem na distribuição quanto ao sexo. Fato que sugere fortemente que, nesse caso, a causalidade é mais complicada do que se supunha, que a densidade óssea seja apenas um dentre outros fatores de risco. (Ver de Laet CEDH, van Hout BA, Burger H, Hofman B, Pols H. British Medical Journal. 1997; 315:221-225.) A lista desses fatores é longa, compreendendo a história familiar, a falta de atividade física, o tabagismo, a frequência cardíaca em repouso, a idade e o sexo biológico, entre uma série de outros elementos menos importantes. Assim, mesmo se for constatado que a terapêutica é benéfica no tratamento da osteoporose, para reduzir significativamente as fraturas ósseas, será preciso tratar a *totalidade da população*, independente da condição de seu esqueleto.

Esse é um excelente exemplo de como o deslumbramento pelo *novo*, aliado a uma análise precipitada das evidências, pode ser nocivo.[13]

A MEDICINA PREVENTIVA

A formalização de uma genuína Medicina Preventiva teve que esperar o ano de 1946, ao ser fundada a OMS. Um pouco mais tarde, nos anos 1950 e 1960, as escolas brasileiras tomaram conhecimento da nova especialidade, logo mais cuidaram de acrescentar a nova disciplina ao currículo.

Embora a maioria – discentes e docentes – se mantivesse indiferente, a nova disciplina conseguiu entusiasmar um pequeno número de adeptos; eram aqueles que sentiam a falta de uma doutrina que desse ênfase à *manutenção da saúde*, em vez de – segundo

---

[13] Por meio desses dois exemplos relativos às recomendações dos então novos exames diagnósticos da síndrome de Down e da osteoporose, Kurt Kloetzel ensina a importância da leitura crítica das evidências científicas a respeito das novidades tecnológicas que surgem na área da Saúde.

A Secretaria de Atenção Especializada à Saúde (SAES) e a Secretaria de Ciência, Tecnologia, Inovação e Complexo da Saúde (SECTICS), ambas do Ministério da Saúde brasileiro, publicaram, em 28 de setembro de 2023, a Portaria conjunta nº 19, que aprovou o Protocolo Clínico e as Diretrizes Terapêuticas da Osteoporose. Segundo esse documento, "a realização de rastreamento populacional amplo e aleatório com densitometria óssea (DMO) não é preconizada pelo custo relativamente elevado. No entanto, o rastreamento para avaliar a DMO está indicado para todas as mulheres com idade ≥ 65 anos e homens ≥ 70 anos ou na presença de fatores de risco para osteoporose, como baixo peso, fratura prévia, uso de medicamentos ou presença de doenças que sabidamente afetam a saúde óssea". Disponível em: https://www.gov.br/saude/pt-br/assuntos/pcdt/arquivos/2023/portaria-conjunta-no-19-pcdt-osteoporose

argumentavam – dar prioridade ao *tratamento da doença*.

Ao ser adotada pelo ensino médico, a Medicina Preventiva veio ocupar o espaço deixado pelas disciplinas de Higiene ou Saúde Pública, agora consideradas ultrapassadas, daí que, embora trouxesse uma bagagem própria, definida e bem delimitada, foi forçada a adaptar-se às exigências do momento, deixando para trás uma parte de seu programa, encampando, em troca, algumas características herdadas dos que a precederam. Com isso, a Medicina Preventiva se descaracterizou, perdeu muito de sua força.

É possível reconhecer distintas etapas de prevenção.

➢ Determinadas ações preventivas são oferecidas à *totalidade de uma popula*ção ou, pelo menos, a todo um grupo etário. É natural que não fizesse sentido vacinar só uma parte das crianças contra o sarampo e ligar à rede de abastecimento de água só algumas das moradias do bairro. No entanto, por ser dispendiosa, em termos de dinheiro e mão de obra, até aqui, esse tipo de intervenção se limita à imunização em massa, ao saneamento básico (água potável e esgoto) e aos programas de puericultura e assistência à gestante.

➢ Já uma prevenção em caráter *seletivo*, submetendo ao exame clínico e laboratorial apenas aqueles grupos identificados como correndo real risco de doença, parece ser mais razoável. (Os candidatos serão bem menos numerosos e menores serão os investimentos.) Por exemplo, não faz sentido submeter ao exame citopatológico mulheres com menos de 20 anos, assim como é escasso o benefício em recomendar o periódico exame das mamas antes dos 50, salvo em presença de condições especiais. Se é verdade que o exame radiológico de tórax é de extrema importância para aqueles que trabalham em ambientes poluídos por partículas em suspensão (minas de carvão, pedreiras ou depósitos de algodão beneficiado), o benefício de estender essa medida aos demais trabalhadores não justifica o esforço. De resto, como é sabido, os programas de diagnóstico da SIDA, no geral, têm como prioridade o exame dos grupos em maior risco: as prostitutas, os homossexuais,[14] os droga-adictos.[15]

Essa segunda etapa, que, em lugar de uma intervenção às cegas, indiscriminada, busca identificar as pessoas em real risco, é chamada de *rastreamento* (ou *detecção precoce*).

➢ O *rastreamento múltiplo* é uma terceira modalidade de intervenção. Dele falaremos mais adiante.

O RASTREAMENTO

Com o passar do tempo, à medida que a doutrina da prevenção foi se firmando, veio o deslumbramento e, com ele, uma série de propostas ambiciosas, exageradamente otimistas e precipitadas, muitas das quais, em face de mil e um obstáculos, teriam que ser abandonadas ou, pelo menos, reformuladas. Este fenômeno ocorreu por toda a parte, muito provavelmente servindo de incentivo para a clássica monografia editada pela OMS (Wilson, 1968),[16] propondo uma melhor definição dos requisitos necessários a um programa de rastreamento (Quadro 9.2).

---

[14] Nos primeiros anos após o início da epidemia de SIDA, as abordagens tanto educativas, como diagnósticas, sob a orientação dos conceitos de risco e de grupos de risco, voltaram-se a esses grupos, resultando não somente em sua inocuidade, mas também em geração de estigma e preconceito social a essas pessoas ou grupos. Posteriormente, as noções de comportamento de risco e de vulnerabilidade ampliaram progressivamente o entendimento e o escopo das ações educativas e diagnósticas direcionadas à prevenção e ao diagnóstico precoce dessa doença.
Para o estudo complementar desses conceitos, ver:
• Ayres JRCM, França Junior I, Calazans GJ, Saletti Filho HC. O conceito de vulnerabilidade e as práticas de saúde: novas perspectivas e desafios. In: Czeresnia D, Freitas CM. Promoção da saúde: conceitos, reflexões, tendências. Rio de Janeiro: Fiocruz; 2003.
• Ayres JRCM, Calazans GJ, Saletti Filho HC, França Junior I. Risco, vulnerabilidade e práticas de prevenção e promoção da saúde. In: Campos GWS, et al. Tratado de saúde coletiva. São Paulo: Hucitec; 2012.

[15] Provavelmente, referindo-se aqui aos usuários de drogas injetáveis.

[16] Referência: Wilson JMG, Jungner G. Principles and practice of screening for disease. Geneva: World Health Organization; 1968. Disponível em: https://web.archive.org/web/20180724074722id_/http://apps.who.int/iris/bitstream/handle/10665/37650/WHO_PHP_34.pdf?sequence=17

Quadro 9.2 Princípios gerais para o rastreamento de uma doença.[17]*

1. A doença (ou condição) deve constituir um problema médico importante.
2. Para ela deve existir uma terapêutica reconhecidamente eficaz.
3. Existência de uma infraestrutura adequada ao diagnóstico e tratamento.
4. A doença deverá ter um período latente ou um estágio de sintomas precoces que sejam facilmente reconhecidos.
5. Disponibilidade de testes ou exames apropriados.
6. Boa aceitação do teste por parte da população.
7. Conhecimentos adequados a respeito da história natural da enfermidade, inclusive sua progressão da fase de latência àquela de doença manifesta.
8. Poder-se contar com uma definição precisa dos pacientes a serem submetidos ao tratamento médico.
9. O custo da intervenção (diagnóstico + tratamento dos casos detectados), em termos das despesas totais com a saúde, deverá manter-se dentro de certos limites.
10. O rastreamento será encarado como uma atividade contínua e não como um esforço isolado ou esporádico.

*Segundo Wilson, 1968.[18]

É preciso explicar mais detidamente.

➤ Comecemos por uma declaração feita em 1973, propondo a detecção precoce do câncer de cólon: "Sabe-se que 70% dos cânceres de cólon estão ao alcance do toque retal ou do retossigmoidoscópio, o diagnóstico precoce podendo ser feito, em razoável proporção dos casos, numa época em que o paciente ainda não se deu conta de sua doença".

Tudo bem; mas poderá alguém, em sã consciência, seriamente acreditar na aceitação dessa rotina diagnóstica por parte da população adulta do Brasil – ou de qualquer outra parte? (O item 6 do Quadro 9.2 foi desrespeitado.)

➤ Os sanitaristas também já sonharam com a detecção precoce do câncer de pulmão, até que foi demonstrado que, por ocasião de sua descoberta, a neoplasia já se encontra em fase tão avançada que uma intervenção resultaria inútil. Se o resultado prático de um rastreamento se resumir em somente adiantar o momento do diagnóstico, sem que isso traga um real benefício ao paciente, é melhor sequer cogitar da proposta. (Aqui, pecou-se contra o princípio 7 no Quadro 9.2.)

➤ Outro exemplo é o do glaucoma, doença que, nos EUA, afeta uma em cada 50 pessoas brancas e uma em cada 10 negros, podendo levar à total perda da visão. Em face disso, nada seria mais natural do que incluir o glaucoma entre as doenças merecedoras de um diagnóstico precoce. Infelizmente a questão continua em aberto, embora a tonometria (determinação da pressão intraocular) seja uma prova simples, ao alcance também do não especialista.

Verificou-se que apenas 10% das pessoas com pressão intraocular aumentada são efetivamente portadoras de um glaucoma (isto é, o valor preditivo da tonometria é inaceitavelmente baixo). É verdade que a oftalmoscopia direta, uma técnica reservada ao especialista, ofereceria algumas vantagens, embora também ela não represente a solução com que sonhamos, dado que a sensibilidade do método não ultrapassa os 49-66%, sua especificidade sendo estimada em 79-87%. (Aqui é o item 5 do Quadro 9.2 que não pôde ser cumprido.)

➤ Existe um quase-consenso de que o controle da hipercolesterolemia em homens de meia-idade é capaz de reduzir o risco das doenças cardiovasculares. Em volta disso, estabeleceu-se toda uma mística, que ultimamente vem sendo desafiada.Ninguém ainda garante, por exemplo, que o mesmo fenômeno ocorra em grupos mais jovens ou em homens com idade superior aos 50 anos. Suspeita-se, inclusive, que o tratamento indiscriminado possa ser prejudicial, a exemplo do que aconteceu, há não muito tempo, com relação à droga clofibrato.

---

[17] Derivações desses princípios continuam a ser utilizados no embasamento das análises e das formulações de programas e políticas públicas de rastreamento.

[18] Referência: Wilson JMG, Jungner G. Principles and practice of screening for disease. Geneva: World Health Organization; 1968. Disponível em: https://web.archive.org/web/20180724074722id_/http://apps.who.int/iris/bitstream/handle/10665/37650/WHO_PHP_34.pdf?sequence=17

Esse produto se mostrou efetivamente capaz de reduzir os níveis sanguíneos de colesterol, fato que levou à conclusão precipitada de que seus efeitos sobre a mortalidade seriam igualmente favoráveis. No entanto, concluído um estudo controlado em homens de meia-idade, verificou-se que a mortalidade no grupo experimental, aqueles medicados com clofibrato, era 17% maior do que no grupo placebo.

Calculou-se, posteriormente, que cerca de 5 mil norte-americanos *assintomáticos* foram vítimas do medicamento. O que explica o desabafo de um dos pesquisadores: "Até o dia em que essa questão esteja solucionada, é melhor evitar o tratamento da hipercolesterolemia em pessoas sob baixo risco de doença cardíaca". (Aqui foi transgredido o item 8 do quadro.)

➢ O item 9, a falta de recursos, isolada ou acompanhada de outros obstáculos, é provavelmente a causa mais comum do insucesso das campanhas de rastreamento. Tal fato explica uma série de colocações teóricas, as quais, examinadas a fundo, podem parecer um tanto disparatadas.

Assim, há quem seriamente proponha que, em vez da detecção precoce da HAS, onerosa aos cofres da nação, a intervenção seja feita mais tardiamente, depois que a doença (uma doença cardíaca, um acidente vascular cerebral) já se manifestou. Outra proposta semelhante, também endereçada ao financiamento das ações de saúde, é a de renunciar às periódicas mamografias em mulheres *jovens*, visto ser mais "vantajoso" aguardar o eventual aparecimento das manifestações clínicas do câncer de mama!

Embora tais afirmações possam passar por cínicas, seu realismo é inegável. Os profissionais encarregados da administração dos recursos destinados à saúde veem a situação sob uma perspectiva bastante diferente daqueles que, em obediência àquilo que julgam ser os direitos do paciente – mas sem responsabilidade direta pela distribuição das verbas – põem-se a elaborar programas mirabolantes que depois ficam sem cumprir.[19]

O CÂNCER DE PRÓSTATA

No campo da Saúde, um dos grandes temas do momento é o câncer de próstata. Não restam dúvidas de que se trata de uma doença grave, bem como de elevada prevalência. Mas, embora a incidência em toda parte pareça estar em ascensão, é possível que boa parte desse aumento deva ser atribuído à introdução do teste de PSA e outros procedimentos diagnósticos, atualmente empregados em larga escala.

No entanto, a questão da detecção precoce dessa neoplasia, tanto entre nós como no exterior, é objeto de intensas controvérsias; assim, é comum nos depararmos, num mesmo número de uma publicação médica, com artigos que defendem pontos de vista diametralmente opostos. (Não obstante as incertezas, volta e meia anuncia-se que o setor público, esse ou aquele município, está na iminência de inaugurar seus próprios programas de diagnóstico e controle do câncer de próstata.)

Adiantando-nos ao restante da discussão, constatamos que o câncer de próstata só satisfaz o requisito número 1 do Quadro 9.2. Até que os demais itens sejam satisfeitos, o problema continua em aberto, isto é, é duvidoso que, no presente momento, uma campanha em massa de prevenção do câncer de próstata venha a ser coroada de êxito. As mesmas dúvidas estão expressas num recente editorial do Lancet, sob o título *Vale a pena diagnosticar o câncer de próstata?*

Vale a pena diagnosticar o câncer de próstata? Depende. No consultório, onde predominam os pacientes já portadores de algum sintoma, a indagação é inoportuna, uma vez que a decisão é resultado de um entendimento entre o médico e um paciente devidamente informado. Em escala populacional, porém, a

---

[19] Ao tomar o conjunto de exemplos apresentados nesse subitem, o autor demonstra as dificuldades, as limitações e, sobretudo, as contradições dos postulados teóricos do rastreamento quando confrontados com a análise das evidências científicas, e também do contexto social das suas possíveis aplicações, ponderações essas que permanecem válidas para os dias atuais. Desse modo, podemos considerar que aprendemos com Kurt Kloetzel a pensar crítica, reflexiva e contextualmente, mantendo sempre o raciocínio e, sobretudo, a abordagem centrados na pessoa.

problemática é outra; dessa vez não só é lícito, mas formalmente indicada, uma análise imparcial da evidência pró e contra, na tentativa de finalmente determinar se o rastreamento de rotina, a detecção em pessoas, até essa altura, assintomáticas, resulta *útil* em termos de sobrevida e *qualidade de vida*, bem como *viável*, em termos de custos.

Mesmo em pacientes de consultório não é fácil chegar a uma decisão correta, dada a incerteza do prognóstico. A história natural do câncer de próstata é eminentemente variável, dependendo, entre outros fatores, da idade. Sabe-se que a neoplasia evolui lentamente, no espaço de uns 10 anos, porém, em boa proporção dos casos, o tumor permanece quiescente durante o resto da vida. Embora ⅓ dos homens com idade superior a 50 anos seja portador de um câncer de próstata, a neoplasia só de 6 a 10% dos casos evolui para formas mais graves e, em apenas 3%, constitui a causa de morte. (Em resumo: muitos vêm a morrer *com* câncer, somente uma minoria *de* câncer.)

É verdade que alguns pesquisadores adotam uma atitude intervencionista, apoiados no fato de que ⅔ dos casos de câncer de próstata detectados e submetidos à cirurgia estão confinados à glândula; logo, poderiam ser erradicados. Não obstante o otimismo, os cientistas também concordam que, por enquanto, não existe qualquer evidência de o *rastreamento* populacional ter conseguido reduzir os riscos de morte por câncer de próstata.

A detecção precoce mediante uma dosagem do PSA (antígeno específico da próstata), um exame muito popular nos dias de hoje, é extremamente problemática. A especificidade da prova é estimada em 59-69% (Wallach J., 1996),[20] além de não se distinguir entre o câncer e a hipertrofia benigna. Ao deslocar o ponto de corte para a direita, é possível aumentar a especificidade para 90-95% – mas à custa de um preço não desprezível: uma sensibilidade que não excede os 30-40%. É fácil imaginar o obstáculo que isso representa para uma sensata tomada de decisão, tanto no *indivíduo*

sob suspeita, como para uma campanha de prevenção visando à *coletividade*. Wallach expressa seu ceticismo ao afirmar que: "o PSA não é suficientemente específico ou sensível para ser o único indicador no rastreamento". Tampouco a *fosfatase ácida prostática* – cuja especificidade é dada como variando entre 84 e 97%, mas cuja sensibilidade, assim como aquela do PSA, é baixa – representa uma solução, quando empregada isoladamente.

Tamanha é a responsabilidade de concluir por um falso positivo ou um falso negativo que um dos algoritmos empregados na detecção do câncer de próstata prescreve o emprego de ambos os exames de laboratório, bem como o toque retal, se necessário repetido, seguido por uma ultrassonografia transretal e, em caso de uma anormalidade, uma biópsia dirigida. (Pode alguém realmente acreditar que esse seja um procedimento adequado ao rastreamento de grandes grupos populacionais?)

Enquanto que os benefícios ainda podem ser discutidos, os custos da prevenção do câncer de próstata são elevados, mesmo para os padrões do primeiro mundo. Segundo uma pesquisa realizada na Suécia, numa amostra de 1.994 pessoas (que resultou na identificação de 13 portadores dessa neoplasia), as despesas chegaram a US$ 3.750 por caso detectado.

Mais importante, porém, vem a ser a iatrogenia causada pelo ato cirúrgico, assim estimado por um grupo de médicos norte-americanos (excluída a mortalidade operatória e pós-operatória):

- 30% dos pacientes terão incontinência urinária
- 40% terão incontinência de esforço
- 60-90% apresentarão impotência sexual e
- 20% sofrerão de estenose de uretra.

Em vista disso, é fácil entender a seguinte resolução oficial, comentada num editorial do BMJ[21] de fevereiro de 1997: "Na semana passada, o novo comitê nacional executivo para políticas de rastreamento do NHS (National

---

[20] Referência: Wallach, J. Interpretation of diagnostic tests. 6. ed. Little, Brown and Company; 1996.

[21] Trata-se do British Medical Journal, uma das mais influentes e, também, antigas revistas científicas sobre Medicina do mundo. O título foi abreviado para BMJ em 1988 e, depois, alterado para The BMJ em 2014.

Health System, o sistema nacional de Saúde do Reino Unido) declarou que os custos do rastreamento do câncer de próstata – em termos de impotência, incontinência, mortalidade pós-operatória e distúrbios psicológicos – superam os possíveis benefícios" (Figura 9.2)[22]

Os limites do rastreamento

Em 1995, após reexame das medidas preventivas disponíveis na época, o *Office of Technology Assessment* dos EUA concluiu que apenas três delas apresentavam uma relação custo-benefício favorável: cuidados pré-natais para mulheres pobres, alguns testes para anomalias congênitas no recém-nascido (como o hipotireoidismo e a fenilcetonúria), bem como, em crianças, a maioria dos procedimentos de imunização.

Por outro lado, as recomendações divulgadas no mesmo ano pelo United States Preventive Services Task Force[23] – que levaram em consideração, também, a prevenção no caso individual – oferecem uma perspectiva mais favorável (Quadro 9.3, adaptado do original):[24]

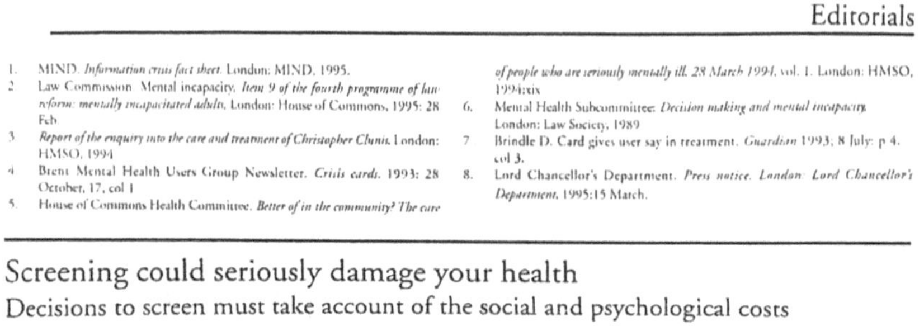

Editorials

1. MIND. *Information crisis fact sheet.* London: MIND, 1995.	of people who are seriously mentally ill. 28 March 1994, vol. 1. London: HMSO, 1994:xix
2. Law Commission. Mental incapacity. Item 9 of the fourth programme of law reform: mentally incapacitated adults. London: House of Commons, 1995: 28 Feb	6. Mental Health Subcommittee: *Decision making and mental incapacity.* London: Law Society, 1989
3. *Report of the enquiry into the care and treatment of Christopher Clunis.* London: HMSO, 1994	7. Brindle D. Card gives user say in treatment. *Guardian* 1993; 8 July: p 4, col 3.
4. Brent Mental Health Users Group Newsletter. *Crisis cards.* 1993: 28 October, 17, col 1	8. Lord Chancellor's Department. *Press notice. London: Lord Chancellor's Department,* 1995:15 March.
5. House of Commons Health Committee. *Better off in the community? The care*	

Screening could seriously damage your health

Decisions to screen must take account of the social and psychological costs

Figura 9.2 Recorte da página do BMJ de fevereiro de 1997, em que se pode ler o título do referido editorial publicado.

[22] O rastreamento do câncer de próstata usando toque retal e/ou dosagem sérica do PSA continua sendo motivo de controvérsias e de diversos debates no país e no mundo. De maneira que não há evidências robustas de que os benefícios do rastreamento populacional se sobreponham aos riscos dos efeitos adversos causados pelo tratamento da doença, o Ministério da Saúde brasileiro, em suas diretrizes, não o recomenda, devendo, assim, a decisão pelo rastreamento do câncer de próstata ser individualizada e compartilhada com o homem. Para o estudo complementar desse tema, ver a Portaria nº 498, de 11 de maio de 2016, que aprova as diretrizes diagnósticas e terapêuticas do adenocarcinoma de próstata. Disponível em: https://www.gov.br/saude/pt-br/assuntos/pcdt/arquivos/2016/ddt_adenocarcinoma_prostata.pdf

[23] O United States Preventive Service Task Force (USPSTF) é um dos mais importantes comitês avaliadores de testes de rastreamento do mundo, ao lado do Canadian Task Force on Preventive Health Care (CTFPHC), do National Institute for Health and Care Excellence (NICE) e da Colaboração Cochrane.

O USPSTF revisa e atualiza constantemente as suas recomendações, podendo ser facilmente consultado no seguinte endereço eletrônico: https://www.uspreventiveservicestaskforce.org/

Do mesmo modo, o CTFPHC (https://canadiantaskforce.ca/), o NICE (https://www.nice.org.uk/) e a Colaboração Cochrane (http://brazil.cochrane.org/).

[24] Atualmente, as indicações de rastreamento são publicadas de acordo com a avaliação do nível de evidência e do grau de recomendação.

Para atualização das recomendações de rastreamento em atenção primária à saúde (APS), ver o Caderno de Atenção Primária, nº 29, publicado pelo Ministério da Saúde brasileiro, em 2010, e disponível em: http://189.28.128.100/dab/docs/publicacoes/cadernos_ab/abcad29.pdf

Ver também:
- Stein AT, Simões DC, Zelmanowicz AM, Falavigna M. Rastreamento de adultos para tratamento preventivo. In: Duncan B, et al. Medicina ambulatorial: condutas de atenção primária baseadas em evidências. 5. ed. Porto Alegre: Artmed; 2022.
- Norman AH, Tesser CD. Rastreamento de doenças. In: Gusso G, et al. Tratado de Medicina de Família e Comunidade: princípios, formação e prática. 2. ed. Porto Alegre: Artmed; 2018.
- Gusso G. Apêndice 2. Ferramentas de rastreamento e aconselhamento em adultos. In: Gusso G, et al. Tratado de Medicina de Família e Comunidade: princípios, formação e prática. 2. ed. Porto Alegre: Artmed; 2018.

Capítulo 9 • A Saúde Coletiva **117**

Quadro 9.3 Procedimentos preventivos e seu emprego em rastreamento ou casos selecionados.

Procedimento	Uso em rastreamento	Uso em casos individuais
Exame comum de urina	Sim (acima dos 60 anos)	Sim (pessoas com diabetes)
Pressão intraocular	Sim (acima dos 65 anos)	Não considerado*
Colesterol sérico	Sim (depois dos 18 anos, a cada 5 anos)	Sim (em pessoas em alto risco, a intervalos menores)
Mamografia	Sim (anualmente depois dos 50 anos)	Sim (em mulheres na pré-menopausa, em caso de câncer, ou em mulheres entre 35 e 40 anos, caso tenham parentes de 1º grau com histórico de câncer de mama)
Exame citopatológico	Sim (depois dos 20 anos, a cada 1 a 3 anos)	Sim (anualmente em pessoas em alto risco ou, tendo mais de 65 anos, não tiverem sido examinadas há mais de 10 anos)
Glicemia em jejum	Não (salvo acima dos 50 anos)	Sim (diabetes familiar, obesidade, diabetes gestacional)
Função tireoidiana	Não	Sim (mulheres acima dos 60 anos)
Sorologia para HIV	Não	Sim (pessoas acima dos 18 anos em alto risco; pessoas transfundidas)
Sorologia para sífilis	Não	Sim (pessoas com comportamento sexual de alto risco)
ECG de repouso	Não	Sim (pessoas acima dos 40 anos, em risco de doença coronariana ou iniciando programa de exercícios físicos)
ECG de esforço	Não	Sim (pessoas acima dos 40 anos, em risco de doença coronariana ou iniciando programa de exercícios físicos)
Teste tuberculínico	Não	Sim (se exposto, se HIV presente, se em tratamento com doses altas de corticoides)
Exames para osteoporose	Não	Sim (mulheres próximas à menopausa; mulheres de constituição frágil, antes do tratamento com esteroides)
Colonoscopia	Não	Sim (se mais de um parente de 1° grau da pessoa tiver histórico de câncer de cólon, história de colite ulcerativa por 10 anos ou mais, polipose familiar ou pólipos adenomatosos)
Radiografia de pulmão	Não	Sim (em fumantes)
Hematócrito	Não	Não recomendado (salvo baixo nível social ou pessoas institucionalizadas)
Antígeno prostático específico (PSA)	Não (salvo acima dos 50 anos)	Não considerado (acima dos 40 anos, se houver risco de câncer de próstata aumentado)
Pesquisa de sangue oculto	Não recomendada** (acima dos 50 anos)	Sim (pessoas acima dos 40 anos, se parente de 1º grau tiver câncer de cólon, história de enterite inflamatória, câncer de endométrio, mama ou ovário)
Sigmoidoscopia	Não recomendada (depois dos 50 anos, a cada 3 a 5 anos)	Sim (pessoas acima dos 40 anos, se parente de 1° grau tiver câncer de cólon, história de enterite inflamatória, câncer de endométrio, mama ou ovário)

*Não considerado = não foi feita a avaliação.
**Não recomendado = refere-se aos testes a respeito dos quais não se chegou a um consenso.

Como se vê, estamos distantes da ideia original, aquela de um rastreamento indiscriminado de toda uma população. De resto, não deverá ser surpresa se o leitor descobrir alguma discrepância entre os dados do Quadro 9.3 e um outro dado na literatura mundial, pois encontramo-nos num território sujeito a constantes controvérsias. (Não nos cabe servir de juiz. Como as opiniões expressas não refletem a experiência individual, mas representam, isso sim, o resultado final de pesquisas demoradas e caras, envolvendo um grande número de pacientes e realizadas por toda uma equipe, ao não especialista não resta outra alternativa senão aceitar o que lhe dizem – não sem, antes, claro, fazer uma leitura crítica.)

➤ Retomando aquilo que dissemos páginas atrás, por força das dificuldades práticas, bem como das teóricas, o repertório do rastreamento "em massa" não é muito amplo, obrigando os planejadores da área da Saúde a atuar em escala mais modesta, em vez de investigar as condições de saúde de toda a comunidade, concentrando suas atenções em um número menor de pessoas expostas a um particular risco. (É preciso distinguir *pessoas em risco* de *grupos em risco*; as primeiras não pertencem à esfera da Saúde Coletiva propriamente dita, mas ao consultório.)[25]

Uma prestação de serviços concentrada num grupo especialmente selecionado já é prática antiga, exemplificado pelo atendimento às gestantes, a imunização contra a rubéola em adolescentes do sexo feminino, a prioridade dada aos idosos ou profissionais da Saúde na profilaxia contra a hepatite ou um novo mutante do vírus da gripe, e tantas outras situações.

A própria Medicina Ocupacional (tão frequentemente esquecida) é rica em exemplos. Isso, em parte, atende aos interesses do próprio trabalhador (raio X de tórax naqueles que trabalham em ambientes ricos em poeira; periódicos exames de sangue nos expostos a vapores com altos níveis de chumbo ou outros metais; o monitoramento da radiação em técnicos de serviços de radiologia ou Medicina Nuclear, etc.). Porém, outras ações estão basicamente dirigidas à proteção do grande público (periódicos exames de saúde em motoristas ou aviadores; exame de fezes em cozinheiros; exame sorológico dos doadores de sangue).

A estratégia dos grupos em risco traz consigo algumas vantagens:

1. *Gastos menores*. É claro que, ao trocar o rastreamento indiscriminado de toda uma comunidade por um enfoque seletivo, voltado às pessoas reconhecidamente em risco (uma amostra por assim dizer "enriquecida" da população), o índice custo-benefício só tenderá a melhorar.

2. *Melhor adesão ao programa*. Segundo a experiência geral, costuma ser extraordinariamente difícil obter uma boa cooperação por parte de pessoas ainda assintomáticas – um dos maiores obstáculos a uma eficiente Medicina Preventiva. Contudo, quando se trabalha com pessoas em maior risco, normalmente mais conscientizadas, a adesão aumenta de modo consideravel. Um diabético que acompanhou a doença em seus familiares próximos e uma mulher que assistiu ao sofrimento da mãe ou de uma irmã com câncer de mama não farão tanta resistência quanto a sujeitar-se às medidas de prevenção.

3. *O impacto da iatropatogênese*. Todo procedimento médico – a começar pelas próprias palavras do profissional – envolve maior ou menor risco. Como, em geral, é imprevisível, é possível que alguns médicos se mostrem exageradamente cautelosos no momento da intervenção, às vezes em prejuízo do próprio tratamento. Porém, ao lidar com grupos com maior probabilidade de doença, o profissional ganha maior autonomia e autoridade moral, sente-se

---

[25] Dicotomia que, justamente, a Medicina de Família e Comunidade supera ao incluir em seu escopo disciplinar e prático não somente a atenção clínica individual, mas também a abordagem familiar e comunitária, atuando, para isso, no consultório e fora dele, em todos os níveis de prevenção: trabalhando com famílias e grupos, cuidado domiciliar; elaborando e executando diagnósticos de demanda e de comunidade; integrando uma equipe multiprofissional, e, assim, ocupando um papel central tanto no desempenho, como, sobretudo, a partir do primeiro nível de atenção, na construção da rede de atenção do sistema de Saúde.

justificado a correr pequenos riscos, sabendo que a omissão representa um risco maior.

O RASTREAMENTO MÚLTIPLO

Já houve época em que o *multiphasic screening* (rastreamento múltiplo) gozou de enorme popularidade, sobretudo nos EUA. A lógica aparentemente é impecável: já que estamos com tudo preparado – com o material, as equipes e os veículos à mão – por que não aproveitar a ocasião para, em vez de concentrar-nos num único fator de risco, investigar toda uma série deles? (Claro que semelhante atitude muito deve ao advento de um instrumental que permite a realização simultânea de toda uma bateria de exames de laboratório.)

A mesma filosofia levou ao modismo do *check-up* individual, prática que, também no Brasil, não obstante o alto preço de um desses "pacotes", chegou a entusiasmar muita gente.

Um exame mais detido demonstra que o rastreamento múltiplo não pode ser visto como um avanço, até mesmo porque sua moeda corrente, como já vimos antes, são os achados casuais, os falsos positivos, os falsos negativos: quanto maior o número de exames realizados, menores serão os benefícios do rastreamento.

(Para não ficar na retórica, oferecemos mais um exemplo dos equívocos que acompanham o mau uso da estatística.) Examinemos o valor preditivo de um raio X de rotina no decorrer do *check-up* ou no pré-operatório de uma pessoa *sem* sinais, sintomas ou antecedentes de patologia pulmonar, a partir dos seguintes elementos: a) o objetivo visado é a detecção precoce da tuberculose pulmonar; b) a prevalência é estimada em 0,045%; c) em caso da doença, o exame radiológico de tórax conta com uma sensibilidade de 75% e uma especificidade de 98%.

Seguindo o raciocínio esboçado no Quadro 8.4, verificamos que, de cada 50 radiografias dadas como suspeitas, 49 não passam de falsos positivos! Fora os efeitos deletérios do próprio laudo médico sobre o psiquismo do paciente, esses falsos positivos certamente afetarão a conduta do médico – uma cirurgia adiada, uma hospitalização prolongada, no mínimo uma inflação dos custos. (Ao contribuir para uma atitude de falsa segurança, também um falso negativo – no caso, um em cada quatro casos de tuberculose-doença – acarreta graves inconvenientes.) Esse é mais um exemplo dos tributos cobrados pelos exames de rotina.

OS EFEITOS PSICOLÓGICOS

Ao contrário do que acontece em clínica, onde a iniciativa cabe ao paciente, em Saúde Coletiva as decisões partem da equipe de Saúde, que busca alertar a população a respeito de riscos dos quais ela ainda não se deu conta, das necessidades que ainda não se fizeram presentes.[26]

A responsabilidade é grande. Antes de decidir a favor de um programa de rastreamento, será necessário avaliar seus custos sociais e psicológicos para os *muitos* e confrontá-los com os benefícios eventualmente prestados a uma *minoria*. (Não é infrequente que o balancete venha a demonstrar que os custos predominam.)

É preciso, em primeiro lugar, enfatizar o perigo da *medicalização* de toda uma comunidade; caso a intervenção não seja conduzida com cuidado e sobriedade, por pessoas dotadas de sensibilidade e imaginação, os resultados não serão dos melhores.

Podemos justificar o rastreamento de doenças para as quais a Medicina ainda não encontrou uma solução?[27] (Até bem pouco tempo era

---

[26] Dicotomia que também a Medicina de Família e Comunidade supera ao incluir em seu escopo disciplinar e prático, especificamente em sua abordagem comunitária, elementos, conceitos e técnicas próprias da promoção da saúde, da educação e da comunicação em saúde.

[27] É fundamental que essa pergunta continue a ser formulada. Atualmente, ela ocupa uma importância central na reflexão ética a respeito da aplicação dos recentes testes, mapeamentos e investigações genéticas.

a pergunta que se fazia sobre SIDA – embora, no caso, não era tanto o interesse do enfermo que se tinha em vista, mas a proteção da comunidade.) O que dizer, por exemplo, da proposta de conduzir um inquérito sorológico para o *Trypanosoma* em regiões endêmicas para a doença de Chagas – porventura existe alguma terapêutica comprovadamente eficaz nas fases crônicas ou subcrônicas?

Depois de passar por um exame de saúde – mesmo que este resulte normal – a pessoa não é mais a mesma, adquiriu uma atitude negativa com respeito as suas condições de saúde, com frequência ausenta-se do trabalho, torna-se frequentadora assídua dos serviços médicos, gasta mais em remédios e exames. A medicalização é um acompanhante quase que inevitável do exame de saúde: devidamente rotulado, estigmatizado, o *paciente* vê-se transformado em *doente*.[28] (Repetimos: mesmo que nada seja encontrado ao exame.)

Falando do processo de detecção da hipertensão arterial, Rose (1981)[29] tem palavras incisivas: "Depois disso, tanto a pessoa como o médico dirão que 'sofre' de pressão alta. Ao chegar, ele era um homem sadio; ao sair já se transformou em doente, estado esse confirmado pela administração de comprimidos. O rótulo inadequado foi aceito, uma vez que ambas as partes, o público e a profissão, sentem que, se não se tratasse de um *paciente*, o médico não o teria atendido como tal. Na realidade, cuidar de uma pessoa com hipertensão assintomática não é terapêutica, mas Medicina Preventiva".

Embora ainda tenhamos algum tempo pela frente, o *rastreamento genético* não tardará de chegar até nós. Nesse dia, bastará uma gota de sangue para revelar tendências e predisposições para esta ou aquela doença; para trazer um prognóstico sobre a qualidade da vida futura. Não importa que seja apenas uma inferência estatística, uma probabilidade de tantos por milhão; para as companhias de seguro, acostumadas a entreter-se com probabilidades, isso basta: então, sentir-se-ão autorizadas a elevar os custos de uma apólice – ou mesmo a recusá-la, caso o risco de prejuízo lhes pareça demais elevado. Será também um argumento suficientemente forte para que as empresas, as instituições, uma vez de posse dos dados do "genetograma", hesitem em aceitar como empregado um candidato tido como "problemático".[30]

O médico consciencioso se sentirá desafiado a interferir nessa medicalização do dia a dia, uma epidemia que cresce a olhos vistos. Como se já não bastassem os estragos causados pela televisão e os bem-intencionados conselhos da comadre ou de outros curiosos, terá que se haver, ainda, com a maciça promoção da tecnologia mais recente, bem como a comercialização de métodos alternativos de tratamento; a maior parte baseados em falácias e inverdades. Para neutralizar essa verdadeira lavagem cerebral, o médico doravante terá que dispender boa parte de seu tempo em tranquilizar seus pacientes. Esta incumbência é um dos aspectos mais árduos da Medicina Preventiva, ao mesmo tempo que um dos mais proveitosos: fazer a profilaxia do medo.

---

[28] Nessa frase, podemos trocar "paciente" por "pessoa" e "doente" por "paciente", ficando: a "pessoa" se vê transformada em "paciente". Tal mudança, embora não altere em nada a intenção do autor, serve de exercício, para que possamos melhor visualizar o papel que a "pessoa" assume diante do seu médico: o de "paciente" (ou "doente"). No âmbito da Medicina de Família e Comunidade brasileira, usamos a referência à "pessoa" (ver a Medicina Centrada na Pessoa ou o Método Clínico Centrado na Pessoa), justamente, para indicar o acesso à "pessoa" do "paciente" ou à "pessoa" em sua essência, anterior a qualquer papel que possa assumir, incluindo o de "paciente".

[29] Referência: Rose G. Strategy of prevention: lessons from cardiovascular disease. Br Med J. 1981; 282(6279):1847-1851. Disponível em: https://www.ncbi.nlm.nih.gov/pmc/articles/PMC1506445/pdf/bmjcred00661-0031.pdf e Rose G. Estratégias da medicina preventiva. Porto Alegre: Artmed, 1992. Ver nessa obra o conceito de "paradoxo da prevenção", citado por Kurt kloetzel na p. 108 deste livro.

[30] Eis, aqui, mais uma previsão acertada do autor, além de suas considerações notadamente éticas e humanísticas.

BALANÇO FINAL

O campo da Saúde Coletiva não é um território recém-desbravado, nem a filosofia da prevenção um invento mirabolante. O que é recente, isso sim, é a formalização de seus princípios, bem como a aferição de seu instrumental – uma decorrência mais do que natural do processo de inovação no campo dos exames complementares. De resto, é mais do que provável que seu mais importante incentivo, nas duas últimas décadas, tenha partido das equipes econômicas, preocupadas com a constante elevação nos custos médicos. Também aos olhos dos administradores, *prevenir é sempre melhor do que remediar.*

Mas os obstáculos foram subestimados: comparado ao entusiasmo original, os resultados da Medicina Preventiva – em particular do rastreamento – ficaram aquém do sonhado; no mínimo, ainda estão sujeitos a controvérsias. Por exemplo, a prevenção do câncer de colo e de mama, em todos os países que são objeto de incontáveis programas, ainda não permite conclusões definitivas. É plausível que se diga o mesmo da cardiopatia isquêmica: não obstante sua mortalidade nas três décadas ter-se reduzido à metade (pelo menos, em alguns países), resta demonstrar que essa queda efetivamente tenha ocorrido por conta de mudanças no "estilo de vida", segundo pretendem alguns pesquisadores.

Ao que nos parece, a prevenção funciona melhor nas emergências, nas doenças graves capazes de alarmar a população. Haja vista o relativo sucesso na prevenção da SIDA, o constante decréscimo no número de novos casos nos países desenvolvidos, fenômeno em grande parte atribuído à educação sanitária e às medidas de mobilização popular e do próprio poder público (troca de seringas, medicamentos gratuitos). Também a luta contra o tabagismo parece bem encaminhada, sem dúvida fortalecida por uma série de medidas coercitivas. (Embora não se trate propriamente de uma emergência, a mídia e os estaticistas a transformaram em tal.)

Se é verdade que a Saúde Coletiva não se mostrou capaz de milagres, também não se pode acusá-la de fracasso. Uma de suas conquistas, especialmente em termos de doutrina, foi a de despertar para uma nova visão, mais integrada, da saúde e da doença. Seus determinantes deixaram de ser exclusivos da esfera médica: agora, para compreender a doença, é preciso igualmente pensar no ambiente, no estilo de vida, nas condições socioeconômicas. Já é um grande avanço.

➢ Não obstante a primeira impressão, acreditamos que este capítulo combine bem com o restante do livro. Julgamos importante oferecer ao leitor uma visão imparcial da Saúde Coletiva não só com vistas à "cultura geral", mas para que ele possa opinar, tomar partido nas decisões que dizem respeito à saúde da comunidade. (De resto, convém não esquecer que muitos leitores, dentro de uma eventual Medicina de Família ou fora dela, gastarão parte de seu tempo no atendimento de um grupo, uma coletividade.)

Dentro de tal cenário, a prevenção toma um duplo aspecto: a) a Medicina Preventiva aplicada a essa coletividade; b) a *atitude preventivista,* no paciente de ambulatório (ou consultório).

No consultório, o agir no presente e o pensar no futuro se confundem; procurar distinguir onde termina um e começa o outro é sempre uma temeridade. Ambos são essenciais: um paciente cujo clínico, de repente, decidisse que o consultório não é lugar para a prevenção estaria sendo deveras mal assistido. Porém, essa hipótese é remota, visto que, independentemente da especialidade, a maior parte dos profissionais lança mão de medidas que, em última análise, visam à prevenção. Toda vez que o profissional, antes de prescrever um betabloqueador, procura saber se o paciente sofre de asma; diante de uma mulher diabética, recomenda que lhe traga os filhos, para que também eles sejam examinados; no caso da gestante, preocupa-se em pedir um VDRL, um exame de urina, na verdade está praticando a prevenção.

Contudo, às vezes um lapso cognitivo demonstra que o aprendizado foi incompleto.

Caso clínico 9.1
H. M. A., 31 anos, sexo masculino, peão de estância.

Tendo vindo à cidade a fim de fazer compra, esse homem foi atropelado numa das ruas do centro. Levado à Santa Casa com suspeita de traumatismo craniano, só recuperou a consciência após 5 dias na UTI. Ao despertar, queixou-se de uma dor intensa no olho direito.

Como não é raro acontecer, os clínicos tiveram dificuldade de conseguir ajuda do especialista; assim, acreditando tratar-se de glaucoma – a primeira hipótese que lhes ocorreu –, nesse sentido orientaram a medicação. Passaram-se assim 2 dias; como não houvesse alívio da dor – pelo contrário, esta se intensificasse –, o patrão chamou um amigo oftalmologista para examinar seu empregado.

Então foi constatada uma panoftalmia,[31] consequência direta da perfuração de uma úlcera de córnea. A enucleação do globo ocular foi realizada no mesmo dia.

Esse é um caso, sem dúvida, dramático. Tanto a enfermagem quanto os clínicos se esqueceram de uma das medidas mais elementares em pacientes comatosos: prevenir o ressecamento da córnea.

➢ Para terminar, é preciso melhor qualificar algumas das observações feitas ao longo deste livro, capazes de terem chocado algum leitor: aquelas em que recomendamos que tratamento e prevenção sejam examinados à parte, considerados como distintas etapas do ato médico.

De fato, para evitar que as *necessidades de terceiros* venham a predominar, é preciso insistir na primazia das *necessidades presentes* do paciente, tudo o mais – as necessidades normativas, as necessidades futuras – devendo ser deixado para um segundo tempo. Essa prioridade terá que ser respeitada. Embora a exploração do perfil lipídico, o ECG ou as condições de mineralização óssea pareçam mais atraentes do que uma queixa comum e trivial, em geral não têm a menor relevância na interpretação da demanda trazida pelo paciente. Seria um grave erro esquecê-lo.

ASPECTOS-CHAVE DO CAPÍTULO

- Uma série de elementos distingue a clínica (a Medicina do indivíduo) da Saúde Coletiva: esta tem, acima de tudo, sua atenção voltada para as *prioridades* de saúde. A iniciativa para tais ações cabe não ao paciente, mas a toda uma equipe de Saúde. Finalmente, entre seus objetivos destaca-se a *prevenção* (logo, em vez de *doença*, prefere endereçar-se aos *fatores de risco*)
- Os principais critérios de prioridade são: a *prevalência* da doença, o seu *prognóstico*, bem como o perigo que oferece aos demais membros da comunidade. A lista das prioridades cresce à medida que aumentam os recursos à disposição do sistema de Saúde
- Na Saúde Coletiva, o *risco atribuível* é mais importante que o *risco relativo*, em obediência ao princípio "um grande número de pessoas em baixo risco pode determinar maior carga de doença do que um pequeno número exposto a um risco elevado"
- São dois os tipos de estratégia: a) medidas voltadas para grandes grupos ou para a totalidade da população, independentemente de suas condições de risco; b) medidas seletivas, em caráter de *rastreamento* e em grupos específicos, procurando identificar a presença de fatores de risco
- No geral, o rastreamento se utiliza de um exame clínico ou complementar. A utilidade deste é limitada, dadas as dificuldades oferecidas para sua interpretação, mormente quando a prevalência é baixa e a sensibilidade e especificidade do exame deixam a desejar
- Mais do que uma *especialidade*, a prevenção é uma *filosofia de vida*. Sendo assim, compreende-se que a Medicina Preventiva também encontre oportunidades dentro do consultório, isto é, fora do contexto da Saúde Coletiva.

---

[31] Variação de panoftalmite, uma inflamação generalizada do olho.

10 A Decisão Diagnóstica[1]

CAPÍTULO

A imagem do cientista dono da verdade absoluta já caducou.
Os eventos da natureza assemelham-se mais a dados que rolam do que a estrelas que
giram; elas são controladas não pela causalidade, mas segundo as leis da probabilidade,
o cientista, em vez de profeta, fazendo o papel de um mero apostador.
Reichenbach

Qual é a doença? E qual o melhor tratamento para ela? – Toda intervenção médica começa por essas duas perguntas. Ao respondê-las, ato que requer bom senso e um espírito responsável, chega-se a uma decisão, independente de acaso, palpite ou mesmo de um reflexo condicionado.

Mas, para decidir, para raciocinar segundo a boa lógica, é preciso contar com todas as informações. Todo esse processo requer experiência e o caminho até chegar a ela, até aperfeiçoar essa sorte de talento, é longo. Contudo, existem atalhos – e são estes que pretendemos mostrar no presente capítulo.

O desfecho de uma decisão diagnóstica – é bom advertir –; é sempre um tanto incerto. Qualquer seja o atalho tomado, ele jamais conduzirá a uma *certeza*; o máximo que se pode esperar é uma razoável *probabilidade* de acerto. O mesmo vale para outros tipos de decisão. A conduta terapêutica, por exemplo, situação em que o médico, diante de uma série de alternativas – e sabendo que não conta com absoluta garantia de êxito –, terá que se contentar com a solução que no momento lhe parece mais apta a beneficiar o paciente.

O grau de probabilidade é caraterizado por um número; quanto mais este se aproximar da unidade (ou seja, de 100%), maior a confiança a se depositar naquela aposta. Para o médico *experiente*, a estimativa representa um ato quase inconsciente: diante de um paciente que relata uma afonia surgida na véspera, sente

imediatamente que a hipótese mais provável é a laringite aguda. O câncer de laringe ou a blastomicose, embora possíveis, são hipóteses bem mais remotas. (Estamos falando da *probabilidade empírica* ou *subjetiva*, um instrumento bastante útil, porém, como todos os instrumentos, nem sempre seguro.)

Com o objetivo de tornar o processo decisório mais preciso e menos subjetivo, os acadêmicos, sobretudo os norte-americanos, desenvolveram um conjunto de técnicas que, a partir dos anos 1950, rapidamente ganhou popularidade. Trata-se do *decision making* ou *decision analysis,* um recurso sofisticado que, tendo emprestado da matemática tanto a linguagem como os demais requintes, ganhou ares de ciência exata (Figura 10.1).

Supõe-se que, devidamente informado dos possíveis desfechos, o paciente esteja em condições de optar com sensatez por aquela que lhe é mais favorável. Mas saberá mesmo escolher a melhor alternativa? À primeira vista, dada uma mortalidade operatória zero, a escleroterapia seria sua preferida; por outro lado, como ela só é bem-sucedida em 70% dos casos, na eventualidade de uma nova hemorragia, só lhe restaria uma cirurgia de emergência, esta com uma mortalidade de 12%. De maneira que a decisão, embora apoiada em números concretos, continua cercada de dúvidas cruciais. *O que vale para a maioria, valerá também para a minha pessoa?* – indaga o doente.

---

[1] Para o estudo complementar acerca dos principais conceitos que são apresentados neste capítulo, recomendamos a leitura do, também escrito pelo autor, capítulo O diagnóstico clínico: estratégia e táticas. In: Duncan B, et al. Medicina ambulatorial: condutas de atenção primária baseadas em evidências. 5. ed. Porto Alegre: Artmed; 2022.

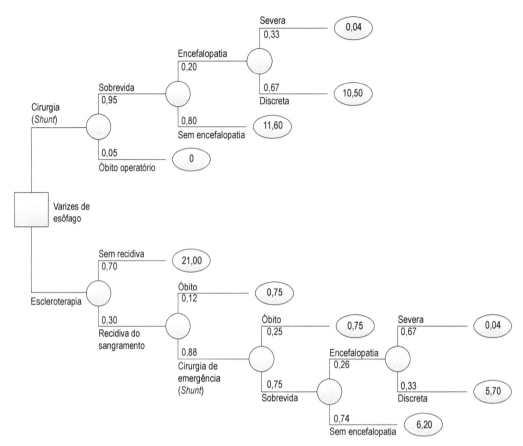

Figura 10.1 Exemplo de uma "árvore de decisão", comparando a cirurgia e a escleroterapia no tratamento das varizes de esôfago (adaptado de Sox, et al.; 1988[2]). As cifras se referem à probabilidade daquele evento, a exceção daqueles rodeados por um traço, que representam "expectativa de vida ajustada, segundo a qualidade de vida". (Este diagrama, que se refere à cirrose de Laennec, certamente não se aplica à fibrose periportal da esquistossomose, entre nós a causa mais comum de hipertensão porta. Nesta, segundo dados pessoais e de outros autores, o prognóstico é mais favorável, de sorte que uma terceira alternativa – a conduta de expectativa –, também merece ser cogitada.)

Compreende-se que o cálculo do custo-benefício, aparentemente tão transparente, sequer chega perto de todas as variáveis que estão em jogo. Estas, o cientista esqueceu ou não soube como incorporar ao modelo matemático: as fobias e os preconceitos do paciente, seu ambiente familiar, as circunstâncias econômicas da família, bem como, é bom não esquecer, seu apego à vida, sua tolerância ao sofrimento. (Sem contar que as condições materiais ou uma deficiente infraestrutura do sistema de Saúde – situações não incomuns em nosso meio – são capazes de levar à rejeição de uma alternativa que, matematicamente falando, mereceria ser a primeira.)

Um dentre muitos outros artigos (Thornton, Lilford, BMJ. 1992; 304: 1099-1103) descreve um segundo tipo de situação: uma enfermeira de 29 anos que, à véspera do casamento, precisa ser operada de um câncer de colo uterino. Durante o ato, o tumor primário é removido, deixando uma ampla margem de tecido normal. Após a cirurgia, a paciente é informada das diferentes alternativas com que deverá contar:

---

[2] Referência: Sox HC, Blatt MA, Higgins MC, Marton Kl. Medical decision making. Butterworths Publishers; 1988.

na hipótese de optar por uma segunda intervenção, a histerectomia radical, a probabilidade de morte operatória é estimada em 0,5%, acrescida de outros 1,0% devidos a um eventual câncer metastático. Porém, com o objetivo de preservar a fertilidade, se a histerectomia for recusada, a mortalidade esperada é de 2%. Como optará o médico? E a paciente?

Os autores completam sua "árvore da decisão" mediante uma avaliação dos custos e dos benefícios trazidos pelos diferentes desfechos, inclusive no tocante à expectativa de *vida útil* e dos rendimentos auferidos do trabalho – fatores, aliás, que costumam desempenhar um papel importante em tais modelos de *decisão assistida*.

A intenção é digna de elogios, embora a objetividade da tomada de decisão seja questionável. Convém não esquecer que uma decisão correta pressupõe a existência de informações absolutamente confiáveis; caso contrário, de nada adianta o rigor matemático. Acontece que, em Medicina, tal situação é uma raridade, de sorte que as cifras utilizadas, nesse e em outros cálculos, são de certa forma arbitrárias, dependendo mais da preferência do autor.

De fato, os próprios autores do primeiro trabalho citado confessaram que estão habituados a utilizar a média dos resultados constantes da literatura (por exemplo, a incidência de uma encefalopatia após anastomose portocava (Figura 10.1) – estimada em 20% – varia, conforme a fonte, entre 12 e 30%, o que demonstra bem o quanto a média aritmética é insatisfatória).

Não obstante isso, a análise decisória é bastante popular nos EUA e, assim como é possível que não passe de uma moda fugaz, também não se pode descartar que venha a tornar-se o instrumento de análise favorito do século 21. (Àqueles que se interessarem pelo assunto podemos recomendar os excelentes livros de Sox, et al.; 1988 e Sackett, et al.; 1991.)[3]

De nossa parte, com motivos suficientes para não aderir a um pretenso "rigor científico", preferimos seguir uma metodologia menos complexa, até mesmo porque os modelos decisórios conhecidos da literatura médica voltam-se, quase que exclusivamente, às situações emergenciais, às doenças graves, pouco tendo a oferecer ao paciente de ambulatório.

QUANDO NÃO INTERVIR

O adiamento de uma decisão não traduz necessariamente uma omissão de socorros, pois **o próprio adiamento já equivale a uma decisão**, desde que baseado numa ponderada avaliação dos riscos e dos benefícios.

Os exemplos sendo muitos, limitamo-nos a citar algumas situações nas quais, segundo estudos recentes,[4] uma intervenção precipitada, seja diagnóstica, seja terapêutica, não traria benefícios:

- a ptose renal (em não hipertensos)
- graus menores de escoliose
- a hérnia umbilical na infância
- a bacteriúria assintomática em mulheres jovens, não gestantes e de vida sexual ativa
- os cálculos biliares silenciosos
- os divertículos assintomáticos de cólon
- a hipocalemia assintomática em hipertensos sob tratamento com tiazídico e que não estejam tomando digitálicos
- o não nanismo
- a hérnia assintomática de hiato
- a hipotensão assintomática
- a hiperuricemia assintomática.

Além de um sem-fim de outros achados que, salvo prova em contrário, deverão ser encarados como meros achados casuais. Em situações como essas, não há qualquer prova de que um tratamento, qualquer que seja ele, venha beneficiar o paciente.

➢ Outro tipo de situação é aquele em que o adiamento não representa a primeira escolha,

---

[3] Referências: Sox HC, Blatt MA, Higgins MC, Marton KI. Medical decision making. Butterworths Publishers; 1988; Sackett DI, Haynes RB, Guyatt GH, Tugwell P. Clinical epidemiology: a basic science for clinical medicine. 2. ed. Little, Brown and Company; 1991.

[4] Sem referências na edição original.

mas, sim, uma atitude tomada a contragosto. Embora uma conduta mais ativa fosse indicada, diante de obstáculos de toda natureza – técnicos, doutrinários ou sociais –, o profissional se resigna a permanecer de braços cruzados.

A prevenção da calculose urinária, um processo demorado, dispendioso, de resultados incertos e que exige do paciente um meticuloso cumprimento dos conselhos médicos, constitui, para nós, um desses problemas. Outro exemplo é aquele do sistema municipal de Saúde que se vê obrigado a suspender um programa de controle da hipertensão arterial seja por falta de medicamentos para atender a todos os pedidos, seja pela inconstância dos pacientes, elevada proporção dos quais, decorridos poucos meses, simplesmente abandona o tratamento.

Uma outra questão com a qual não nos sentimos tranquilos é o da hipertensão *secundária*, uma modalidade de hipertensão que, numa modesta proporção dos casos, pode ser definitivamente curada. Embora sabendo que somente de 1 a 5% dos casos de hipertensão identificados na comunidade têm como causa uma doença arterial renal – e ainda mais raramente têm como causa uma endocrinopatia, um feocromocitoma ou uma coarctação da aorta –, ainda assim é preciso lamentar que simplesmente não sabemos como efetuar o rastreamento desses casos excepcionais de um modo que seja aceitável pela sociedade.

Para retornar ao antigo tema, admitindo, por exemplo, que a prevalência do feocromocitoma seja de 0,04% (segundo a Clínica Mayo) e que o teste para a dosagem das catecolaminas plasmáticas tenha uma especificidade de 97%, basta um ligeiro cálculo para antecipar que, no contexto de um rastreamento populacional, 79 em cada 80 resultados anômalos serão apenas falsos positivos! Para o caso da doença renovascular, cuja prevalência gira em torno de 2,5%, o cálculo é um pouco mais otimista: com o emprego da urografia excretora (exame dotado de uma especificidade de 86%), a relação entre doentes e falsos positivos é de 1 em cada 6. (Logo, para fins de rastreamento, ambos os exames são impensáveis.)

➢ Temos, finalmente, o **adiamento enquanto norma de trabalho**, tendo em vista, entre outros objetivos, esclarecer um quadro ainda obscuro, um diagnóstico incerto. Nesses casos, o ato de *esperar* muitas vezes se mostra benéfico: ao longo do período de observação, a história clínica muitas vezes é enriquecida por dados omitidos na primeira (ou segunda) consulta, novos sinais e sintomas poderão ser acrescentados e a própria evolução do quadro poderá fornecer subsídios para o diagnóstico mais preciso e uma estimativa do prognóstico. Tal conduta, quando expressamente indicada, obedece ao bom senso, além de poupar ao paciente transtornos desnecessários.

Uma conduta de expectativa é fruto de uma cautelosa análise da evidência disponível; quando adotada, vê-se que ela substitui com vantagens o hábito da intervenção precipitada, quase que compulsiva. **Fazer do tempo um instrumento de trabalho** transforma-se assim numa estratégia de considerável valor – mas que, para evitar que seja empregada indevidamente, é preciso que obedeça a certas regras.

É mais do que natural, antes de empregar tal estratégia, certificar-se de que não se trata de um quadro potencialmente grave, exigindo ação imediata. Para uma primeira orientação, reproduzimos abaixo um quadro da 20ª edição do *The Principles and Practice of Medicine* (Harvey AM, Johns RJ, McKusick VA, Owens AH. Appleton-Century Crofts; 1980).

Uma vez excluída uma emergência ou situação de urgência, não devemos censurar o médico que, no melhor interesse do paciente, resolva adiar uma tomada de decisão. Resta

Quadro 10.1 Sinais comuns nas enfermidades graves.

- Temperatura excessivamente alta ou baixa
- Pulso excessivamente rápido ou lento
- Frequência respiratória excessivamente alta ou baixa
- Pressão arterial excessivamente alta ou baixa
- Distúrbios da consciência (ansiedade, letargia, confusão mental, delírio, coma)
- Dificuldade respiratória (respiração ruidosa, laboriosa ou ineficaz)
- Cianose central
- Sudorese profusa
- Evidência de dor intensa
- Sinais de edema pulmonar
- Sinais de hipertensão endocraniana
- Rigidez de nuca

apenas fazer uma pergunta: *Quanto tempo lhe é permitido esperar?* (A resposta é delicada, e a ela voltaremos.)

A DECISÃO NA MEDICINA PREVENTIVA[5]

É preciso saber distinguir entre dois tipos de situação:

- Quando o objetivo for a *prevenção da ocorrência* (prevenção primária), para julgar se a proposta é viável, será preciso rever os requisitos listados no Quadro 9.2 e avaliar até que ponto foram satisfeitos. Isso vale tanto para as ações voltadas para a totalidade da população (vacinas, saneamento, modificação dos hábitos e do estilo de vida etc.), quanto, em escala mais reduzida, para o atendimento de um grupo em risco
- Quando se trata de prevenir a *progressão* de uma doença (prevenção secundária), vemo-nos diante da necessidade de selecionar pessoas ainda em estado pré-clínico, logo sem razões especiais para procurar atendimento médico. Sua identificação terá que ser feita mediante programas de rastreamento, na maior parte das vezes com a colaboração de exames complementares. Sendo assim, afora os critérios do quadro referido, a decisão final (*Devemos ou não empreender o diagnóstico precoce da doença?*) ainda está na dependência de três perguntas: Qual é o valor preditivo do teste empregado? Qual é o risco da iatrogenia? Que grau de adesão é possível esperar?

Qual é o valor preditivo do teste empregado?

Se a proporção de falsos negativos for exagerada, o teste não atende aos objetivos finais, ao passo que um número elevado de falsos positivos acarreta tamanho risco de iatrogenia que, também aqui, pode abalar seriamente a decisão original.

Qual é o risco da iatrogenia?

A decisão de promover uma campanha de rastreamento só será acertada se estivermos convencidos de que os benefícios são maiores que os custos – os últimos, incluindo o tributo pago pelo paciente, em termos de uma redução de sua qualidade de vida: a ansiedade, a dependência, a degradação de suas relações com a família.

Que grau de adesão é possível esperar?

Em caso de pacientes (ou grupos) julgados pouco confiáveis em termos de adesão, ou aqueles que anteriormente já se mostraram incapazes de preservar uma boa continuidade no comparecimento às consultas, o benefício de uma intervenção precoce é muito discutível.

É preciso acrescentar que a decisão de, por essa ou aquela razão, protelar ou mesmo de cancelar uma intervenção preventiva, não peca necessariamente contra a boa ética médica. Há certas propostas, a princípio consideradas escandalosas, mas que, sob um segundo exame, demonstram ser baseadas no bom senso; por exemplo, aquela que questiona a utilidade do rastreamento da tuberculose,

---

[5] A respeito desse importante tema, destacamos, a seguir, algumas obras seminais que complementam ou aprofundam os conceitos abordados pelo autor:

1) O livro de Leavell e Clark que define a história natural da doença e os níveis de prevenção (primária, secundária e terciária): Leavell H, Clarck EG. Preventive medicine for the doctor in his community. 3. ed. New York: McGraw-Hill; 1965.

2) Outro livro de Kurt Kloetzel que introduz em nosso meio esse tema e esses conceitos: Kloetzel K. As bases da medicina preventiva. São Paulo: EDART; 1973.

3) A revisão e a crítica apresentada por Sérgio Arouca em sua tese de doutoramento O dilema preventivista: contribuição para a compreensão e crítica da Medicina Preventiva, defendida na Universidade Estadual de Campinas, em 1975, e publicada pelas Editoras UNESP e Fiocruz, em 2003.

4) As contribuições fundamentais de Geoffrey Rose que podem ser encontradas em seu livro Estratégias da medicina preventiva, de 1992, publicado pela Artmed, em 2010.

5) A perspectiva da Medicina Ambulatorial e da Saúde Pública baseadas em evidências, que pode ser consultada em Duncan B, et al. Medicina ambulatorial: condutas de atenção primária baseadas em evidências. 5. ed. Porto Alegre: Artmed; 2022.

preferindo substituí-lo pela *busca ativa* dos casos clínicos. Dada a existência de uma terapêutica comprovadamente eficaz – dizem – mesmo que detectado mais tardiamente, o paciente nada tem a perder.

A DECISÃO DO PACIENTE ENFERMO

Já aqui estamos diante de uma situação bem diferente: um paciente que sai em busca do médico, ao qual apresenta um conjunto de queixas clínicas. O primeiro passo, obviamente, é chegar a um diagnóstico.

Se perguntarmos ao estudante, ele insistirá que, antes de iniciar o tratamento, primeiro é forçoso chegar a um *diagnóstico de certeza*, uma hipótese que conte com uma probabilidade de 100%. Isso é uma fantasia. Existem, sem dúvida, doenças que, a exemplo da endocardite bacteriana, exigem uma probabilidade diagnóstica bastante elevada, embora seja muito difícil superar – digamos – uma probabilidade de 90%. Por outro lado, há também uma série de afecções benignas que permitem o início precoce do tratamento já em nível de diagnóstico sintomático ou provisório, isto é, bem à esquerda dos 100% (Figura 10.2). (Estamos às voltas com o Capítulo 4.)

Estamos nos ocupando, é claro, da *probabilidade pré-teste*, aquela que resulta de um julgamento clínico, sem a ajuda dos exames complementares.[6] É também chamada *subjetiva* ou *empírica*, apelido inteiramente justo, pois que ela se origina de um processo complexo, em parte experiência, em parte inconsciente ou pré-consciente:

1. **A experiência pessoal do profissional.** Esse é um elemento sempre presente, mas que não deve ser superestimado
2. **Conhecimentos sobre a prevalência da doença.** É lógico que, no confronto das diversas opções diagnósticas, uma doença rara (o feocromocitoma, por exemplo) não conta com a mesma probabilidade de uma doença comum (a hipertensão essencial)
3. **Informações adicionais sobre a doença,** adquiridas mediante leitura ou consulta a médicos mais experientes no assunto. Os algoritmos ou outros recursos do mesmo tipo

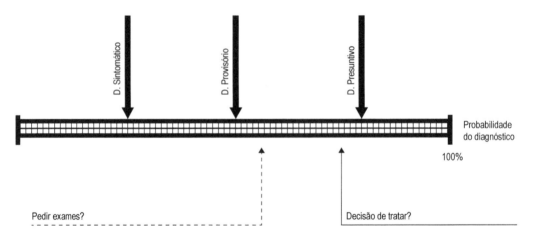

Figura 10.2 As probabilidades de uma doença e a decisão diagnóstica. (Os três níveis diagnósticos são explicados no Capítulo 4.)

---

[6] A partir dos conceitos da epidemiologia clínica, Fletcher (2021) define a probabilidade pré-teste como sendo a prevalência da doença, ou seja, a probabilidade da doença antes do resultado do teste ser conhecido. Segundo Fletcher (2021), os médicos estimavam essa probabilidade pré-teste (prevalência) principalmente por meio de suas observações e experiências clínicas; no entanto, frequentemente errando em suas estimativas. Dessa maneira, as principais fontes de informação para se estabelecer a probabilidade pré-teste (prevalência) de uma doença passam a ser a literatura médica, os bancos de dados clínicos produzidos desde o âmbito local ou institucional da tomada de decisão até os compilados de dados municipais, estaduais e nacional e os dados da vigilância epidemiológica. Ver: Fletcher GS. Diagnóstico. In: Fletcher. Epidemiologia clínica: elementos essenciais. 6. ed. Porto Alegre: Artmed; 2021.

podem ser de grande utilidade, mas nem sempre estão disponíveis. Além disso, é preciso não exagerar sua contribuição, visto que, na prática, nenhum esquema, qualquer que seja ele, servirá de compensação para eventuais fontes de erro: um exame físico incerto, um exame complementar que deixe dúvidas, uma anamnese incompleta cuja confiabilidade seja questionável.

Conclui-se, com razão, que a probabilidade pré-teste é, em grande parte, arbitrária.[7] Se é verdade que não se trata de um mero *palpite*, também não passa dos limites de uma *opinião pessoal*, daí o nosso desinteresse pelo rigor analítico proposto pelo método do *decision making*. Como se sabe, uma corrente tem a resistência de seu elo mais fraco – e é na estimativa do grau de probabilidade que reside a fragilidade do método.

Em seguida, escolhida a probabilidade pré-teste daquela doença, deve-se indagar: Tal grau de probabilidade já permite uma decisão?

Tal grau de probabilidade já permite uma decisão?

Se for alta a probabilidade pré-teste, pode-se supor que o médico se decida por intervir sem mais demora. Por outro lado, em caso de ser baixa a probabilidade de alguma doença mais séria (por exemplo, sintomas como a cãibra do esportista, um breve desmaio numa jovem considerada "nervosa", a astenia do estudante que frequenta um curso noturno etc., situações que não despertam alarme), o médico pode resolver não tomar qualquer conduta mais ativa. Porém, se o profissional, depois de rever todas as alternativas do diagnóstico diferencial, chegar a um nível de probabilidade em torno de 60 ou 70%, isso já é o suficiente para uma decisão terapêutica?

No caso, o médico tem pela frente três opções:

1. *Adiar a decisão,* esperando que a evolução do quadro traga novas informações

2. *Começar o tratamento* com base nas informações que já possui (algo como um tratamento *empírico*)
3. *Aumentar o nível de probabilidade* mediante algum exame complementar. (A isso se denomina *testar a hipótese diagnóstica*.)

Nesse sentido, uma série de considerações se justificam:

- Diante da possibilidade, por mais remota que seja, de se estar diante de uma *urgência*, é natural que a primeira opção seja sumariamente rejeitada
- Em caso de o tratamento ser acompanhado do risco de sérias reações colaterais, é preferível evitar a segunda alternativa, tentando, em vez disso, chegar a um grau mais elevado de probabilidade
- Como existem exames complementares que envolvem um certo risco, seu emprego só se justificará caso a probabilidade pré-teste seja elevada – embora ainda insuficiente para uma tomada de decisão (por exemplo, uma arteriografia diante da forte suspeita de uma hipertensão secundária)
- A possibilidade de uma remissão espontânea, tão comum em determinados quadros clínicos, deverá ser levada em consideração, fazendo com que se prefira adiar a decisão
- A escolha da primeira alternativa trará melhores resultados – e menores riscos – em pacientes que já demonstraram ser compreensivos e propensos a uma boa adesão.

Já ilustramos suficientemente as limitações dos exames complementares, sobretudo na presença de um exame clínico incompleto e por parte de um profissional exageradamente dependente dos dados laboratoriais (ver, por exemplo, o Caso clínico 7.2.). De sorte que a pergunta "será preciso recorrer a exames complementares?" não é, como pode parecer, redundante. *Qual será o exame mais útil para o caso?*

---

[7] Para que não assuma um caráter arbitrário, a estimativa da probabilidade pré-teste (ou prevalência) da doença deve ser embasada em estudos clínicos e epidemiológicos, em bancos de dados clínicos e em dados da vigilância epidemiológica.

130   Medicina Ambulatorial – Princípios Básicos

A resposta não é tão fácil. Ela exige que o médico esteja rigorosamente em dia com a literatura médica. (De resto, como os exames mais recomendados nem sempre estão disponíveis, é possível que a discussão tenha apenas valor teórico.)

Caso clínico 10.1
H. L. 47 anos, sexo masculino, mecânico ajustador.

Até um mês e meio atrás esse homem trabalhava numa montadora de automóveis do ABC paulistano. Em função do programa de "reengenharia" instituído pela firma, ele recebeu o aviso prévio e, desde então, procura um novo emprego. É casado e tem três filhos menores.

Seu plano de saúde expira dentro de 2 semanas; logo, apressou-se em aproveitar essa última oportunidade para resolver seus problemas de saúde. As queixas se resumem em insônia, perda de peso, cansaço fácil, irritabilidade, além de, com muita hesitação, ter confessado uma certa perda de "força sexual".

Ao que tudo indica, trata-se de um estado de depressão, desencadeado pela precária situação social. Entretanto, ao acrescentar mais algumas perguntas à anamnese, o médico descobre um episódio de fezes escuras, pouco tempo atrás. (O paciente não fez caso e não sabe informar se o fato se repetiu.) Nega consumo de aspirina ou de sais de ferro.

O médico praticou um exame sucinto, incluindo o toque retal, que se mostrou normal. Começou, então, a polemizar consigo mesmo, tentando chegar a uma decisão: valeria a pena perseguir essa pista isolada, possivelmente falsa? Pediria uma pesquisa de sangue oculto nas fezes? Ou, aproveitando os últimos dias do plano de saúde, partiria logo para o enema opaco ou para a retossigmoidoscopia? Por outro lado – e na ausência de uma história familiar –, o paciente não pertencendo ao grupo em alto risco, a chance de ser portador de um câncer é reduzida (embora a possibilidade de um adenoma, bem mais comum, não possa simplesmente ser descartada).

Na opinião do médico, o correto seria começar pelo mais simples, pela pesquisa de sangue oculto nas fezes. E foi o que fez, 1 semana mais tarde tendo em mãos o resultado: negativo.

Retirou-se para a salinha ao lado, onde estavam seus livros e revistas, procurou informar-se melhor e descobriu que a pesquisa de sangue nas fezes é uma prova diagnóstica pouco confiável, com uma sensibilidade entre 30 e 50% (ainda mais reduzida em casos de adenoma), mas uma especificidade, com o preparo adequado, em torno de 90%. Folheadas mais algumas páginas, viu que a sensibilidade da retossigmoidoscopia era mais elevada, chegando perto dos 60%. O profissional então concluiu que fora tímido demais. Querendo poupar desconforto ao paciente, optara justamente pelo exame menos eficaz; melhor teria sido se pedisse a radiografia contrastada (uma sensibilidade próxima a 90%) – ou mesmo a colonoscopia.

Contudo, a essas alturas, com o prazo esgotado, a discussão era acadêmica. O paciente não mais voltou ao consultório. (Assim, até hoje o médico guarda a recordação de uma oportunidade perdida – sequer tivera a oportunidade de receitar um antidepressivo, seguido de algumas recomendações.)

Se é verdade que o mais correto é sempre começar pelo exame mais simples, mais acessível, se tivesse recorrido ao livro *antes* de pedir a pesquisa de sangue oculto, o médico descobriria que o exame pouco lhe adiantaria: um resultado negativo ainda não descartando de todo a hipótese de uma neoplasia; um resultado positivo, por outro lado, ainda tendo que ser confirmado mediante uma repetição do exame original ou, melhor, uma radiografia contrastada.

Convém explorar mais detidamente esse exemplo: em face de uma situação dessas, como agiria o profissional radicado em cidade de pequeno porte, sem facilidades para conseguir uma endoscopia ou mesmo uma radiografia contrastada? (Essa, infelizmente, é uma situação bastante comum em nosso meio.) Deverá repetir a pesquisa de sangue oculto? Enviar a um centro maior, para fins de um enema opaco? Ou simplesmente esquecer aquele episódio isolado?

Tal dilema tem sido muito discutido na literatura mundial, até mesmo porque o rastreamento populacional do câncer de cólon tem sido uma das metas sonhadas dos profissionais da Saúde Pública. (Porém, é preciso acrescentar que existem sérias dúvidas sobre a utilidade dos eventuais programas, visto ainda se desconhecer se a detecção precoce desse câncer efetivamente tem algum efeito sobre a expectativa de vida, ou se a contribuição do exame se resume em simplesmente antecipar o momento do diagnóstico.)[8]

---

[8] Para o estudo atualizado do rastreamento populacional do câncer de cólon, ver: Stein AT, Simões DC, Zelmanowicz AM, Falavigna M. Rastreamento de adultos para tratamento preventivo. In: Duncan B, et al. Medicina ambulatorial: condutas de atenção primária baseadas em evidências. 5. ed. Porto Alegre: Artmed; 2022.

Prosseguindo na discussão do processo decisório, iremos reexaminar o Caso clínico 4.1.

Uma monoartrite com as características desse caso obriga a pensar em duas hipóteses: uma artrite infecciosa (gonocócica, por exemplo) e uma gota, esta última mais provável, em função da prevalência, da idade do paciente e, ainda mais importante, do intervalo assintomático entre os dois episódios. Alguns dos elementos do Quadro 4.3 não foram satisfeitos; por outro lado, não se espera que uma doença, de início tão recente, venha a resultar em um tofo ou em um comprometimento ósteo-articular.

Profissionais experientes se satisfariam com os dados clínicos e ficariam com a hipótese de gota. Se lhes indagássemos, a maioria daria a ela uma probabilidade pré-teste de, digamos, por volta dos 0,8 (80%); logo, não perderiam tempo em iniciar o tratamento. No entanto, por insistência de um quartanista presente à consulta – e com o objetivo de proporcionar-lhe uma lição proveitosa –, o professor resolveu primeiro pedir uma dosagem de ácido úrico. Esta resultou em 7,3 mg/100 mℓ, pouco acima do limite superior da normalidade (7 mg/100 mℓ).

A PROBABILIDADE PÓS-TESTE

A probabilidade pré-teste é derivada de uma avaliação baseada essencialmente na clínica; ao acrescentar-se a ela as informações do exame complementar, chega-se à etapa da *probabilidade pós-teste*.[9] É esta que, supostamente, determina se a hipótese diagnóstica merece ou não credibilidade.

A respeito dos dados seguintes parece existir unanimidade:

1. Somente 1 a 3% das pessoas com hiperuricemia sofrem de gota
2. Em torno de 10% dos adultos do sexo masculino têm níveis elevados de ácido úrico
3. Mais de ⅓ dos pacientes portadores de gota jamais revelam níveis "anormais" de ácido úrico.

Isso é o que basta para abalar a confiabilidade do exame complementar. Para que possa tornar-se mais útil – em vez de adotar um ponto de corte prefixado –, há quem prefira interpretar o resultado segundo uma escala móvel. Wallach (1996),[10] por exemplo, expressa-se da seguinte maneira: "Verifica-se que a incidência de gota nos homens, para os diferentes níveis de ácido úrico, é de 1,1% para taxas inferiores a 6 mgs/100 mℓ; de 7,3% para valores de 6 a 6,9 mgs/100 mℓ; 14,2% para 7 a 7,9 mgs/100 mℓ; de 18,7% para o intervalo de 8 a 8,9 mgs/100 mℓ; e de 83% para valores acima de 9 mgs/100 mℓ".

De sorte que, *baseado unicamente no exame complementar*, a probabilidade de ser esse um caso de gota não passa de seus 14% (0,14).[11]

➢ Como fica a situação quando calculamos a probabilidade pós-teste, lançando mão de ambos os elementos, tanto a estimativa clínica bem como o exame de laboratório?

Isso requer um cálculo que, à primeira vista, parece desnecessariamente complicado. Como foi dito, começamos por uma probabilidade pré-teste de 80% (o que significa que, se tivermos mil pacientes com as caraterísticas descritas, 800 serão portadores de gota). Agora, lançando mão de um dos critérios encontrados na literatura – para uma taxa de uratos superior a 7,0, a sensibilidade seria de 90% e a especificidade de 54% –, podemos calcular que 720 desses 800 serão considerados casos "positivos" (800 × 0,90), enquanto 108 dos restantes 200 (200 × 0,54) serão, de fato, considerados "negativos".

Expresso por meio de uma tabela, o cálculo adquire o seguinte aspecto:

	Doença presente (n = 800)	Doença ausente (n = 200)
Teste positivo	720	92*
Teste negativo	80**	108

*Falso positivo.
**Falso negativo.

---

[9] Conforme Fletcher (2021), a probabilidade pós-teste é a probabilidade de ter a doença após o resultado do teste ser conhecido. A probabilidade pós-teste é também conhecida como "valor preditivo do teste". O valor preditivo positivo é a probabilidade da doença em um paciente com um resultado positivo (anormal) do teste. O valor preditivo negativo é a probabilidade de não ter a doença quando o resultado do teste for negativo (normal). Ver: Fletcher GS. Diagnóstico. In: Fletcher GS. Epidemiologia clínica: elementos essenciais. 6. ed. Porto Alegre: Artmed; 2021.

[10] Referência: Wallach J. Interpretation of diagnostic tests. 62. ed. Little, Brown and Company; 1996.

[11] Para o estudo atualizado do diagnóstico de gota, ver: Kolling JHG, Chakr RMS, Kohem CL. Gota e outras monoartrites. In: Duncan B, et al. Medicina ambulatorial: condutas de atenção primária baseadas em evidências. 5. ed. Porto Alegre: Artmed; 2022.

Logo, diante de uma taxa "positiva" de urato, a probabilidade pós-teste de, efetivamente, tratar-se de gota corresponde a 720 dividido por (720 + 92), ou seja 0,89. Com isso, a probabilidade da doença aumenta de 80 para 89%. (Se é verdade que, nesse caso, é difícil justificar o emprego desse tipo de metodologia, em outras situações ela poderá mostrar-se de utilidade.)

> Na hora e na data previamente agendadas, o paciente se encontrava à nossa espera. O acaso quis que ele tivesse um novo surto de artrite. As consequências eram visíveis a olho nu: pronunciados sinais de processo inflamatório na primeira articulação metatarsofalangiana do lado esquerdo. Era o que bastava para iniciar a medicação. (Para completar, pedimos um hemograma apenas como medida de cautela na eventualidade, bastante remota, de tratar-se de uma gota desencadeada não por excreção reduzida, como é o mais comum, mas por um excesso de produção de uratos – uma gota *secundária*, acompanhando algum processo de destruição celular, uma neoplasia ou uma hemopatia grave.)

O Caso clínico 10.2 traz um segundo exemplo:

Caso clínico 10.2
V.H. sexo feminino, 21 anos, balconista.

Já aos primeiros minutos da anamnese, o médico sentiu-se tentado a concluir que estava diante de uma "síndrome de vida dura": moça pobre, solteira, em constante medo do desemprego, ainda assim com disposição suficiente para, à noite, frequentar um curso de informática. Suas queixas se resumem ao desânimo, astenia, nervosismo e irritabilidade, nada que não pudesse ser explicado pelas difíceis circunstâncias de vida, bem como às escassas horas de sono.

O exame físico foi inexpressivo – até que o médico descobriu uma tireoide palpável, embora ainda não visível. (Um achado nada excepcional, mas que teria que ser mais bem explorado.)

A paciente emagrecera ultimamente? *Sim, é verdade, esqueci-me de dizer.* Mas tem apetite conservado? *Oh, que pergunta – estou constantemente com apetite.* E tem intolerância ao frio, ao calor? (Já que V. H. não entendera a pergunta, o médico foi obrigado a reformulá-la.) *Nem sei dizer, doutor; não presto atenção – depois, nós ainda estamos na primavera.* Transpira muito? *Acho que sim, um pouquinho, mas não tenho certeza.*

O médico voltou ao exame físico.

Antes de prosseguir, vamos examinar o que aconteceria no caso de o médico, tendo em mãos somente algum indício, resolvesse partir logo para a etapa dos exames complementares. Os mais comuns em nosso meio (embora nem sempre disponíveis) são o T3 (total) e o T4 (total). Em casos de suspeita de hipertireoidismo, o primeiro exame teria uma sensibilidade de 87% e uma especificidade de 90%, enquanto, para o segundo, os valores citados são, respectivamente, 90% e 80%.

Para fins de cálculo, é preciso optar por uma estimativa da probabilidade pré-teste. No caso relatado, o médico se decidiu, num primeiro momento, por uma probabilidade empírica, *pré-teste*, de 50%.

De quanto se altera essa probabilidade se lhe acrescentarmos os resultados de uma dosagem do T3?

	Doença presente (n = 500)	Doença ausente (n = 500)
Teste positivo	435	50
Teste negativo	65	450

De sorte que, em caso de um resultado positivo para o T3 total, a probabilidade *pós-teste* de hipertireoidismo vem a ser 435/435+50, ou seja, 90%, enquanto a probabilidade da doença na eventualidade de um exame negativo é de 13% (65/65+450). (Para o momento, este último indicador é desprovido de interesse para nós.)

A seguir, procedendo da mesma maneira para o T4 total, bem como outros níveis de probabilidade pré-teste, chegamos ao seguinte quadro:

Tipo de exame	Prob. pré-teste	Prob. pós-teste – exame positivo	Prob. pós-teste – exame negativo
T3	90%	99%	57%
	50%	90%	13%
	10%	74%	2%
T4	90%	98%	53%
	50%	82%	11%
	10%	33%	1%

Com base nisso, podemos fazer as seguintes considerações (que podem ser aplicadas a outras situações clínicas):

- A situação mais favorável aos exames é aquela em que a probabilidade pré-teste seja intermediária, não muito alta nem exageradamente baixa
- Uma elevada probabilidade pré-teste praticamente dispensa o exame complementar
- No caso em pauta, o uso concomitante do T3 e do T4 não está justificado (embora, entre nós, já se tenha tornado uma rotina). Nem mesmo quando o padrão de qualidade do laboratório está em dúvida e seria desejável contar com uma "segunda opinião", é lógico, nenhum desses exames deverá ser pedido.

Mas o que faria o médico em caso de o exame não estar disponível?

Certamente não devemos censurá-lo se, com base única no julgamento clínico, decidir-se por dar início ao tratamento – um assim chamado *teste terapêutico*. Não faria sentido protelar uma decisão, salvo se fosse seu propósito, numa segunda consulta, empenhar-se em conseguir uma anamnese mais consistente.

➢ Em situações como a anterior, o médico poderia igualmente lançar mão dos *critérios de Wayne* (Quadro 10.2), um exemplo que completa o que já foi dito no Capítulo 4. Uma vez que esses critérios se baseiam em casuísticas, compreendendo centenas ou milhares de pacientes e traduzindo uma experiência coletiva difícil de conseguir na prática individual, podem até ser preferíveis ao cálculo há pouco apresentado.[12]

> Ao recorrer aos critérios de Wayne, o médico verificou que só contava com quatro elementos certos, totalizando um escore de 12. Como a probabilidade pré-teste não passava dos 50% – e como tinha fácil acesso à dosagem da T3 –, optou por começar com esse exame. (O teste foi considerado positivo, correspondendo a uma probabilidade pós-teste de 90%. Nesse caso, o exame complementar mostrou-se de utilidade.)

Quadro 10.2 Índice de Wayne – cálculo da probabilidade pré-teste do hipertireoidismo.*

Sinal ou sintoma	Se presente	Se ausente
Dispneia de esforço	+ 1	
Palpitações	+ 2	
Fadiga	+ 2	
Preferência pelo calor	– 5	
Preferência pelo frio	+ 5	
Indiferença à temperatura	0	
Sudorese excessiva	+ 3	
Nervosismo	+ 2	
Aumento de apetite	+ 3	
Diminuição do apetite	– 3	
Aumento de peso	– 3	
Diminuição de peso	+ 3	
Tireoide palpável	+ 3	– 3
Sopro tireoidiano	+ 2	– 2
Exoftalmo	+ 2	
Retração de pálpebra	+ 2	
Lid lag	+ 1	
Movimentos hipercinéticos	+ 4	– 2
Tremores finos dos dedos	+ 1	
Mãos quentes	+ 2	– 2
Mãos úmidas	+ 1	– 1
Fibrilação atrial	+ 4	
Frequência cardíaca < 80		– 3
Frequência cardíaca 80-90	0	
Frequência cardíaca > 90	+ 3	

*Segundo o autor, um escore de 20 ou mais equivale a uma probabilidade de 95% de se tratar de um hipertireoidismo, para um escore de 10 ou menos a probabilidade não excede os 5%, aos valores intermediários sendo reservada uma probabilidade de 50%.

---

[12] Embora tenham sido utilizados como exemplo, pelo autor, para a melhor caracterização de sua argumentação, os critérios de Wayne não são utilizados na prática clínica ambulatorial atual. Para o estudo atualizado do diagnóstico de hipertireoidismo, ver: Dora JM, Scheffel RS, Maia AL. Doenças da tireoide. In: Duncan B, et al. Medicina ambulatorial: condutas de atenção primária baseadas em evidências. 5. ed. Porto Alegre: Artmed; 2022.

A ENDOCARDITE BACTERIANA

Em contrapartida ao problema anterior, de solução não muito complexa, resolvemos incluir uma doença que, embora rara (nos EUA, uma incidência anual compreendida entre 1,7 e 3,8 casos por 100 mil pessoas), é de tamanha gravidade que justifica um máximo de cautela.

A suspeita de endocardite bacteriana começa pelos antecedentes (uso de drogas endovenosas, existência de alguma lesão valvular), sendo completada por uma série de elementos que, às vezes, são demais infrequentes, como é o caso das embolias oculares; ou, ao contrário, são frequentes demais (logo, inespecíficos) para servirem de base para uma suspeita, como acontece com a febre ou um sopro cardíaco (que, em geral, não se sabe se é antigo ou de aparecimento recente).

Segundo demonstra o Quadro 10.3, as cifras publicadas variam grandemente.

➤ Estamos diante de uma situação para cuja elucidação, agora sim, os exames complementares podem mostrar-se indispensáveis. A hemocultura é a peça fundamental do diagnóstico. Ela será positiva em mais de 90% dos casos de endocardite, desde que cumpridos certos requisitos:

Quadro 10.3 Sensibilidade (%) dos achados clínicos no diagnóstico da endocardite bacteriana.

Achados clínicos	Sensibilidade (%)
Febre	84 a 100
Sintomas musculoesqueléticos	10 a 53
Mal-estar	79
Perda de peso	33 a 49
Dispneia	28 a 42
Sudorese noturna e calafrios	26 a 75
Hemorragias em *splinter*	2 a 26
Petéquias	12 a 40
Embolias oculares	3 a 8
Lesões de Osler ou Janeway	10 a 50
Esplenomegalia	9 a 75
Neurológicos (focais ou convulsões)	10 a 20
Sopro cardíaco	67 a 90
Alteração de sopro	7 a 16

pelo menos cinco culturas realizadas num laboratório de bom padrão, distribuídas ao longo de diversos dias, preferivelmente em períodos de febre alta e na ausência de antibioticoterapia. A especificidade da prova varia entre 75 e 95%. Os processos acompanhados por uma bacteremia transitória, fato relativamente comum na clínica, provavelmente responde por grande parte dos falso positivos.

O ecocardiograma, além de ser um exame só excepcionalmente disponível na prática ambulatorial, é insuficientemente sensível no reconhecimento das vegetações valvulares, não devendo de forma alguma ser usado isoladamente. Mesmo que seu resultado seja normal, na presença de uma hemocultura positiva a probabilidade pós-teste ainda é suficientemente elevada para autorizar o imediato início do tratamento (salvo na presença de uma probabilidade pré-teste muito baixa).

Para compreender o valor dos dois exames, quando associados, é preciso examinar o Quadro 10.4.

Eis, finalmente, o exemplo tão esperado, aquele que não só resgata o legítimo papel do exame complementar enquanto recurso auxiliar do diagnóstico, mas igualmente permite uma melhor compreensão do que vem a ser o *decision making*.

O CASO DA DOR LOMBAR

Em contraste com a endocardite, a dor lombar aguda é uma entidade clínica comum e, na grande maioria das vezes, benigna. Estima-se que 9/10 dos adultos já passaram por essa situação pelo menos uma vez na vida, de sorte que o médico, qualquer que seja a sua especialidade, já deverá ter chegado a uma estratégia, permitindo-lhe enfrentar com tranquilidade o grande número de pacientes que vêm queixar-se de uma recente dor na parte inferior da coluna (pois nenhum sistema de Saúde organizado de forma racional admite que tais pacientes sejam de imediato encaminhados ao ortopedista. De resto, como se verá adiante, a própria evolução do quadro clínico apontará aqueles casos excepcionais que, estes sim, fazem jus a um profissional especializado).

➤ Tamanha é a dificuldade em chegar a um diagnóstico *etiológico* que, ao primeiro contato

Quadro 10.4 Probabilidade pós-teste no diagnóstico da endocardite bacteriana.*

Tipo de exame	Prob. pré-teste	Prob. pós-teste – exame positivo	Prob. pós-teste – exame negativo
Hemocultura	80%	97%	31%
	50%	90%	10%
	20%	70%	3%
Cultura *positiva* + Ecocardiograma conforme especificado	80%	>99%	95%
	50%	99%	83%
	20%	96%	54%
Cultura *negativa* + Ecocardiograma conforme especificado	80%	81%	19%
	50%	53%	6%
	20%	22%	1%

*Segundo Cappuccio, Greenland, in: Panzer RJ, et al. (1991).[13]

com o paciente, **em vez de raciocinar em termos de doença, é preferível limitar-se a considerar a síndrome**. Esta compreende dois grupos etiológicos distintos: as *causas mecânicas* e as *não mecânicas*, estas últimas – devidas ao câncer, a processos inflamatórios ou infecciosos – respondendo por cerca de 1% dos casos.[14]

➢ Este segundo grupo, composto por doenças muitas vezes graves e de difícil tratamento, não deve ser identificado mediante um mero processo de exclusão, mas, sim, em função de suas próprias características clínicas. Os exames complementares são de pouquíssimo valor no diagnóstico diferencial das lombalgias, além do que, quando empregados num conjunto tão numeroso de pacientes, acarretariam um custo proibitivo e uma iatrogenia não desprezível.

A dor lombar devido a causas não mecânicas pode correr por conta do câncer, da espondilite anquilosante e da osteomielite, sendo também um sintoma comum na pielonefrite, calculose urinária, doenças de pâncreas, aneurisma de aorta, úlcera perfurada e outras. Doenças ricas em outros sinais e sintomas, elas dificilmente escapam ao clínico atento; de resto, é incomum que tais processos sejam acompanhados por uma dor lombar de início súbito. Outra característica que pode

ser lembrada é que, nesse grupo de doentes, a dor não costuma ser aliviada pelo repouso ou em decúbito. É verdade que alguns casos de espondilite anquilosante podem passar despercebidos, mas as consequências imediatas do equívoco não são trágicas uma vez que a persistência e uma eventual progressão dos sintomas servirão de alerta ao profissional.

➢ A classificação e a nomenclatura da dor lombar por causas mecânicas (ou musculoesqueléticas) não é uniforme, no entanto parece haver um consenso quanto às seguintes entidades:

- dor lombar por defeitos posturais
- dor lombar por trauma repetido
- degeneração de disco intervertebral
- hérnia de disco
- espondilolistese
- estenose espinal
- osteoartrite
- síndrome da cauda equina.

Dentro desse grupo, só a última exige uma intervenção urgente. Felizmente é fácil reconhecê-la, visto que a síndrome vem acompanhada de incontinência de esfíncteres. (Também a fratura espontânea de uma vértebra não é de difícil identificação.)

---

[13] Referência: Panzer RJ, Black ER, Griner PF. Diagnostic strategies for common medical problems. American College of Physicians; 1991.

[14] Para o estudo atualizado da classificação e do diagnóstico da dor lombar, ver: Gusso G. Lombalgia. In: Gusso G, Lopes JMC, et al. Tratado de Medicina de Família e Comunidade: princípios, formação e prática. Porto Alegre: Artmed; 2019.

Mesmo que o médico guarde em mente toda essa lista, por ocasião da primeira consulta não progredirá além do nível de síndrome. A imprecisão dos exames complementares já é notória: numa proporção estimada de 80 a 90% dos pacientes com dor lombar aguda não é possível identificar uma causa anatômica precisa.

Sensibilidade e especificidade costumam ser reduzidas, em particular a segunda, mesmo com o emprego dos métodos de diagnóstico por imagem. A correlação entre os sintomas e as chamadas "anomalias de coluna" é extremamente frágil, pois nossa própria condição de bípedes implica uma constante agressão à estática da coluna vertebral de sorte que, à medida que os anos vão avançando, cada vez menos ela se assemelha à coluna ideal, aquela dos livros de anatomia. Como distinguir o normal do anormal, se uma terça parte das pessoas sadias, sem história ou clínica de patologia de coluna, quando submetidas a uma tomografia computadorizada vêm apresentar algum achado anormal? (Figura 10.3.)

De resto, como demonstra o Quadro 10.5, mesmo na presença de sintomas declarados e de doenças anatomicamente bem definidas, os exames deixam muito a desejar.

➢ De sorte que a estratégia adotada no paciente com dor lombar aguda passa por duas etapas:
1. Prontamente identificar os casos de dor lombar por *causas não mecânicas* e providenciar eventuais medidas diagnósticas
2. Todos os demais pacientes (salvo os raros casos de comprometimento neurológico mais severo) são submetidos a tratamento sintomático, sem prévio exame complementar.

A terapêutica é conservadora, consistindo essencialmente em anti-inflamatórios e/ou eventuais analgésicos, bem como um repouso relativo. (Estudos recentes põem em dúvida a eficácia do repouso de leito.) O prognóstico costuma ser excelente, tanto é que cerca de 85% dos pacientes voltam ao trabalho no decorrer do primeiro mês. (Não excluídos os pacientes com uma dor ciática típica, também aparentemente beneficiados pelo repouso.)

➢ A etapa complementar consiste na observação do paciente. Aqueles cujos sintomas persistam além das 6 semanas – ou progridam – deverão ser reavaliados.

Essa é a estratégia recomendada pelos especialistas e a ela nada temos que acrescentar.

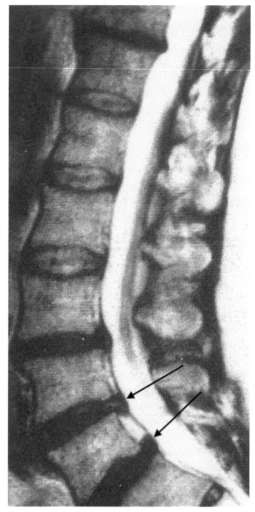

Figura 10.3 Ressonância magnética de um paciente sem dor. A imagem revela duas hérnias de disco (*setas*), além de uma série de outras anomalias dos discos intervertebrais. (Cortesia de Richard A. Deyo, Sc. American.)

Quadro 10.5 Características da radiografia e da tomografia na dor lombar aguda.*

Exame	Doença	Sensibilidade	Especificidade
Radiografia simples	Câncer	70%	90%
Radiografia simples	Osteomielite	80 a 90%	70 a 90%
Radiografia simples	Espondilite anquilosante	50%	90%
Radiografia contrastada (mielografia)	Hérnia – ciática	83 a 93%	63 a 76%
Tomografia computadorizada	Câncer	95%	80%
Tomografia computadorizada	Osteomielite	95%	80%
Tomografia computadorizada	Hérnia – ciática	72 a 97%	66%
Tomografia computadorizada	Espondilite anquilosante	80%	70%

*Segundo Mazanec, in: Panzer RJ, et al. (1991).[15]

A DEMORA PERMITIDA

A presente discussão ficaria incompleta se deixássemos de ressaltar a importância daquilo que denominamos a *demora permitida*,[16] um conceito de fundamental importância para o processo decisório e que pode ser resumido em poucas palavras: sabendo usar, **o tempo poderá servir de instrumento de trabalho, um valioso aliado do médico**.

Voltemos atrás, ao Capítulo 4, para ser exato. Na ocasião, o esquema proposto por Morrell (Quadro 4.7) deve ter sido uma surpresa para o leitor, talvez até tomado por leviano. Contentar-se com o rótulo de "alteração de função intestinal", em vez de discriminar o tipo de diarreia e seu agente etiológico; falar em "distúrbio na função gástrica" sem especificar se trata-se de gastrite aguda ou atrófica – ou mesmo uma úlcera – onde já se viu! (Embora todos nós estejamos a par da remissão espontânea, também sabemos que, na maioria das vezes, o tratamento empírico é bem-sucedido, ainda assim – condicionados que fomos ao mito do diagnóstico *preciso* – indignamo-nos com a aparente falta de rigor científico do autor inglês.)

O médico experiente, porém, está mais do que ciente de que o próprio tempo poderá contribuir para uma melhor definição da doença e sabe que, em expressiva proporção dos casos, está autorizado a adiar a decisão final – desde que não protele demais. A estratégia da *demora permitida* por nós proposta nada tem de revolucionária e é, em essência, uma conduta ditada pelo bom senso, até mesmo pelo respeito ao ser humano.[17]

Um dos aspectos básicos do sistema de Saúde do Reino Unido é sua política dos *cuidados prolongados (continuing care)*, o atendimento médico visto não como ato de instantes, mas como um *processo* que se estende ao longo do tempo. Calcula-se que de 60 a 80% dos ingleses procuram seu médico pelo menos 1 vez ao

---

[15] Referência: Panzer RJ, Black ER, Griner PF. Diagnostic strategies for common medical problems. American College of Physicians; 1991.

[16] O conceito de "demora permitida", cunhado por Kurt Kloetzel, é uma notável contribuição do autor à abordagem clínica da Medicina Ambulatorial e da Medicina de Família e Comunidade. É por meio desse conceito que o autor converte o tempo em um instrumento de trabalho da prática médica, valendo-se, para isso, do caráter longitudinal que a atenção ambulatorial assume. Em complemento a essa leitura, ver o livro anterior do autor em que ele inicia o delineamento desse conceito a partir da análise de inúmeras situações e casos clínicos: Kloetzel, K. A "demora permitida". In: Kloetzel. Raciocínio clínico. São Paulo: EPU/EDART; 1977.

[17] Ao considerar que a estratégia da "demora permitida" é uma conduta ditada sobretudo pelo respeito ao ser humano, o autor denota, de maneira célebre, a dimensão ética do seu conceito, demonstrando também a sua amplitude e potência. Ao fazer do tempo um instrumento diagnóstico e de trabalho, o médico não somente intensifica o vínculo com a pessoa, mas também projeta o cuidado em uma perspectiva longitudinal, ponderando os riscos e benefícios de todas as suas ações e qualificando, assim, o mesmo vínculo, o próprio diagnóstico e o cuidado à pessoa.

ano (a média geral é de 5 a 6 consultas anuais) e que mais de 70% da população permaneça aos cuidados do mesmo médico durante pelo menos 5 anos. É uma situação que favorece um bom vínculo médico-paciente, justificando, tanto do ponto de vista técnico como ético, uma conduta conservadora.

A porta do consultório está escancarada. Não tendo que pagar os honorários do próprio bolso e geralmente morando na proximidade do médico de sua escolha, o paciente retornará sempre que necessário, seja porque não melhorou, seja em razão de uma nova demanda.

Distingue-se, ainda, entre a "consulta iniciada pelo paciente" e aquela agendada pelo médico, o que significa que o retorno ao consultório não visa apenas a satisfação do primeiro, mas serve também aos interesses do segundo, permitindo-lhe avaliar a eficácia de sua conduta e modificá-la se for preciso. (Logo, o esquema proposto por Morrell nada tem de escandaloso; pelo contrário, pode servir de exemplo.)

O adiamento de uma decisão (seja diagnóstica, seja terapêutica) de forma alguma constitui uma omissão, mas uma escolha responsável, um *adiamento vigiado*, por assim dizer. Responsável porquanto requer uma estimativa do tempo que é permitido esperar; vigiada porque o paciente tem o direito de retornar ao consultório a qualquer momento caso não sinta uma melhora.

Um exemplo: rouquidão há 3 dias, numa senhora de 31 anos. A história nada tem digna de nota; a inspeção da cavidade oral e a palpação do pescoço nada revelaram de anormal. Uma queixa muito comum em qualquer ambulatório geral, a causa mais comum – certamente em mais de 95% dos casos – da rouquidão é a laringite aguda, a velha "laringite catarral", sem esquecer que, vez por outra, pode ocorrer por conta de uma doença mais grave. Como não se trata de uma emergência, sequer de um problema de urgência, o médico se julga autorizado a iniciar um tratamento paliativo enquanto espera por uma remissão. Quanto tempo poderá esperar?

Nesse caso, a *demora permitida* é de 7 a 10 dias, prazo mais do que suficiente para uma remissão espontânea da banal laringite. Se não regredir inteiramente ao longo desse intervalo, sempre haverá tempo para aprofundar os exames ou mandar ao especialista, sem, em caso de alguma outra patologia, correr o risco de uma irremediável progressão. Certamente serão poucos os doentes que ficarão para essa segunda etapa – 5%, quando muito.

Ao passar os olhos por esse exemplo, constata-se que a conduta adotada nada tem de negligente e não representa um tratamento de segunda escolha, mas, com toda a certeza, é um procedimento cientificamente correto e que, ao dispensar os "exames de rotina" e uma desnecessária consulta ao especialista, poupou transtornos ao paciente e gastos ao sistema de Saúde.[18]

A demora permitida não segue normas rígidas – cada caso é um caso. Tratando-se de uma cefaleia aguda, intensa e inesperada, o prazo de demora não excederá algumas horas; no máximo 1 dia. Na dor lombar de causa mecânica, por outro lado, poderá estender-se por 4 ou mesmo 6 semanas. Também a "queimação" epigástrica é uma das queixas mais comuns no ambulatório; tão numerosos são os pacientes que, se fôssemos depender de uma endoscopia ou de um exame radiológico, em lugar algum, seja qual for o país, o sistema de Saúde conseguiria arcar com todos esses custos. Isso não deve ser motivo para frustração. Sabendo que pode contar com o valioso recurso da demora permitida, o médico jamais está despreparado para o dia a dia da profissão. Depois de ser submetida a um atento exame clínico, a maioria dos pacientes

---

[18] O bom uso da "demora permitida", por permitir que o médico poupe o paciente e, por extensão, o sistema de Saúde de exames e encaminhamentos desnecessários, vem a se constituir também em uma importante estratégia de prevenção quaternária. Para o estudo complementar da relação entre a "demora permitida" e a prevenção quaternária, ver: Norman AH, Tesser CD. Prevenção quaternária na atenção primária à saúde: uma necessidade do Sistema Único de Saúde. Cad. Saúde Pública [Internet]. 2009; 25(9):2012–2020. Disponível em: https://doi.org/10.1590/S0102-311X2009000900015

com "queimação" sai do consultório com uma receita e duas instruções: a) uma segunda consulta para daí a 5 semanas; b) se preciso for, em caso de algum novo sinal ou sintoma, voltar antes de expirado o prazo.

Como resultado, passadas as 5 semanas, é provável que, por remissão espontânea ou sob efeito da medicação, não mais de 10% continuem doentes. Essa minoria poderá agora ser encaminhada ao radiologista e, se for o caso, mais adiante ao endoscopista. (Reparem a economia que foi conseguida, os agravos físicos e psíquicos poupados a estes 90% que melhoraram sem que fosse preciso complicar-lhes a vida!)

Outros usos do instrumento da demora permitida

Embora a proposição da demora permitida não deva servir de pretexto para uma conduta displicente, irresponsável, ao prever um escalonamento das etapas diagnósticas e terapêuticas – e a eliminação de uma série de medidas que o tempo mostrará ser desnecessárias –, ao dar ao ato médico feições menos imediatistas, resulta, em última análise, em uma substancial economia de tempo.

A escassez de tempo é uma das reclamações mais frequentemente ouvidas. Quando se pergunta ao estudante, ao residente, quanto tempo ele precisaria para uma boa anamnese, um exame físico "completo", a resposta varia entre 40 e 60 minutos – é a isso que foi acostumado na escola. Compreende-se, então, sua aflição ao, pela primeira vez, defrontar-se com a realidade, quando lhe exibem dados como os seguintes (Quadro 10.6).

Seria motivo para escândalo, caso não soubéssemos que essas informações foram

reproduzidas de um manual de instruções para estudantes de Medicina impresso pelo St. Thomas Hospital, de Londres. Outros dados, recentemente divulgados pelo Royal College of General Practitioners, estimam uma média de 6 a 7 minutos para uma consulta em consultório e de 16 a 18 minutos para uma visita domiciliar. Nos EUA, a duração média chega a 12 minutos. (São números capazes de servir de consolo àqueles que reclamam dos 15 minutos, base de cálculo empregado em nosso sistema de Saúde.)

Dispondo de tão pouco tempo, como consegue o médico inglês cumprir satisfatoriamente suas obrigações?

Não é difícil explicar:

- As cifras representam a média aritmética, pouco afetada pelo tempo dispendido numa consulta mais demorada com pacientes graves ou casos novos (que sempre constituem a minoria)
- O médico inglês tem menos afazeres burocráticos, além do que, para os procedimentos menores ou as ações programáticas, depende muito do eficiente auxílio da enfermeira
- A instituição dos cuidados prolongados e o forte vínculo médico-paciente permitem ao profissional escalonar sua intervenção ao longo de toda uma série de consultas.

Esse último item é de importância fundamental. Entre nós, sempre inseguro da adesão do doente e muitas vezes impedido de estabelecer um vínculo mais demorado, o jovem médico se precipita diante da incerteza de uma segunda ou terceira consulta, sentindo-se obrigado a resolver tudo de uma só vez – o diagnóstico "definitivo", a bateria de exames, um vasto arsenal terapêutico. (Trata-se de uma conduta que só traz frustrações.)

A Figura 10.4 data de julho de 1998. Ela não só reforça o que foi dito, mas oferece um exemplo de modelar eficiência, de cortesia e respeito pelos pacientes.

Para finalizar, vamos pôr as cartas na mesa e confessar que, mesmo depois de algumas décadas de exercício da Medicina, não é infrequente chegarmos à conclusão de que ainda somos principiantes, precisamos de informação

Quadro 10.6 Tempo médio por consulta, segundo as características da demanda (em minutos).

Doença	Consulta nova	Retornos
Neoplasias	6,0	3,4
Doenças mentais	10,5	8,1
Doenças respiratórias agudas	4,5	4,7
Doenças da pele	6,4	3,9

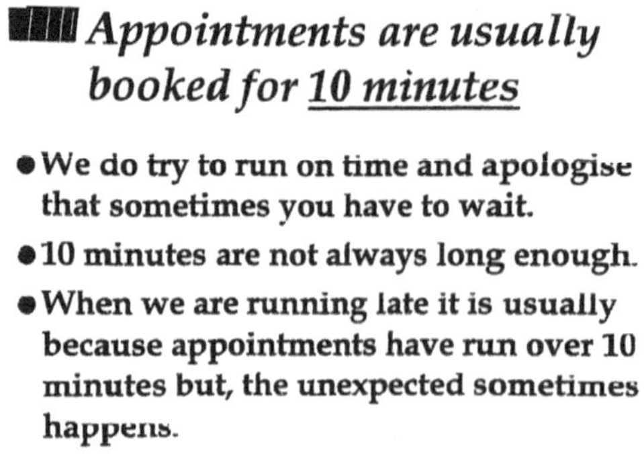

Appointments are usually booked for <u>10 minutes</u>

- We do try to run on time and apologise that sometimes you have to wait.
- 10 minutes are not always long enough.
- When we are running late it is usually because appointments have run over 10 minutes but, the unexpected sometimes happens.

Figura 10.4 Ilustração obtida por ocasião de uma recente visita a Londres. "Em geral, a duração de uma consulta é de 10 minutos. • Tentamos ser pontuais; pedimos desculpas por um eventual atraso. • 10 minutos nem sempre são suficientes. • Frequentemente, o atraso é devido a uma consulta demais prolongada, mas outros imprevistos também podem ser responsáveis". (Tradução livre) (Um outro cartaz adverte que, em caso de o tempo ser escasso, o médico poderá ser compelido a agendar uma segunda consulta.)

atualizada, que **é preciso voltar aos estudos** – seja em livros, seja aconselhando-nos com algum colega especialista. Como a oportunidade para tal nem sempre é imediata, o adiamento de uma decisão para o dia seguinte ou mesmo depois – sem qualquer prejuízo ao doente – estará plenamente justificado.

Esse é o último dos argumentos que justificam a estratégia da demora permitida, um indispensável instrumento, repetimos, a serviço da clínica médica.

ASPECTOS-CHAVE DO CAPÍTULO

- ◆ Uma tomada de decisão consiste na formulação das diferentes hipóteses e, finalmente, na escolha *da mais provável*, tanto com relação ao diagnóstico como ao prognóstico
- ◆ A probabilidade *pré-teste* é aquela derivada do julgamento clínico; quando subsidiado pelo exame complementar, dá origem à probabilidade *pós-teste*
- ◆ Como esta jamais atinge o patamar dos 100% (a certeza), por vezes ficando muito aquém, o profissional frequentemente se vê na situação de ter que decidir se um diagnóstico *sintomático* ou *provisório* já permite o início do tratamento. Essa decisão, embora apoiada na experiência e no cálculo, é, porém, inteiramente individual, com forte componente subjetivo
- ◆ Conforme a situação, a decisão pode ser adiada, intervalo que é aproveitado para melhor acompanhar a evolução do quadro clínico, assim permitindo informações adicionais com respeito ao diagnóstico e ao prognóstico. A esse intervalo de tempo (rigorosamente delimitado a fim de não trazer prejuízos ao doente) denominamos *demora permitida*.

CAPÍTULO 11

A Decisão Terapêutica

O médico de maior valor – para o paciente e para a sociedade – sabe como distinguir efetivamente entre um grande número de pacientes que podem melhorar sem intervenções heroicas e o número, muito menor, dos que não podem. Esse médico não perde tempo em mobilizar todas as facilidades e recursos científicos disponíveis, mas é cuidadoso em não retardar o processo de recuperação natural daqueles que precisam de sua experiência mais do que de suas drogas.

Norman Cousins

De todos os talentos possíveis, a habilidade no diagnóstico é aquela que o acadêmico mais inveja em seus mestres. É o momento heroico, a expressão mais alta do saber médico. Completado o diagnóstico – imagina o jovem – resta pouco a fazer senão consultar a memória e, no pior dos casos, lançar uma rápida olhada no manual de terapêutica.

Mas também o campo da terapêutica é um aglomerado de incertezas; tantas e tão variadas são as versões, que a escolha do tratamento mais eficaz constitui um desafio igual ou mesmo superior ao do diagnóstico, uma empreitada para a qual pouco vale a experiência pessoal do profissional, embora não deva ser totalmente posta de lado. Dada a casuística limitada, uma experiência necessariamente recente, dificilmente o jovem médico ou o não especialista pode atrever-se a assumir uma atitude categórica com respeito a este ou aquele esquema.

Nem todos se dão conta disso. Ainda estamos lembrados da reação de alguns colegas, anos atrás, quando, diante do risco de agranulocitose, éramos advertidos de que o cloranfenicol não devia servir como antibiótico de primeira escolha. *Bobagem!* – respondiam – *eu mesmo nunca encontrei problema algum pela frente.* (Um hematologista pensaria diferente.)

De resto, em condições de consultório nem sempre é fácil distinguir os fatores de confusão que ora simulam uma eficácia terapêutica, ora um surpreendente insucesso, elementos tais como a remissão espontânea, o *fator placebo*, a não adesão ou mesmo um erro por parte do paciente em seguir corretamente o tratamento.

No que se basear então? De maneira geral, o melhor conselho é o de ser cauteloso com relação à experiência pessoal, qualquer que seja ela, em vez disso recorrendo à literatura especializada – à *experiência coletiva*, por assim dizer –, mesmo que isso dê mais trabalho.

Se a história da fisiopatologia e do diagnóstico em geral demonstra um progressivo *acréscimo* de informações, a constante somatória do novo ao conjunto do já conhecido, a cronologia da terapêutica se caracteriza por uma sequência de *trocas* ou *substituições*, o novíssimo produto, a conquista mais recente da farmacologia, rapidamente encampa o lugar daquilo que até ontem ainda era enaltecido como sendo a última palavra.

Desde que constatada sua ineficácia, é justo que um esquema terapêutico seja obrigado a ceder seu espaço a algo que promete maiores benefícios. Infelizmente, a rejeição a um tratamento já consagrado nem sempre segue razões tão evidentes, devendo-se ora ao irresistível fascínio pelo que é novo – simplesmente por ser novo –, ora obedecendo a um processo que, habilmente conduzido pelo industrial em aliança com a mídia, promove ao primeiro plano uma conduta que ainda não teve tempo de prestar contas de seu valor. Todos esses fatores – um real avanço científico, a precipitação na análise dos primeiros resultados experimentais, a empolgação pelo mais recente, o interesse comercial – tornam a história da terapêutica tão acidentada.

Nesse sentido, nada melhor que o exemplo da úlcera péptica.

Em 1914, Osler[1] propôs um esquema consistindo em absoluto repouso de leito e uma dieta branda em intervalos regulares. O autor recomendava ainda (embora com certas ressalvas) o uso do bismuto e do nitrato de prata. (Para o caso de dor severa, receitava o ópio.) Porém, já na década de 1950, entrou em voga a dieta à base do leite, em intervalos de 2 a 3 horas, associada aos antiácidos, bem como aos anticolinérgicos análogos da atropina.

Vinte anos depois, a dieta já passou a ser livre. Não se fala mais em repouso, mas as drogas continuam idênticas. Entramos em 1980, era da cimetidina e de seus similares. A cirurgia, até então bastante popular, ficou reservada às emergências.

Nos dias de hoje, o tratamento da úlcera péptica tornou-se mais eclético. Vemo-nos frente a um diversificado arsenal de medidas tidas como eficazes:

- antiácidos
- anticolinérgicos
- antagonistas dos receptores H2 (cimetidina, etc.)
- drogas protetoras da mucosa
- inibidores da bomba de prótons
- prostaglandinas.

Não tenhamos dúvida de que a maioria dos jovens profissionais não se satisfará com os esquemas tradicionais; sentir-se-á frustrada se não contar com oportunidades para receitar as drogas mais modernas, embora um especialista menos afoito possa garantir que qualquer uma dessas medidas represente uma alternativa possível, que a escolha deva levar em conta, acima de tudo, a incidência de reações colaterais, bem como o custo do medicamento.

Essa história também tem seu lado grotesco; como, por exemplo, o célebre e triste episódio do "congelamento gástrico". Com base na observação de que o resfriamento da mucosa resultava numa redução na secreção de ácido, foi inventada uma máquina que, mediante um balão introduzido no estômago, expunha o órgão a uma temperatura de 10°C negativos. Sob o incontido entusiasmo de alguns profissionais de renome, ao longo dos anos dezenas de milhares de ulcerosos foram submetidos ao processo, o que concorreu para a venda de 2.500 dessas maquininhas, até que, em 1961, demonstrada sua ineficácia, o método foi definitivamente abandonado.

Nos últimos 3 ou 4 anos, fomos apresentados à *Helicobacter*, o que fez com que as atenções fossem transferidas ao campo dos antibióticos. Será esse o tão sonhado final feliz?

Na esfera da cirurgia, os sucessivos avanços e subsequentes recuos já se tornaram notórios. Alguns exemplos: o definitivo abandono da anastomose portocava no tratamento da esquistossomose hepatoesplênica e da ligadura das mamárias internas (destinada à revascularização do miocárdio), o declínio das amigdalectomias e das correções de desvios do septo nasal, bem como – para incluir um episódio bastante dramático – a famigerada lobotomia pré-frontal, empregada em dezenas de milhares de doentes mentais e que, naquilo que Macdonald Critchley denominou a "crônica da vergonha", valeu a Egas Moniz[2] o Prêmio Nobel de 1956.

Mas a terapêutica não consiste somente de medidas medicamentosas ou cirúrgicas; a mesma falta de permanência é observada na psicoterapia, na fisioterapia e – sobretudo – na chamada Medicina Alternativa.

Num de seus livros, Oliver Sacks[3] transcreve as palavras do pai de um paciente autista:

---

[1] Referência ao médico canadense William Osler, que exerceu ampla influência no desenvolvimento da Medicina moderna, particularmente pelo período que se estende do final do século XIX até meados do século XX.

[2] António Egas Moniz, médico e neurocirurgião português, foi também responsável pelo desenvolvimento da angiografia cerebral, procedimento que revolucionou o diagnóstico das patologias cerebrais. Pela descrição do procedimento cirúrgico de leucotomia ou lobotomia pré-frontal foi galardoado com o Prêmio Nobel de 1949, partilhado com o fisiologista suíço Walter Rudolf Hess. Esse procedimento, que possibilitou o surgimento da psicocirurgia, foi proscrito em razão dos seus severos efeitos adversos.

[3] Oliver Sacks foi um neurologista anglo-estadunidense, escritor de inúmeros ensaios e livros de enorme popularidade, particularmente a respeito de pessoas com distúrbios neurológicos complexos.

"Eles aparecem com um novo 'milagre' a cada quatro anos – primeiro foram as dietas por eliminação, depois magnésio e vitamina B, depois o direcionamento forçado, depois o condicionamento operante e a modificação de comportamento; agora toda a excitação se concentra na dessensibilização auditiva e na comunicação facilitada".

OS OBJETIVOS DO ATO MÉDICO

Seria um exercício muito salutar se, vez por outra, roubássemos uma pausa ao trabalho, procurássemos analisar a fundo todos os objetivos possíveis à nossa profissão. O que queremos? Sobretudo, o que podemos? Como servir melhor aos interesses de nossos pacientes?

Curar às vezes,
aliviar frequentemente,
consolar sempre
– e esperar conseguir prevenir.

Essa advertência continua em pé. O repertório da Medicina é versátil, de sorte que, mesmo que a restituição de uma saúde plena seja problemática, ainda não é momento para esmorecer, lavar as mãos – ainda trazemos em reserva uma série de outros recursos:

- *Curar.* Esse, embora ambicioso, é, sem dúvida, o objetivo primeiro
- *Controlar* é o segundo. Aplica-se, principalmente, às enfermidades crônicas: a asma, a diabetes, a hipertensão arterial, a enxaqueca, etc.
- *Aliviar o sofrimento presente*: proporcionar conselhos e dar suporte emocional; administrar analgésicos, antidepressivos, anti-inflamatórios, etc.
- *Prevenir uma recaída*: a antibioticoterapia profilática na febre reumática, isoniazida em caso de risco de uma exacerbação da tuberculose, tranquilizantes de primeira linha em seguida à alta hospitalar de um esquizofrênico, etc.
- *Prevenir as complicações tardias*, isto é, receitar diuréticos aos hipertensos assintomáticos, dar aspirina em caso de risco de um AVC, etc.

- *Impedir a deterioração estrutural ou funcional*: as medidas de reabilitação
- *Cuidar das necessidades emocionais*: proporcionar apoio psicológico, transmitir segurança, despertar a esperança, etc.
- *Dar atenção aos fatores sociais*, pois estes, em particular no paciente de condições modestas, certamente constituem obstáculos a uma boa recuperação
- *Educar o paciente* a respeito de sua doença, dos efeitos colaterais que podem ocorrer, da necessidade de uma boa adesão (esse é um aspecto poucas vezes levado a sério, seja porque requer tempo, seja porque o médico teme não poder mudar as atitudes do paciente ou dos familiares. Frequentemente – e a contragosto – o profissional acha que é mais fácil renunciar a seus princípios, por exemplo, concordando em dar antibióticos em caso de uma doença benigna e autolimitada)
- *Permitir que a morte ocorra num clima de conforto e dignidade* (segundo a advertência de Sackett, et al.:[4] "cancele procedimentos diagnósticos adicionais e concentre-se no alívio dos sintomas presentes e na preservação da autoestima")
- Acima de tudo, *não prejudicar* (o que vale tanto para o diagnóstico, quanto para a terapêutica).

A IATROGENIA (OU A IATROPATOGENIA)

Caso a iatrogenia não seja levada em conta, a decisão terapêutica é sempre incerta.

Dentre as diferentes formas de iatrogenia, é a *iatrogenia clínica*, aquela que é acompanhada de danos físicos ao paciente – seja por efeitos colaterais dos medicamentos, seja em consequência da anestesia, da cirurgia ou outros procedimentos – aquela que demanda mais atenção. É difícil ficar indiferente a esse tema quando se sabe que um mínimo de 4% das internações de urgência ocorre por conta da iatrogenia, sendo que, uma vez internados,

---

[4] Referência: Sackett DI, Haynes RB, Guyatt GH, Tugwell P. Clinical epidemiology: a basic science for clinical medicine. 2. ed. Boston: Little, Brown and Company; 1991.

cerca de 15% dos pacientes vêm a apresentar efeitos indesejáveis atribuíveis ao tratamento.[5]

A iatrogenia tem uma história antiga e bastante variada. Algumas das práticas nocivas ao ser humano resistem tenazmente a uma mudança, tal como o exemplo clássico da *sangria*, a qual, após uma carreira que durou séculos, só foi desmistificada há uns 100 anos por um pesquisador francês.

Ainda nos tempos atuais, logo após o triste episódio da talidomida ter alertado os órgãos de vigilância, veio à luz o escândalo do clofibrato, até recentemente muito usado com o objetivo de reduzir os níveis sanguíneos do colesterol – até um estudo randomizado ter demonstrado que a mortalidade, nos tratados, era 17% superior ao do grupo-controle.[6] (Na pressa de recuperar os investimentos feitos na pesquisa, a indústria farmacêutica não aceita tranquilamente que, não obstante se saiba que a iatrogenia muitas vezes só é reconhecida ao cabo de diversos anos de uso de um fármaco, alguém venha a retardar o lançamento de seu mais recente produto.)

Nem sempre são as *drogas* as responsáveis. O próprio oxigênio já mostrou ser deletério, haja vista as dezenas de milhares de crianças cegas, que ainda sobrevivem entre nós, portadoras de retroplasia fibrolental. A epidemia teve seu pico umas quatro décadas atrás, e se passou mais de uma década de persistentes esforços para que fosse confirmada sua causa: a administração, em recémnascidos, de oxigênio em concentrações superiores aos 40%.

Mas a *iatrogenia clínica* é apenas uma das formas de iatrogenia. Resta-nos, ainda, a *iatrogenia social* (entre cujas manifestações se incluem os gastos trazidos por uma intervenção errada ou desnecessária), bem como – de efeitos igualmente graves e, diante do número de pessoas afetadas, proporcionalmente mais importante – aquilo que denominaram de *iatrogenia estrutural*, aquela que rouba ao paciente sua autonomia, sua liberdade de ação, que expropria sua responsabilidade com relação à doença.[7]

Para acrescentar mais um exemplo àquilo que já foi dito a respeito da hipertensão arterial (que, enquanto mero fator de risco – e este muitas vezes baseado num equívoco – subitamente vê-se promovida à categoria de legítima doença), é sempre oportuno voltar às palavras de Sackett, et al. (1991):[8]

> Compreenda o que sucede quando um metalúrgico assintomático primeiro vem a saber que tem hipertensão. Naquele ano, seu índice de absenteísmo por motivos de saúde, anteriormente idêntico ao de seus colegas, se eleva ao dobro, permanecendo elevado. Embora ele não adoeça com maior frequência, o número de dias perdidos ao trabalho, por motivos de somenos importância, é duas vezes maior, daí considerar-se uma pessoa especialmente frágil (ou, segundo termos da Psicologia Social, ele "adota o papel de doente"). Se um bem-estar psicológico declina, ele se torna descontente com o trabalho, o casamento. Também seu salário é afetado, daí imaginar não estar progredindo em ritmo igual ao de seus colegas.

---

[5] Embora esses dados não tenham referência na edição original, destacamos que, no ano seguinte da publicação da 1ª edição deste livro, o Instituto de Medicina publicou um influente relatório acerca do impacto da iatrogenia no sistema de Saúde estadunidense. Esse relatório mostrou a estimativa que cerca de 98 mil pessoas morriam por ano devido a erros médicos ocorridos em hospitais dos EUA. Isso representa mais do que o número de mortes causadas por acidentes automobilísticos, câncer de mama ou SIDA – três causas que vinham recebendo (e continuam recebendo) muito mais atenção do público. Além disso, evidenciou que, adicionando-se o custo financeiro à equação, o erro médico ascendia ao topo dos problemas que demandavam os maiores gastos públicos. Ver: Institute of Medicine (US). Committee on Quality of Health Care in America. To Err is Human: Building a Safer Health System. Washington (DC): National Academies Press (US); 2000.

[6] Sem referência na edição original.

[7] Nesse parágrafo, Kurt Kloetzel nos apresenta uma importante ampliação do conceito de iatrogenia, desde o seu nível individual ("clínico") até o coletivo ("social"), sendo todo esse eixo atravessado por um componente "estrutural". Sobre o conceito, a classificação e as consequências da iatrogenia em seus diversos níveis, ver também: Illich I. A expropriação da saúde: nêmesis da medicina. 4. ed. São Paulo: Nova Fronteira; 1981.

[8] Referência: Sackett DI, Haynes RB, Guyatt GH, Tugwell P. Clinical epidemiology: a basic science for clinical medicine. 2. ed. Boston: Little, Brown and Company; 1991.

A iatrogenia pode estar em toda parte, de sorte que é compreensível que o médico, em uma situação em que os benefícios do medicamento ao imediato bem-estar do paciente são duvidosos, às vezes seja levado a questionar se não teria sido mais sensato deixar de tratar.

A PRIMEIRA DECISÃO

Qual é o tratamento mais eficaz?

É sempre aconselhável basear-se na literatura recente, recomendação à qual é necessário acrescentar uma ressalva: *mas não recente demais*, visto que as controvérsias a respeito de uma nova droga ou algum novo método de tratamento são inevitáveis, quando ainda não houve tempo de avaliar toda a evidência, a favor ou contra. Chegar à verdade – embora sabidamente relativa, provisória, jamais definitiva – requer tempo.

Pode parecer estranho que um mesmo tema ofereça oportunidades para tantas e tão diversificadas opiniões, mas é preciso recordar que o método científico é uma conquista relativamente recente; a prática dos *estudos controlados* e dos ensaios randomizados sequer data de meio século. (A honra deve ser creditada a Bradford Hill,[9] que, terminada a Segunda Guerra Mundial, ao avaliar a eficácia da estreptomicina no tratamento da tuberculose, pela primeira vez empregou essa metodologia.)

Ainda hoje, não é infrequente deparar-nos com trabalhos experimentais que não obedecem às melhores normas científicas, tanto na seleção dos pacientes que são objeto de estudo, quanto na amostragem ou mesmo na análise estatística. Por isso mesmo, as revistas sérias submetem todos os trabalhos que lhes são enviados a um severo exame, em uma tentativa de eliminar resultados capazes de confundir, em vez de ajudar.

Não obstante todas as boas intenções, muitos dos trabalhos publicados são bastante heterogêneos em termos de composição do material humano, dada a falta de uniformidade com respeito à idade ou ao sexo, aos critérios diagnósticos, ao estágio da doença, à adesão ao tratamento e tantos outros fatores.

Também pode acontecer que uma mesma doença apresente variações conforme a região em função do estado nutricional da população, dos fatores ambientais ou da comorbidade (particularmente sua associação com doenças parasitárias ou outras enfermidades endêmicas, a exemplo do que parece ter acontecido com a BCG, que, em uma série de países, mormente na Ásia, demonstrou ser pouco eficaz na profilaxia da tuberculose). É bem provável que nesse campo ainda nos reste muito a aprender.

Para complicar ainda mais, vez por outra surge evidência sugestiva de uma bem articulada manipulação dos dados científicos. O último exemplo vem descrito por Stelfox HT, et al. (The New England Journal of Medicine. 1998; 338:101-106), demonstrando a existência de um conflito de interesses em torno da eficácia – e iatrogenia – dos antagonistas do cálcio –, um tema que há alguns anos vem empolgando o mundo científico. O resumo do trabalho conclui com a seguinte frase: "Nossos resultados revelam uma forte associação entre a posição dos autores com relação à segurança dos antagonistas do cálcio e o seu relacionamento financeiro com as firmas farmacêuticas".

Diante das incertezas – e como resposta às dificuldades em separar o joio do trigo –, em anos recentes duas novas correntes de pensamento, dois novos métodos para a interpretação da verdade científica, surgiram. (Ambos merecem um rápido exame, senão para recomendar seu emprego mais amplo, ao menos para que o leitor, ao ouvir falar deles, não se sinta desatualizado.)

A "MEDICINA BASEADA EM EVIDÊNCIA"

A partir de 1992, quando primeiro foi formulada, a Medicina baseada em evidência (MBE) virou um lugar comum. Seu objetivo expresso era o de substituir as decisões baseadas na

---

[9] Austin Bradford Hill foi um epidemiologista e estatístico inglês, também conhecido pelos *critérios de Hill*, conjunto de critérios para a determinação de uma associação causal em estudos epidemiológicos.

evidência clínica – logo, em boa parte, subjetivas – por conclusões obtidas por meio da Estatística e da Epidemiologia, da observação de casos isolados pelo estudo randomizado de grupos inteiros.[10] Referindo-se à terapêutica, um autor assim se expressa:[11] "Devemos evitar os métodos não experimentais, visto que estes infalivelmente conduzem a uma falsa conclusão sobre a eficácia [...] O ensaio randomizado, em particular a revisão sistemática de uma série de ensaios [...] foi adotado como padrão de excelência...".

Além do rótulo um tanto pomposo, a proposição pouco oferece de novo. A popularidade do método deveu-se, em grande parte, aos recentes esforços, especialmente no Primeiro Mundo, de racionalizar – isso é, baratear – o atendimento médico, objetivo que pode ser expresso em poucas palavras: **só se deve empregar aqueles exames e aqueles tratamentos que efetivamente possam alterar o desfecho da doença.**

Há também quem aponte certas falhas do método. Ao desprezar a experiência clínica – afirmam os críticos –, a MBE deixa de lado uma série de detalhes que poderiam ser cruciais para uma correta definição da terapêutica. Preocupados com o perfil do "paciente médio", os ensaios controlados se mostrariam insensíveis às nuances individuais, sejam aquelas inerentes ao paciente, sejam fatores unicamente circunstanciais, decorrentes das condições de vida, daí o temor de que a rigidez dos conceitos venha a ameaçar o exercício da arte dos cuidados ao paciente. *Quantos conhecimentos preciosos serão perdidos!* – reclamam os mais conservadores.

Em um magnífico ensaio, Feinstein e Horwitz (American Journal of Medicine, 1997; 103:529-535) enumeraram os fatores que, por serem omitidos, limitam seriamente o alcance dos estudos baseados em grandes grupos populacionais: questões ligadas à etiologia, diagnóstico e prognóstico, as decisões clínicas ligadas a alterações patofisiológicas, os fatores psicossociais, o tipo de apoio disponível ao paciente, as preferências pessoais do doente, as estratégias empregadas para trazer-lhe conforto e segurança.

É sempre bom desconfiar da experiência pessoal, mas é igualmente insensato rejeitá-la quando a informação vem de fonte segura. Assim, quando associadas, a experiência pessoal e a MBE podem ser excelentes parceiras.

A META-ANÁLISE

A segunda novidade, a *meta-análise*, promete trazer uma solução para aqueles temas que são controversos, que se caracterizam por uma extrema diversidade de opiniões e resultados experimentais; alguns favoráveis, outros negativos ou indiferentes. Normalmente, em conflitos dessa natureza, a primeira reação, quase instintiva, é a de simplesmente deixar de lado a evidência anterior e, em seguida partir para um novo estudo, processo dispendioso e demorado que seria melhor poder evitar. (Mesmo porque, inevitavelmente, o pesquisador correria o risco de, por sua vez, ver suas conclusões prontamente rebatidas.)

O caminho tomado pela meta-análise é outro: ela começa por uma revisão sistemática da literatura existente; depois, em vez de examinar evidência por evidência – e continuar na incerteza –, aceita a diversidade como um fenômeno natural e, agregando todas as informações num só conjunto, empenha-se em interpretá-lo da melhor maneira possível. Desse agregado,

---

[10] Para o estudo complementar da teoria e prática da Medicina baseada em evidências, ver o Capítulo 7 de Duncan BB, Schmidt MI, Falavigna M. Prática da medicina ambulatorial baseada em evidências. E o Capítulo 9 de Schmidt MI, Duncan BB, Saúde pública baseada em evidências. In: Duncan B, et al. Medicina ambulatorial: condutas de atenção primária baseadas em evidências. 5. ed. Porto Alegre: Artmed; 2022.
Ver também:
• Guyatt G, Rennie D, Meade MO, Cook DJ. Diretrizes para utilização da literatura médica: fundamentos para prática clínica da medicina baseada em evidências. 2. ed. Porto Alegre: Artmed; 2010.
• Guyatt G, Rennie D, Meade MO, Cook DJ. Diretrizes para utilização da literatura médica: manual para prática da medicina baseada em evidências. 2. ed. Porto Alegre: Artmed; 2011.

[11] Sem referência na edição original.

resultante de um número elevado de observações individuais, sairia a solução procurada (algo parecido com a média aritmética).[12]

➢ Para ilustrar como funciona a meta-análise, escolhemos um entre muitos exemplos: decidir se a suplementação alimentar com sais de potássio é capaz de prestar benefícios no tratamento da hipertensão arterial.

A indagação não é nova. Até julho de 1995, um total de 33 trabalhos sobre o assunto foram publicados em língua inglesa. Destes, cinco demonstraram um *aumento* na pressão sistólica com o emprego de sais de potássio, nove outros tiveram como resultado um *aumento* na pressão diastólica e os demais concluíram por uma redução nos níveis tensionais. (Um deles foi inconclusivo.) A listagem completa encontra-se na Figura 11.1.

Esses trabalhos listados são heterogêneos, não só em relação ao tamanho do grupo experimental (que varia entre 10 e 484 pessoas), mas quanto à duração do ensaio (de 4 dias a 3 anos), a composição etária ou racial da amostra e outros elementos, daí a importância da hipótese básica: a falta de uniformidade dos inquéritos seria mais do que compensada pelo considerável volume de material (no caso, um total de 2.609 pessoas observadas) –, o suficiente, supõe-se, para se chegar a uma conclusão prática.

Ao término da análise, Whelton, et al. demonstraram uma redução média de 3,11 mm na pressão sistólica e de 1,97 mm na diastólica, daí a recomendação para que fosse adotada a suplementação com sais de potássio, especialmente em pacientes que não conseguem reduzir sua ingestão de sódio.

➢ Já que o valor de uma meta-análise depende da qualidade dos ensaios que tem como referência, uma criteriosa seleção dos trabalhos é fundamental, sem contar a exigência, igualmente lógica, de não respeitar as fronteiras geográficas, mas procurar basear-se nas mais variadas fontes bibliográficas (requisito o qual, diga-se, não foi respeitado no trabalho citado).

Atenção: uma deformação bastante grave, mas difícil de evitar, resulta do *viés de publicação*, a preferência dos editores pelos resultados positivos, enquanto aqueles trabalhos que trazem resultados negativos frequentemente são recusados pelas revistas médicas.

A respeito da meta-análise as opiniões estão divididas: enquanto alguns pesquisadores se mostram entusiastas, outros se mantêm reservados, acreditando que o método consiste em apenas *acrescentar incerteza à incerteza.* O psicólogo Eysenck[13] chegou a afirmar: "Se o efeito terapêutico é tão sutil e obscuro que só a meta-análise consegue descobrir sua eficácia, eu não me sentiria tranquilo se empregassem aquele remédio em mim".

➢ A essas alturas, é provável que o leitor já esteja devidamente informado dos riscos de basear sua decisão terapêutica em relatos isolados, possivelmente inidôneos. No entanto, também é possível antecipar a sua reação: *– Mas como irei encontrar tempo suficiente para, toda vez que aparecer um novo tratamento, ser obrigado a voltar aos estudos?* Bem, até certo ponto isso é inevitável, um tributo a ser pago por todos aqueles que se dizem médicos. Mas é perfeitamente possível transformar a necessidade em virtude.

Salvo força maior, evite mudar os esquemas terapêuticos aos quais você está acostumado, que já lhe prestaram bons serviços. Acostume-se, sim, a um pequeno grupo de medicamentos ou procedimentos; familiarize-se com todos os seus aspectos – não só a sua eficácia, mas o custo e os efeitos colaterais.

Um estudo realizado no exterior[14] demonstrou que o receituário profissional só raramente excede os 50 produtos. De fato, para ser bom médico não é preciso conhecer – e, sobretudo, usar – os últimos lançamentos da indústria farmacêutica. Vez por outra, é natural

---

[12] Para o estudo complementar desse tema, ver Fletcher GS. Resumindo as evidências. In: Fletcher GS. Epidemiologia clínica: elementos essenciais. 6. ed. Porto Alegre: Artmed; 2021.

[13] Hans Jürgen Eysenck foi um psicólogo alemão que exerceu enorme influência na Psicologia Clínica por seus trabalhos acerca da inteligência e da personalidade.

[14] Sem referência na edição original.

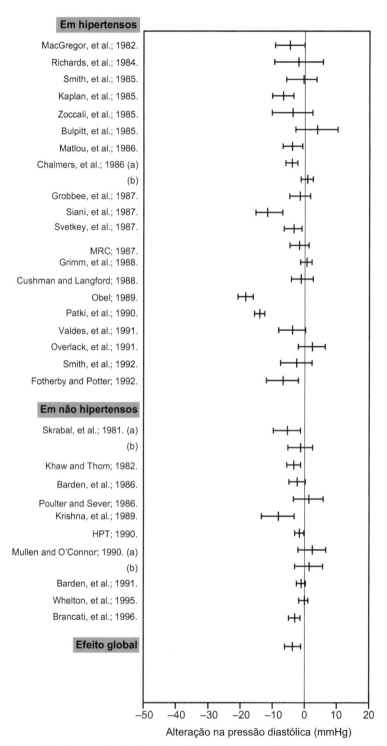

Figura 11.1 Meta-análise de uma série de 33 ensaios clínicos em pacientes hiper e normotensos. Efeito da suplementação com potássio sobre a pressão diastólica. As barras retratam a média, bem como o intervalo de confiança de 95%. Adaptada de Whelton, et al. Journal of the American Medical Association. 1997;277:1624-1632.

o profissional substituir um de seus velhos favoritos por algo que seja novo e comprovadamente eficaz –, mas não fazer disso um hábito.

➢ Escolhida a medicação, resta ainda decidir a dosagem, uma questão sobre a qual, dadas as variações intraindividuais, não existem normas absolutamente seguras. Se é verdade que a dose de impregnação de um produto está mais ou menos padronizada, a dose de manutenção é inteiramente individual, tendo que ser "tateada" (ou *testada*) ao longo de um período de atenta observação. A população jamais é homogênea; uma dosagem que, nuns, é insuficiente para um efeito terapêutico, em outros é capaz de atingir níveis tóxicos. (Para evitá-lo, alguns centros avançados já passaram a adotar uma série de provas laboratoriais destinadas a medir a concentração sanguínea de certas drogas, mormente aquelas que, a exemplo da teofilina e dos digitálicos, possuem uma margem de segurança relativamente estreita. Em nosso meio, tais exames só raramente estão disponíveis.)

Os livros só nos fornecem as diretrizes mais gerais. No caso da hidroclorotiazida, por exemplo, afirma-se algo assim: "Iniciar com 25 a 100 mg por dia, em dose única ou fracionada em 2 vezes, ajustando a dose de acordo com a resposta". Adaptar o produto às necessidades individuais é tarefa que compete ao médico. Digamos que comece por 25 mg diários. Depois de alguns dias constatando que a resposta foi insatisfatória, é preciso reajustar a dosagem. A boa norma é não proceder de maneira intempestiva, mas limitar o aumento a não mais de 50% da dosagem anterior. Sendo preciso um novo reajuste, isso só deverá ser feito passado um período de no mínimo 2 ou 3 *meias-vidas* –, no caso, 24 a 36 horas. (Cuidado! Ao contrário da hidroclorotiazida, outras drogas têm meias-vidas bastante longas, como é o caso da digitoxina.)

E mais um bom conselho: **antes de trocar de droga por julgá-la ineficaz, experimente mudar a dosagem**.

EFEITOS INDESEJÁVEIS

Não basta conhecer a eficácia de um método terapêutico, é preciso familiarizar-se também com seus riscos.

Qual é o risco para o paciente?

(Embora estejamos nos ocupando exclusivamente da terapêutica medicamentosa, é bom deixar claro que também as demais formas de terapêutica têm seus riscos, porém só raramente fatais.)

A discussão começa com o conceito de "janela terapêutica", intervalo compreendido entre os limites inferior e superior da concentração que, para a maioria dos doentes, mostra-se benéfica (Figura 11.2).

➢ Em face de algum sinal ou sintoma inesperado, um equívoco bastante comum é o de atribuí-lo à doença que se está tratando, em vez de pensar na possibilidade de um efeito colateral

➢ A segunda proposição é mais do que óbvia: quanto maior o número de drogas receitadas, maior será o risco de efeitos colaterais

➢ Calcula-se que de 25 a 50% dos pacientes usem a medicação de forma errada. Na presença de reações colaterais, é sempre aconselhável pensar também nessa hipótese

➢ Esse fenômeno é mais comum nos idosos, especialmente por fazerem maior uso de medicamentos (fator, aliás, que também favorece reações provenientes de uma interação medicamentosa, um problema de crescente importância).

Outra variável a ser considerada nesse grupo é a frequente concomitância de mais de uma doença (a comorbidade). De resto, variações na velocidade de inativação enzimática ou na eliminação renal igualmente respondem pela suscetibilidade às reações medicamentosas (estima-se, por exemplo, que a *clearance* no idoso seja de 35 a 50% inferior à dos demais grupos etários).

São conhecidos dois grandes grupos de efeitos indesejáveis: 1) aqueles devidos a uma ação farmacológica exagerada, embora previsível; 2) reações tóxicas imprevistas, não relacionadas ao efeito terapêutico.

No primeiro grupo, a concentração sérica ultrapassa a "janela terapêutica", seja em função de uma excreção reduzida, seja por uma deficiente inativação do produto. Um desses mecanismos é a acetilação, responsável pela metabolização de certas drogas, entre as quais a hidrazida. Tanto é assim que é

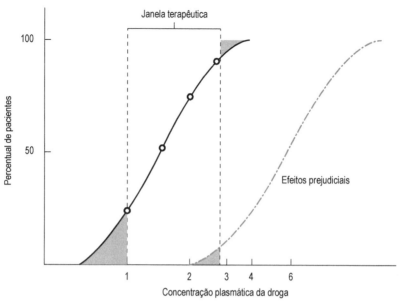

Figura 11.2 A "janela terapêutica": efeitos de uma droga em função de sua concentração sérica. Concentrações muito baixas só são eficazes numa minoria dos pacientes; concentrações que passam do limite superior acompanham-se do risco de reações indesejáveis.

bem conhecida a existência de dois tipos de pacientes: os "acetiladores rápidos" e os "acetiladores lentos". Nos primeiros, para atingir níveis terapêuticos ideais, é preciso aumentar a dose de hidrazida; nos últimos, a dose habitual pode acarretar efeitos colaterais.

O grupo das reações imprevistas envolve mecanismos citotóxicos, imunológicos (a droga atuando como um antígeno) ou enzimáticos, dependendo, em parte, da constituição genética do indivíduo.

A interação entre diferentes drogas ora resulta numa *potencialização* (que pode ser útil ou, então, ocasionar reações tóxicas), ora numa *inibição*, total ou parcial, dos efeitos terapêuticos. (Nesse campo, os conhecimentos crescem em ritmo exponencial e nossa memória dificilmente consegue acompanhar essa evolução; daí que é mais prudente sempre ter por perto um texto competente de Farmacologia.)

Tem-se também que pensar em possíveis imprevistos em função de condições mórbidas preexistentes, ignoradas ou não levadas em consideração. Em tais casos, pode acontecer que sua exacerbação por determinada droga venha desencadear um quadro clínico atípico – até que o médico finalmente se dê conta do ocorrido. (Lembremos o risco de inadvertidamente receitar um betabloqueador em paciente com um passado de asma.)

É bem possível que o exemplo que segue, que diz respeito não ao paciente como indivíduo, mas à sociedade como um todo, fuja um tanto ao presente contexto. Estamos nos referindo à *resistência aos antibióticos*, questão da qual todos ouviram falar e que ultimamente tem atingido proporções alarmantes. Tendo em vista o crescente estreitamento no espectro de ação dos antibióticos e quimioterápicos, fenômeno que muito tem a ver com o uso imoderado desses produtos, estamos diante de uma importante fonte de iatrogenia.

Estima-se que um mínimo de 30 a 40% das receitas de antibióticos, tanto na clínica como no hospital, são inteiramente desnecessárias; sendo assim, fica clara a necessidade de escrupulosamente reexaminar o emprego desses fármacos nas doenças menores.

As proposições a seguir obedecem ao melhor interesse do médico e do paciente:

- **Comece pelo esquema terapêutico mais simples**
- **Reduza o número de drogas receitadas (se possível, prefira a _monoterapia_)**
- **Em igualdade de condições, prescreva o tratamento mais barato**
- **Desde que haja um esquema terapêutico eficaz, fuja das "novidades".**

Um bom exemplo é o _tratamento escalonado_ da hipertensão arterial, adotado em toda parte. Inicia-se com os medicamentos de primeira linha – a hidroclorotiazida e o propranolol. Primeiro isoladamente; depois, se necessário, associados. As "drogas de segunda ou terceira linha" – a metildopa, os bloqueadores de canais de cálcio e os inibidores da enzima conversora da angiotensina – ficam (como o nome já indica) reservadas para a etapa seguinte, desde que provada a ineficácia do esquema anterior.

Preferindo ser acusado por omissão do que por irresponsabilidade, este autor prefere não prolongar essa discussão, dado o espaço disponível não permitir uma abordagem adequada.

Em terapêutica, é considerável o volume de informações. Para sentir-se seguro no uso de um medicamento, o médico deverá conhecer não apenas sua indicação e dosagem, mas a toxicologia, a interferência com os exames de laboratório, sua eventual interação com outras drogas, bem como detalhes menores, frequentemente esquecidos, tais como a melhor hora para administrar o produto – melhor em jejum ou junto com as refeições?

Mesmo que possamos nos considerar donos de uma memória prodigiosa, é decerto imprudente deixar por conta dela uma decisão tão delicada quanto a terapêutica medicamentosa. Esta deverá apoiar-se – sempre! – nos melhores compêndios de Farmacologia: o último Goodman & Gilman tem que estar à mão; igualmente indispensável é o livro de Zanini, et al., Guia de medicamentos (1995), da Editora Atheneu.

UMA ILUSTRAÇÃO OPORTUNA

É preciso insistir nesse ponto, senão a mensagem se perde. Para reforçá-la, recorremos a um exemplo recente: um paciente com uma avançada onicomicose, ao qual tínhamos planejado receitar o antifúngico griseofulvina.

O trecho a seguir foi reproduzido do segundo desses livros:

Precauções
– Recomenda-se ingerir a griseofulvina durante ou logo após as refeições ricas em gordura, ou ingerir junto com 1 colher de sobremesa de azeite, a fim de amenizar irritações gastrintestinais e aumentar a absorção oral.
– Evitar bebidas alcoólicas.
– Pode causar tonturas.
– Evitar exposição prolongada ao sol: possível ocorrência de reações de fotossensibilidade.
– Pode causar candidíase oral.
– Durante a terapia e mesmo um mês após sua suspensão, recomenda-se usar um método contraceptivo alternativo que não o uso de anticoncepcionais contendo estrógenos, pois a griseofulvina diminui a eficácia contraceptiva.
– O risco-benefício deve ser avaliado em situações clínicas como: disfunção hepática (em raríssimos casos, a griseofulvina pode ser hepatotóxica), lupo eritematoso ou síndromes lupo-similes (a griseofulvina pode exacerbar), porfiria.
– Recomenda-se, durante o tratamento, monitorar o paciente quanto à contagem da série vermelha, função hepática, creatinina sérica, exame de urina para verificar eventual proteinúria.

**Reações adversas**
– Reação mais frequente: cefaleia.
– Reações ocasionais: distúrbios gastrintestinais, aftas orais; fotossensibilidade; hipersensibilidade, insônia, cansaço, tontura, confusão mental.
– Reações raras: granulocitopenia ou leucopenia, hepatite, neurite periférica.
– Estudos em animais mostraram potencial embriotóxico e teratogênico.

**Informações adicionais**
Cinética – Na forma microcristalina, sua absorção varia de 25-70%. A absorção é significativamente aumentada pela administração com ou logo após alimentação gordurosa.

Concentrações plasmáticas máximas são observadas aproximadamente 4 horas após dose única. Excreção renal praticamente sob forma de metabólitos. Meia-vida plasmática cerca de 24 horas.

Interações medicamentosas: O álcool pode ter seus efeitos potencializados pela griseofulvina. Anticoagulantes e contraceptivos à base de estrógenos podem ter suas eficácias diminuídas pela griseofulvina.

Farmacologia: A griseofulvina é um antibiótico grisânico fungistático; inibe a mitose da célula fúngica por ruptura da estrutura do fuso.

Esse trecho representa meia página de um texto que totaliza 787 páginas. Depois disso, ainda haverá alguém que se disponha a confiar na memória?

Tendo chegado a uma decisão quanto ao tipo de tratamento e à dosagem a ser empregada, é forçoso deter-se no exame de um último elemento, não obstante sua fundamental importância, geralmente esquecido.

O PACIENTE CUMPRIRÁ O TRATAMENTO?

Não tenham dúvidas: frequentemente a resposta é o não. Na maior parte das vezes, a omissão só é descoberta tardiamente, por isso mesmo o reconhecimento precoce dos obstáculos a uma boa adesão poupará futuros desgostos e eventualmente, contribuirá para apontar as necessárias medidas.

O custo

Nenhum de nós ignora que não é fácil ao paciente arcar com as despesas de um tratamento médico intensivo que, em alguns casos, mesmo um produto relativamente barato, resulte proibitivo. No entanto, embora conhecendo a verdade – e um tanto entristecidos –, costumamos envolver-nos numa carapaça de indiferença, a pretexto de que aquilo *não nos diz respeito.* Até que, num momento de honestidade com nós mesmos, damo-nos conta de que tudo aquilo que reduz nossa eficácia como profissionais da Saúde é, por direito e dever, objeto de nossa responsabilidade.

Caso clínico 11.1
M.C.S. sexo masculino, 37 anos, auxiliar de açougue.

Esse paciente tem uma história de muitos anos: uma psoríase, que, embora tratada pelos mais variados esquemas, jamais teve períodos de acalmia superior a 3 ou 4 semanas. Recentemente, a doença se estendeu ao dorso, agora tomado por grandes placas descamativas.

Com isso surgiu um novo problema: há 1 semana, ao descarregar um caminhão, ele foi surpreendido por um cliente do açougue com uma carcaça de boi nas costas. Ato contínuo, o homem foi ter com o patrão, reclamar da "falta de higiene" do estabelecimento.

As consequências foram imediatas: – Aí, o patrão me avisou que, se eu não der um jeito nessa minha doença, vai ter que me despedir. Mas ele foi legal comigo, ainda me deu 2 semanas de prazo.

Este era um problema que, evidentemente, exigia providências urgentes. O médico saiu ao corredor do hospital, conseguiu localizar um colega dermatologista que se interessou pelo caso. Depois de alguns momentos achou que a única esperança seria o etretinato (um derivado sintético do ácido retinóico), droga de reconhecida eficácia. O médico consultou seu guia terapêutico, decidiu receitar 40 mg (4 comprimidos) ao dia e ficou também sabendo de uma série de efeitos colaterais do produto. Escreveu a receita, depois mandou o paciente voltar em 1 semana.

Já na tarde seguinte, porém, M.C.S. estava de volta: – O senhor me desculpe, doutor, mas é preciso lhe contar: fui a quatro farmácias, o senhor está sabendo quanto custa o tal do remédio?

Naquela tarde, o médico ganhou mais um conhecimento: para custear aquele tratamento, o paciente teria que desembolsar R$ 240 mensais, ou seja, a metade de seu salário!

A não adesão

O tema é suficientemente importante para a ele voltar, pois, se não pudermos contar com uma boa adesão por parte do paciente, todo esforço despendido com a escolha do esquema terapêutico terá sido em vão.

O fenômeno foi exaustivamente estudado no exterior. Objeto de centenas de pesquisas, a revisão bibliográfica só revela um punhado de instâncias demonstrando um índice de adesão superior a 50%. Verificou-se que a adesão guarda uma estreita relação com a duração do tratamento: em torno de 75% dos pacientes dispõem-se a seguir à risca um tratamento de curta duração, enquanto somente uns 25% completam um esquema com antibióticos previsto para 10 dias. As dificuldades são ainda maiores quando se lhes recomenda uma mudança no estilo de vida: somente uns 30% demonstram uma satisfatória adesão ao regime alimentar, ao passo que, como é possível antecipar, apenas 10% dos fumantes assintomáticos conseguem abandonar o hábito do cigarro.

Afora o custo, ainda há outros fatores que afetam a adesão ao tratamento, em particular as variáveis culturais e psicológicas. Vale a pena ocupar-se delas, antecipá-las se for possível. O médico que se mostrar desatento a essa questão, frequentemente ficará desapontado com os resultados de seu trabalho.

Não basta estabelecer um bom relacionamento com o paciente, é preciso também educá-lo quanto à sua doença, quanto ao medicamento e ao que dele esperar. Faz tempo que adquirimos o hábito de preparar o doente para os possíveis efeitos colaterais dos remédios receitados, para que, diante de uma reação leve e benigna, ele não interrompa o tratamento cedo demais. Outros doentes, verificando que o remédio não lhes trouxe qualquer alívio, concluem que ele é ineficaz e desistem antes do tempo. Sendo assim, não é má ideia, se for o caso, adverti-los a não se precipitarem, pois o efeito terapêutico pode tardar – como é o caso dos antidepressivos, dos corticoides na asma, dos antibióticos e de tantos outros produtos – e que não esperem um resultado imediato. (Ainda existem dúzias de outros fatores envolvidos na não adesão; enumerá-los é impossível, mesmo porque, a seu respeito, não sabemos tudo que devíamos saber.)

Diante de um problema tão sério, um grande número de autores se empenhou em estudar medidas capazes de reduzir a não adesão. Uma das providências sempre enfatizadas é a de limitar o número de drogas receitadas, facilitando assim a aceitação do esquema terapêutico. Se for possível, fracionar a dose diária em duas – ou mesmo satisfazer-se com uma

só – tanto melhor. É igualmente evidente que, em igualdade de condições, o produto com menores efeitos colaterais deverá ser preferido. (A questão é complexa e muitas outras estratégias foram propostas.)

CONSELHOS E INSTRUÇÕES

Todos o sabemos, talvez até por experiência própria: dentre as medidas terapêuticas, a *palavra do médico* é uma das mais eficazes.[15] Quando tudo parece perdido, no auge do desespero, as palavras amigas e compreensivas do médico podem se transformar numa tábua de salvação, a única. Essa missão, é triste dizer, nem sempre pode ser cumprida e, quando o é, em geral é demais abreviada, por falta de tempo ou disposição.

Mas de forma alguma podemos omitir-nos quanto a conselhos e instruções referentes ao receituário; aqueles que visam explicar como se faz para tirar máximo proveito da medicação, detalhes como a dosagem, a hora de sua administração (lembrem-se que a escrita do médico só mesmo o farmacêutico sabe interpretar), a necessidade de uma impecável adesão e mesmo eventuais paraefeitos.

Em seguida, vem o rol dos conselhos propriamente ditos, as recomendações que ora constam da folha de receituário, ora são passadas verbalmente. Se formos analisar, veremos que, em sua maior parte, consistem em *proibições*, uma listagem daquilo que, ao paciente, é vedado. (Seria salutar se, vez por outra, também juntássemos alguma boa notícia, concedendo ao doente algumas regalias, alguns prazeres – ou mesmo pequenos vícios – que, nas circunstâncias, não lhe podem trazer mal algum.)

Como essas proibições sempre envolvem algum tipo de restrição, renúncia ou sofrimento, é importante manter em vista alguns importantes preceitos:

---

[15] Da mesma maneira, como Michael Balint, em seu livro O médico, seu paciente e a doença (2. ed. São Paulo: Atheneu; 2005), notou que, ao iniciar o seu trabalho de apoio e investigação, juntamente a um grupo de *General Practitioners* ingleses, a "droga" mais frequentemente praticada na atenção primária à saúde (APS) era o próprio médico, isto é, que não apenas importavam o frasco de remédio ou a caixa de pílulas prescritas, mas o modo como o médico os oferecia ao paciente e, sobretudo, a sua própria pessoa, a sua personalidade em si, em suma, toda a atmosfera na qual a "substância" era administrada e recebida" (p. 3).

- **Antes de proibir, examine a evidência.** Todos nós sabemos o quanto as "verdades" científicas são transitórias: aquilo que hoje é prescrito amanhã possivelmente será reconhecido como inócuo – ou vice-versa. Sendo assim, não é lícito privar o doente de algo ao qual já se habituou, que lhe faria muita falta, sem antes ter a certeza de que, com isso, realmente trazemos benefícios à sua saúde. *Todos* os hipertensos necessitam de uma dieta hipossódica? (Não, somente alguns – e: "estes é possível identificar.) O tratamento da dor lombar aguda *sempre* requer repouso de leito? (De forma alguma; a tendência atual é descrer da eficácia do repouso absoluto.)
  O cigarro é, de fato, um vício. O abuso do álcool inegavelmente afeta o comportamento das pessoas. No entanto, o médico não foi chamado a ensinar moral; assim, em vez de uma abrangente condenação do fumo ou das bebidas alcoólicas, deve preocupar-se em avaliar se *naquela doença, naquele doente*, o sacrifício de fato está justificado.
- **Antes de proibir, avalie se o doente tem condições para obedecer aos conselhos.** Mesmo admitindo que ele *deve* seguir as recomendações, é preciso avaliar se *pode* fazê-lo – entre ambos há um mundo de diferença.
  Se o médico estiver convicto de que seus conselhos não serão seguidos – e só o senso do dever o leva a neles insistir –, o melhor é conservar-se em silêncio. Caso contrário, será um convite para a inteira não adesão. Por exemplo, se o médico oferecer ao paciente pretexto para ele deixar de cumprir uma das recomendações, é só um passo para que também se mostre desatento às demais medidas; entre elas a medicação, as mudanças na dieta, etc.
- **Ao aconselhar, seja preciso nas informações.** *Procure reduzir o sal na comida. Procure ficar em repouso. Procure evitar gorduras animais, sobretudo o colesterol. Procure exercitar-se mais, perder uns quilinhos.*

Essas e outras recomendações, geralmente formuladas em termos vagos, de uma maneira um tanto displicente ou mesmo simbólica, dão ao paciente suficiente latitude e longitude para escolher sua própria resposta às exigências que lhe fazem – geralmente a meio caminho entre o que o médico tem em vista e aquilo que o perplexo doente acha confortável.

Ao dar instruções, é preciso ser taxativo, rigoroso em quantificar, ainda que difícil, onde se pretende chegar. O que adianta dizer ao paciente, sem maiores detalhes, que mantenha a perna engessada em *posição elevada* – bastará apoiá-la num banquinho, no assento da cadeira, ou é preciso que permaneça na horizontal, em repouso de leito? Será que lhe permitem sentar-se à mesa do almoço, 10 minutos de cada vez, 2 vezes ao dia? (Para o paciente a resposta é importante.)

Assim, também é preciso quantificar o sal na comida, o tipo e a duração do exercício físico, o número de quilos que o paciente em regime de emagrecimento deverá ter como meta e assim por diante.

Se isso não for feito, o aconselhamento não passará de um gesto simbólico, do tipo: *Daqui para a frente procure levar uma vida menos agitada, mais tranquila, viu?*

SUCESSO OU INSUCESSO?

O insucesso terapêutico pode ter como causa, agindo juntos ou isoladamente, os seguintes fatores:

- diagnóstico errado
- uma terapêutica errada (inclusive a falta das devidas instruções)
- erros, por parte do paciente, na tomada dos medicamentos
- uma baixa adesão
- fatores imprevistos, sobre os quais o médico não tem controle.

É preciso identificar a causa do insucesso. Antes disso, porém, antes de modificar a conduta previamente adotada, é preciso reexaminar os reais objetivos da intervenção: *Que foi que se pretendeu – a cura, a profilaxia, o alívio?*

Em caso de uma receita para fins meramente paliativos, como sucede no tratamento da maioria dos sintomas agudos – alguma dor, a diarreia, a crise de asma, náuseas ou vômitos –, o resultado pode ser avaliado em minutos ou horas. Se o resultado deixar a desejar, é sempre possível modificar o esquema até obter o almejado efeito. (De resto, diante de um resultado favorável, é sempre oportuno recordar que uma eventual remissão espontânea pode ter sido a responsável.)

Já outros casos – uma úlcera péptica, um surto de periarterite do ombro, a Psicoterapia e tantas outras – exigem uma observação mais prolongada; os efeitos só podem ser avaliados após dias ou várias semanas.

Quando o objetivo for a profilaxia, o alvo visado não é propriamente o *sintoma*, mas um *fator de risco* – como acontece no diabetes, na doença hipertensiva, na coronariopatia – a avaliação costuma ser baseada em evidência indireta (a glicemia, os níveis tensionais, o lipidograma). Se esses indicadores estiverem a contento, o médico cumpriu bem sua missão. Quanto ao resultado a médio ou longo prazo, este só é possível estimar em termos estatísticos, inferindo a partir dos achados publicados na literatura.

O TRATAMENTO EMPÍRICO

Certas circunstâncias exigem – ou, pelo menos, justificam – um tratamento empírico. Antes de fazê-lo (em aparente contradição à boa praxe científica), será preciso confrontar cuidadosamente os riscos e benefícios.

Por vezes, não há outra solução senão tomar uma decisão terapêutica antes mesmo de completado o processo diagnóstico. Para dar um exemplo um tanto rebuscado: na vigência de um surto de cólera teríamos que esperar semanas inteiras para ter em mãos o resultado da cultura de um paciente suspeito. Nesse caso, pelo sim, pelo não, obviamente seremos compelidos a agir empiricamente. Uma suspeita de meningite, num sábado à tarde (quando nem sempre é possível encontrar um laboratório confiável), sob tais circunstâncias não estará o médico autorizado a iniciar o tratamento, antes mesmo de saber se o processo é viral ou bacteriano? Embora se trate de uma questão menos urgente, uma conduta idêntica se justifica em caso de uma possível tuberculose não pulmonar (a osteomielite, por

exemplo), quando, por depender de uma cultura do material colhido, o diagnóstico etiológico é difícil e demorado.

Ultimamente, temos nos entretido com um segundo tipo de situação, não de todo infrequente, resumida na seguinte pergunta: em casos de úlcera péptica, poderá o profissional iniciar o tratamento específico, mesmo sem uma prévia identificação do *Helicobacter pylori*? (Recordemos que, no presente momento, ainda dependemos da gastroscopia, seguida de uma biópsia, para o diagnóstico etiológico, procedimento este que dificilmente pode tornar-se uma medida de rotina no serviço público.) A proposta parece obedecer a uma boa lógica, visto que o *Helicobacter pylori* está presente em 85 a 90% dos doentes com úlcera duodenal, e um esquema de 4 a 8 semanas costuma ser bastante eficaz, além de envolver muito baixo risco de reações colaterais.[16]

Embora tenhamos dito que o exercício da terapêutica não é lugar para opiniões pessoais ou improvisações de última hora, vez por outra abrimos exceções.

Caso clínico 11.2
V.R., 40 anos, sexo masculino, mecânico.

Operado devido a um câncer de cólon, há cerca de 6 meses, desde então ele traz uma colostomia. Embora a enfermeira lhe ensinasse os cuidados a serem tomados, ainda assim o paciente tem tido problemas. Divide a bancada de trabalho com dois outros mecânicos, os quais, inconformados com o "mau cheiro" do colega, foram reclamar ao chefe. Assim, V.R. se viu transferido para os fundos da oficina.

Essa era uma demanda nova para a qual o médico não estava preparado. Ciente de que não corria risco algum, decidiu-se pela improvisação. Informado de que, meses antes, um laboratório lançara a clorofila em comprimidos de meio-grama, um produto barato, especificamente destinado a combater o mau hálito, o profissional resolveu experimentá-lo para fins inteiramente diversos. Optou por uma dose elevada – 4 comprimidos, 3 vezes ao dia –, instruindo o paciente a voltar depois de 1 semana de uso. (Para falar a verdade, não estava muito confiante no êxito.)

Ao retornar, o paciente se desmanchou em agradecimentos: a clorofila funcionara às mil maravilhas!

---

[16] Para o estudo atualizado da abordagem diagnóstica e terapêutica da dispepsia funcional e secundária, incluindo a provocada por úlcera péptica e a por *Helicobacter pylori*, ver: Lopes AB, Barros EF, Engel L, Barros SGS. Dispepsia e refluxo. In: Duncan B, et al. Medicina ambulatorial: condutas de atenção primária baseadas em evidências. 5. ed. Porto Alegre: Artmed; 2022.

ASPECTOS-CHAVE DO CAPÍTULO

- O campo da terapêutica se caracteriza por uma acentuada *impermanência*. A frequente substituição de um esquema por outro mais recente tanto pode ser atribuída aos interesses comerciais como a uma real necessidade de se encontrar melhores soluções
- A literatura médica é notoriamente rica em controvérsias; estas podem ser explicadas não somente pela composição heterogênea dos grupos sob estudo, mas por equívocos na análise e interpretação dos resultados
- Não é prudente depender unicamente da experiência pessoal; para uma correta decisão terapêutica, torna-se necessária uma constante *atualização* dos conhecimentos, com base no exame da literatura mais credenciada
- Para que seus resultados mereçam credibilidade, é preciso que o ensaio terapêutico tenha as características de um *estudo controlado*. Em última análise, os efeitos – e paraefeitos – da droga só serão conhecidos após um acompanhamento mais prolongado dos pacientes
- Diante disso, não é aconselhável a imediata substituição de um esquema por outro mais recente, mormente quando o já existente se mostrar suficientemente eficaz
- A meta-análise representa uma tentativa de estabelecer um consenso, com base no conjunto das informações disponíveis. O mérito dessa metodologia ainda está sob discussão
- Embora seja óbvio, é preciso ressaltar que o bom êxito de um tratamento não depende somente da natureza da droga, mas da dosagem empregada. Como o efeito terapêutico e os efeitos colaterais obedecem a *fatores individuais*, a avaliação clínica, com frequência, oferece dificuldades
- O insucesso também pode correr por conta de uma *má adesão* por parte do paciente, um fator cuja importância não deve ser subestimada
- Os objetivos do ato médico não se restringem apenas à *cura* (um desfecho que, não obstante os melhores esforços, nem sempre é atingido), pois o *controlar*, o *aliviar*, o *consolar* e o *prevenir* são igualmente valiosos para o doente.

12 O Especialista e o Médico Geral[1]

CAPÍTULO

O médico geral é como o maestro: pode não ser um grande virtuoso, mas conhece todos os instrumentos da orquestra – e quem a dirige é ele.
F. Eichbaum

Quanto mais sofisticada a Medicina, maior a necessidade de bons clínicos gerais.
Um professor de São Paulo

---

[1] A expressão "Medicina Geral" ganhou notoriedade na estruturação do sistema de Saúde inglês, fundamentalmente com a publicação do Relatório Dawson, em 1920, que previa serviços regionalizados e hierarquizados em três níveis de atenção: "centros de saúde primários", "centros de saúde secundários" e "hospitais". Essa reforma ganharia ainda mais força depois da Segunda Guerra Mundial com a criação do National Health Service (NHS), em 1948. O "Médico Geral" se tornaria o profissional-chave do NHS, prevalecendo, até hoje, no Reino Unido a nomenclatura *General Practitioner*. Nos EUA e no Canadá, observam-se movimentos de reconhecimento e de formação pós-graduada de especialistas em *Family Medicine*, sobretudo a partir da década de 1960, como uma resposta de contrarreforma, a fim de enfrentar a crise em seus sistemas de Saúde, instituída pela tendência de especialização progressiva orientada pelo Relatório Flexner, publicado em 1910. Assim, a especialidade de *Family Medicine* aparece, nos EUA, especificamente no Relatório Willard, em 1966, em reação à fragmentação do cuidado gerada pelo incremento no número de especialidades e subespecialidades médicas naquele país. Em 1969, o American Board of Family Medicine é criado e, com ele, o reconhecimento da *Family Medicine* como uma especialidade médica estadunidense. Nesse contexto, pode-se afirmar que essa especialidade médica surgiu como resposta à necessidade social de mudança na maneira de se praticar a Medicina e na conformação de sistemas de Saúde mais equânimes, orientados pela organização da atenção primária à saúde (APS). Desde então, a Medicina de Família e Comunidade, com variações em sua nomenclatura, vem se desenvolvendo como especialidade médica em praticamente todo o mundo, nas diferentes dimensões que caracterizam uma especialidade médica: como uma disciplina acadêmica, como uma área de atuação profissional em serviços e sistemas de Saúde e como um campo de pesquisa.

No Brasil, os termos "Médico Geral" e "Médico Generalista" se referem ao médico recém-formado, egresso da graduação em Medicina, ou sem especialidade. A expressão "Médico Geral Comunitário", por sua vez, é aquela pela qual eram conhecidos os médicos especialistas em Medicina Geral Comunitária (MGC) até especificamente o ano de 2001, quando essa especialidade, após amplo debate interno em sua entidade representativa, a então Sociedade Brasileira de Medicina Geral Comunitária (SBMGC), passou a ser chamada pelo seu atual nome, Medicina de Família e Comunidade (MFC), e a sua entidade representativa, por consequência, Sociedade Brasileira de Medicina de Família e Comunidade (SBMFC).

Na época em que Kurt Kloetzel escreveu este livro, existia no Brasil – no meio acadêmico e também no de entidades representativas e governamentais –, uma acalorada discussão acerca de qual seria a necessidade de existir uma formação especializada em MGC. Os seus opositores argumentavam que esse médico seria aquele egresso da graduação, não havendo, portanto, a necessidade dessa formação (ambivalência que pode ser notada, inclusive, no uso dos termos "Médico Geral", "Médico Generalista" ou "Médico de Família" nas muitas vezes em que eles são empregados ao longo do texto do presente capítulo). Tal entendimento, em face da complexidade da atuação médica em APS, não mostrou razoabilidade em sua sustentação, e a residência médica seria considerada, pela SBMFC, o modelo padrão-ouro de formação de especialistas em MFC.

A respeito das demais especialidades médicas, destaca-se que, a partir da perspectiva da MFC brasileira, os demais médicos especialistas passam a ser nomeados "especialistas focais" em razão da sua atuação ser focada em algum órgão, sistema, faixa etária, gênero ou procedimento, como, por exemplo, os médicos especializados em cardiologia, gastrenterologia, pediatria, gineco-obstetrícia e todas as demais especialidades médicas atuantes em nível secundário ou terciário.

Leituras complementares:

- Falk JW. A medicina de família e comunidade e sua entidade nacional: histórico e perspectivas. Rev Bras Med Fam Comunidade [Internet]. 2004;1(1):5-10. Disponível em: https://rbmfc.org.br/rbmfc/article/view/2
- Gascón TG, Ceitlin J, Anderson MIP, Ortiz JM. Atención primaria y medicina de familia en el mundo. In: Zurro Am, Pérez C, Badia G. (org.) Atención primaria: principios, organización y métodos en medicina de familia. 8. ed. España: Elsevier; 2019.
- Rodrigues RD, Anderson MIP. Complexidade e integralidade na medicina de família e comunidade e na atenção primária à saúde: aspectos teóricos. In: Gusso G, et al. Tratado de medicina de família e comunidade: princípios, formação e prática. Porto Alegre: Artmed; 2019.

"E QUAL É SUA ESPECIALIDADE, DOUTOR?"

É uma pergunta à qual já nos acostumamos, mas que seria inconcebível algumas décadas atrás, quando o público só conhecia um único tipo de médico. Hoje, devidamente informado de que as condições mudaram, que a quase totalidade dos médicos se dedica a alguma especialidade, o paciente, depois de identificado o órgão que julga responsável por seus sintomas, só falta recorrer à coluna dos classificados ou às páginas amarelas em busca do especialista que mais lhe convém. (A geração anterior ainda se recorda do Dr. Chico, do Dr. Crisóstomo – santos homens!)

Entre nós, a tendência para a especialização começou na década de 1970, sob inspiração do modelo americano de atenção à saúde. A Previdência Social (INPS, depois o INAMPS)[2] imediatamente seguiu o seu exemplo, tanto assim que, ao abrir concurso para preenchimento de vagas, passou a exigir certificado de especialista, medida que, na ocasião, frustrou qualquer tentativa de formar o generalista, um médico de atribuições mais amplas, embora menos aprofundadas. Em continuação, como é natural, ocorreu uma rápida multiplicação dos programas de residência médica, destinados a fabricar os mais diversos tipos de profissional, bem como de um grande número de programas de especialização, regulamentadas ou não pelas sociedades de especialistas.[3]

Ainda faltam informações precisas sobre o número de especialistas e o tipo de sua formação, assim que, no presente momento, encontra-se em andamento, promovido pelo Conselho Regional de Medicina de São Paulo (CREMESP), o primeiro Recenseamento de Especialistas. (Este teria como objetivo "orientar os médicos e as sociedades de especialidades sobre o mercado de trabalho e influir na política de formação de recursos humanos". O que vem a provar que o assunto não deixa de ser motivo de preocupação.)[4]

A escolha é ampla: em 1996, o Conselho Federal de Medicina (CFM) reconhecia a existência de 64 tipos de especialidades e a lista das subespecialidades (por exemplo, a Nefrologia Infantil ou a Mastologia – setor importante da Gineco-Obstetrícia) é igualmente respeitável.[5]

Embora o número dos especialistas e "especialistas" ainda esteja sendo computado, a distribuição percentual das principais especialidades foi objeto de um inquérito da FIOCRUZ (Quadro 12.1).[6]

Como é habitual, fomos longe demais: mesmo nos EUA, berço das especialidades,

---

[2] Siglas correspondentes, respectivamente, ao Instituto Nacional de Previdência Social (INPS), criado em 1966 e extinto em 1990, e ao Instituto Nacional de Assistência Médica da Previdência Social (INAMPS), que funcionava junto ao INPS, extinto em 1993, quando a assistência médica passou a ser exercida pelo Sistema Único de Saúde (SUS).

[3] Destaca-se que foi junto ao início e à rápida expansão dos programas de residência médica (PRM) em nosso país, observada ao longo da década de 1970, que também foram criados, em 1976, os três primeiros PRM correspondentes, hoje, à especialidade de Medicina de Família e Comunidade: o do Centro de Saúde-Escola Murialdo, em Porto Alegre/RS; o do Serviço de Medicina Integral da Universidade Estadual do Rio de Janeiro (UERJ), no Rio de Janeiro/RJ; e o do Projeto Vitória, em Vitória de Santo Antão, cidade próxima a Recife/PE. Ver: Falk JW. A medicina de família e comunidade e sua entidade nacional: histórico e perspectivas. Revista Brasileira de Medicina de Família e Comunidade. 2004;1(1):5-10. Disponível em: https://rbmfc.org.br/rbmfc/article/view/2

[4] E, certamente, continuam a representar alguns dos mais importantes desafios à construção efetiva do SUS, no que tange à formação, ao dimensionamento e à distribuição dos médicos, em suas diversas especialidades, por todo o territorial nacional, de acordo com as diferentes necessidades e particularidades regionais, situacionais e étnico-raciais de nossas populações.

Atualmente, existem vários estudos sobre o diagnóstico demográfico dos médicos no Brasil, sendo, talvez, um dos mais importantes o publicado por Scheffer M, et al. Demografia médica no Brasil 2023. São Paulo: FMUSP, AMB, 2023. Disponível em: https://amb.org.br/wp-content/uploads/2023/02/DemografiaMedica2023_8fev-1.pdf

[5] Atualmente, são reconhecidas 55 especialidades médicas e 59 áreas de atuação em Medicina. Ver: Conselho Federal de Medicina. Resolução nº 2.221, de 23 de novembro de 2018. Homologa a Portaria CME nº 1/2018, que atualiza a relação de especialidades e áreas de atuação médicas aprovadas pela Comissão Mista de Especialidades. Diário Oficial da União, 24 jan de 2019; Seção 1.

[6] Sem referência na edição original.

Quadro 12.1 Distribuição percentual das principais especialidades médicas no Brasil (segundo inquérito da FIOCRUZ).[7]

Especialidades	Distribuição (%)
Pediatria	14,17
Gineco-Obstetrícia	12,04
Medicina Interna	8,12
Cirurgia Geral	6,07
Anestesiologia	4,95
Cardiologia	4,39
Oftalmologia	3,61
Ortopedia e Traumatologia	3,58
Psiquiatria	3,19
Med. Geral Comunitária	2,98
Total	**63,12**

uma razoável proporção dos médicos continuou a exercer a Medicina Geral (ou a Medicina de Família), seja por preferência pessoal, seja por imposição da clientela. Mais adiante, em face da ameaça de uma incontrolável expansão nas despesas com saúde, acentuou-se o movimento de retorno aos velhos padrões, inclusive por interferência do Governo Federal, que acenou com um corte nos subsídios às escolas que não oferecessem um programa de residência em Medicina de Família.

O mesmo processo pode ser observado em outros países, à exceção do Reino Unido, que não tendo aderido de corpo e alma às práticas de além-mar, sempre considerou a Medicina Geral como peça central de seus serviços de Saúde. Mesmo lá, porém, aconteceu o inesperado: sua transformação em *especialidade*,[8] graças à exigência de 3 anos de "treinamento vocacional", não mais informal, mas regulamentado pelo National Health Service.[9]

A essas alturas é preciso render um tributo: também no Brasil, longe dos corredores do poder, mas imaginando que, a médio prazo, seus esforços pudessem frutificar, já na década de 1960, um pequeno grupo de abnegados se reunia periodicamente, com a presença obrigatória da Associação Brasileira de Educação Médica (ABEM),[10] para discussões subordinadas ao tema do *perfil do médico de que o país precisa*.

---

[7] Em 2022, segundo o estudo de Scheffer, et al., 321.581 médicos tinham um ou mais títulos de especialista no Brasil, o que correspondia a 62,5% do total de 514.215 profissionais em atividade no país (os demais, 37,5%, não possuíam título em nenhuma especialidade). Para fins de comparação com os dados apresentados por Kurt Kloetzel, dentre aqueles com alguma especialidade, encontramos hoje as seguintes proporções:

Especialidades	Distribuição (%)
Pediatria	9,8
Gineco-Obstetrícia	7,5
Medicina Interna	11,5
Cirurgia Geral	8,4
Anestesiologia	5,9
Cardiologia	4,1
Oftalmologia	3,6
Ortopedia e Traumatologia	4,2
Psiquiatria	2,8
Medicina de Família e Comunidade	2,3
Total	**60,1**

De modo que persistimos com uma baixíssima proporção de especialistas em Medicina de Família e Comunidade e, portanto, com o enorme desafio de formação desse profissional no país, a fim de que possamos efetivar a APS a contento e, dessa maneira, o SUS. Ver sobre a demografia médica brasileira em: Scheffer M, et al. Demografia médica no Brasil 2023. São Paulo: FMUSP, AMB, 2023. Disponível em: https://amb.org.br/wp-content/uploads/2023/02/DemografiaMedica2023_8fev-1.pdf

[8] No Reino Unido, essa especialidade é reconhecida como *General Practitioner* (GP). Ver nota técnica 1 deste capítulo.

[9] National Health Service (NHS) é o nome do Sistema Nacional de Saúde inglês, criado em 1948, após a Segunda Guerra Mundial. O modelo do NHS serviu de inspiração para a criação de sistemas nacionais de Saúde em muitos outros países, incluindo o SUS, no Brasil, em 1988.

[10] Na edição original, não há referência que pudesse auxiliar hoje em sua identificação.

Infelizmente, jamais superamos a fase do planejamento preliminar, boa parte do tempo sendo despendido com questões doutrinárias, entre elas a escolha do nome mais apropriado para esse profissional. Afastadas algumas designações julgadas improcedentes, as opiniões se dividiam entre o *Médico Geral* e o *Generalista*[11] (esta última opção, na vigência de um governo militar, provocando muita hilaridade).

No melhor da discussão, anos depois, um segundo grupo tomou a dianteira e, secundado pela Comissão Nacional de Residência Médica,[12] criou alguns programas que, originalmente intitulados de *Medicina Geral Comunitária*,[13] vez ou outra se distanciavam dos objetivos originais. Seus currículos, carregados de Bioestatística e Epidemiologia, mais faziam recordar um curso de formação para sanitaristas.[14] (Por motivos que não valem ser recordados, na ocasião, a designação *Medicina de Família* foi enfaticamente descartada.)[15]

Até que, em 1996, o próprio ministério veio a público com o seu Programa de Saúde da Família.[16] Uma vez que a questão fundamental – o processo de *formação* desse médico – continuou em aberto, presume-se que houve quem imaginasse que, com um pouco de boa vontade e determinação, qualquer profissional egresso de uma faculdade de Medicina automaticamente estaria qualificado para desempenhar o papel do médico geral. (Sem questionar a sinceridade dos responsáveis pelo programa, profundamente preocupados em melhorar a qualidade da atenção à saúde, não cabem dúvidas de que o elemento custo-benefício também marcou presença na decisão.)

Embora o conceito de Medicina Geral sempre tenha ficado bastante claro, o tema ainda está cercado de muita incompreensão, dando origem a uma série de equívocos, tanto é que ainda há quem a considere como

---

[11] A respeito desses termos, ver nota técnica 1 deste capítulo.

[12] Na edição original, não há referência que pudesse auxiliar hoje em sua identificação.

[13] A respeito desse termo, ver nota técnica 1 deste capítulo.

[14] O autor talvez tenha generalizado uma opinião que não necessariamente correspondesse à realidade de muitos desses programas de residência médica (PRM), que tinham características eminentemente clínicas, embora acrescidos de conhecimentos de Bioestatística e Epidemiologia, especialmente voltados para o trabalho de planejamento local de saúde. Embora o autor não tenha citado o grupo ao qual ele se refere, podemos supor que, possivelmente, a transformação ocorrida naquela época de muitos PRMs de Medicina Geral Comunitária em PRMs de Medicina Preventiva e Social, por força do corte das bolsas financiadas pelo antigo Instituto Nacional de Assistência Médica da Previdência Social (INAMPS) aos primeiros, tenha provocado importantes mudanças curriculares em alguns PRMs, motivando assim a observação do autor. Referência: Falk JW. A Medicina de família e comunidade e sua entidade nacional: histórico e perspectives. Revista Brasileira de Medicina de Família e Comunidade. 2004;1(1):5-10. Disponível em: https://rbmfc.org.br/rbmfc/article/view/2

[15] Por não serem indicadas as referências desses acontecimentos, não podemos saber a que situação o autor se refere especificamente.

[16] O autor provavelmente estava se referindo à publicação da Norma Operacional Básica do Sistema Único de Saúde (NOB-SUS) 01/1996, pela Portaria GM nº 2.203, de 6 de novembro de 1996, que, ao estabelecer um novo modelo de transferência de recursos financeiros federais para estados e municípios – intitulado Piso da Atenção Básica (PAB), com duas variantes: o PAB fixo e o PAB variável –, foi responsável pela substancial expansão do Programa Saúde da Família (PSF), no final da década de 1990, em todo o país.

A aprovação técnica do PSF aconteceu anteriormente, em dezembro de 1993, em um Grupo de Trabalho formado por expertos brasileiros, no Ministério da Saúde, tendo sido materializado, enquanto uma política pública, pela Portaria GM nº 692, de 25 de março de 1994.

O reconhecimento da sua potência em reorganizar a APS brasileira e, por consequência, o SUS, produziu a sua mudança de Programa em Estratégia Saúde da Família (ESF), passando a ser assim considerada a partir de um documento do Ministério da Saúde, intitulado Saúde da Família: uma estratégia para a reorientação do modelo assistencial, de 1997, disponível em: http://bvsms.saude.gov.br/bvs/publicacoes/cd09_16.pdf

A consolidação da ESF, como sendo a estratégia preferencial para a reorientação e construção da APS brasileira e do SUS, seria marcada historicamente pela publicação da Política Nacional de Atenção Básica (PNAB), por meio da Portaria GM nº 648, de 28 de março de 2006.

Para o estudo da história da ESF, ver: Brasil. Ministério da Saúde. Secretaria de Atenção à Saúde. Departamento de Atenção Básica. Memórias da saúde da família no Brasil. Brasília: Ministério da Saúde, 2010; 144 p. Disponível em: https://bvsms.saude.gov.br/bvs/publicacoes/memorias_saude_familia_brasil.pdf

sinônimo de Clínica Médica ou de Medicina Interna (hábito esse que, de um só golpe, descaracteriza todas essas três modalidades de exercício profissional).

A essas alturas, antes mesmo de melhor definir a Medicina Geral – quais seriam suas atribuições e onde traçar seus limites –, examinemos a questão sob o ângulo do estudante de Medicina, aquele que buscamos atrair para esse campo de atividades.

Pelo que se observa, sua preocupação máxima, às vezes já no começo do curso, é a escolha de uma especialidade. Só uma minoria entra na escola com uma opção bem definida; são aqueles que sentem uma particular atração para essa ou aquela atividade, ou já têm lugar garantido no consultório do pai ou de algum parente amigo. Os demais, sob influência ora do carisma de um professor, ora das perspectivas de uma – segundo imaginam – melhor remuneração do trabalho, demoram a se decidir e às vezes trocam de preferência a cada mês. (Porém a decisão final, é triste dizer, muitas vezes está na dependência do número de vagas oferecidas por esse ou aquele programa de Residência Médica.)

Se alguém se atrevesse a lhes sugerir uma carreira dedicada à Medicina Geral, a primeira reação seria uma enorme perplexidade. E começariam as perguntas: – *Mas existe alguma procura por esse médico geral?* A resposta é um enfático: – Sim!

Isso compreendido, alguém poderia indagar, ainda sem demonstrar grande entusiasmo: – *Mas existem programas de residência para esse tipo de médico?*

Mais uma vez a resposta terá que ser afirmativa, embora com menos convicção: – *Sim, existem programas, mas ainda são poucos – e, às vezes, é difícil identificá-los pelo nome.*

A pergunta mais crítica fica para o fim: – *Mas esse tipo de trabalho não é chato,*

monótono? – Não, de forma alguma; muito pelo contrário!

De fato, nunca tendo encontrado um médico geral que lhes pudesse servir de modelo – ou alguém que se dispusesse a praticar uma benigna lavagem cerebral –, é mais do que natural que encarem a Medicina Geral como uma submedicina, último recurso do profissional malsucedido, condenado a clinicar num remoto interior ou em algum dilapidado posto de Saúde, atendendo uma infindável sucessão de "casos banais", sem qualquer chance para provar sua competência técnica.

A imagem que se têm do médico geral é a de alguém que se limita a fazer a triagem diante de um problema um pouco mais complexo, passando-o imediatamente adiante – um porteiro, por assim dizer, que passa sua vida informando o cliente em que andar, ou em que sala poderá encontrar o atendimento mais apropriado. (Confessemos que a palavra "geral", que sugere algo de indefinido, talvez improvisado, no melhor dos casos uma colcha de retalhos mal costurados, pode ter contribuído para essa infeliz imagem.)

UMA DEFINIÇÃO

O especialista, todos sabem o que vem a ser, não é preciso explicar. Porém o médico geral ainda carece de uma definição:[17]

Pois o médico geral[18] é definido como **"um profissional cujas atribuições são as de atender à grande maioria dos pacientes de uma comunidade, independente de sexo, idade ou patologia"**. A definição pode parecer demais ambiciosa – talvez até uma utopia –, mas ela resume com precisão as intenções dos ideólogos da Medicina Geral.[19] Basta folhear uma dessas revistas norte-americanas dedicadas ao setor para compreender por que, lá, o

---

[17] A respeito do uso, pelo autor, dos termos "médico geral", "generalista", "médico geral comunitário", "médico de família" e "especialista", assim como "Medicina Geral", "Medicina Geral Comunitária", "Medicina de Família" e "especialidades", ver nota técnica 1 deste capítulo.

[18] Hoje, no Brasil, Médico de Família e Comunidade (MFC).

[19] Hoje, no Brasil, Médico de Família e Comunidade (MFC).

162 Medicina Ambulatorial – Princípios Básicos

médico de família efetivamente é considerado um especialista[20] (Figura 12.1).

Vê-se que o repertório do médico geral (nos EUA, denominado *Family Physician*) é realmente vastíssimo, com as áreas de interesse listadas no índice, incluindo a Ortopedia e mesmo a Traumatologia, a Dermatologia, a sorologia no infarto do miocárdio, os distúrbios psiquiátricos do idoso e outras. Mesmo descontando algumas atribuições que podemos considerar exageradas (ligadura do deferente, punção diagnóstica dos seios da face, retoscopia ou lavado brônquico etc. – atividades que também caberiam ao médico de família), ainda assim, trata-se de um programa ambicioso, que muita gente consideraria desnecessário, talvez até mesmo inviável.

Ninguém propõe, salvo em situações excepcionais, que esse profissional seja o primeiro a atender um acidentado, seja encarregado de uma cirurgia plástica ou da orientação de uma quimioterapia do câncer. Porém, ao médico geral compete fazer uma pequena cirurgia (não se concebe que, para drenar um abcesso, envie o paciente ao cirurgião, como já vimos fazer incontáveis vezes), tamponar um sangramento nasal, examinar um ouvido, testar a acuidade visual, fazer um fundo de olho e tantos outros pequenos procedimentos que não justificam um encaminhamento ao especialista.[21]

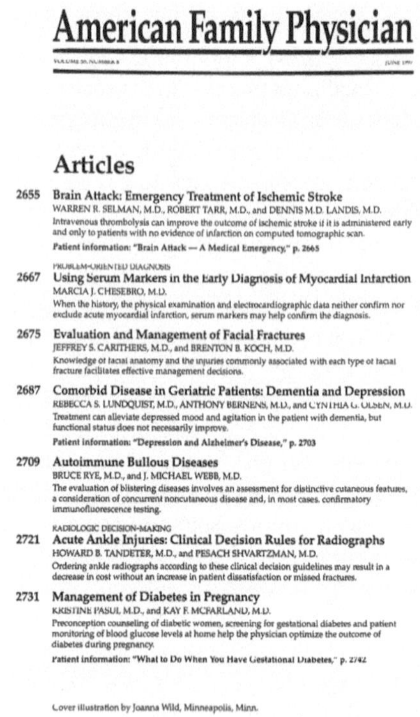

American Family Physician

Articles

2655 Brain Attack: Emergency Treatment of Ischemic Stroke
WARREN R. SELMAN, M.D., ROBERT TARR, M.D., and DENNIS M.D. LANDIS, M.D.
Intravenous thrombolysis can improve the outcome of ischemic stroke if it is administered early and only to patients with no evidence of infarction on computed tomographic scan.
Patient information: "Brain Attack — A Medical Emergency," p. 2665

PROBLEM-ORIENTED DIAGNOSIS
2667 Using Serum Markers in the Early Diagnosis of Myocardial Infarction
MARCIA J. CHESEBRO, M.D.
When the history, the physical examination and electrocardiographic data neither confirm nor exclude acute myocardial infarction, serum markers may help confirm the diagnosis.

2675 Evaluation and Management of Facial Fractures
JEFFREY S. CARITHERS, M.D., and BRENTON B. KOCH, M.D.
Knowledge of facial anatomy and the injuries commonly associated with each type of facial fracture facilitates effective management decisions.

2687 Comorbid Disease in Geriatric Patients: Dementia and Depression
REBECCA S. LUNDQUIST, M.D., ANTHONY BERNENS, M.D., and CYNTHIA G. OLSEN, M.D.
Treatment can alleviate depressed mood and agitation in the patient with dementia, but functional status does not necessarily improve.
Patient information: "Depression and Alzheimer's Disease," p. 2703

2709 Autoimmune Bullous Diseases
BRUCE RYE, M.D., and J. MICHAEL WEBB, M.D.
The evaluation of blistering diseases involves an assessment for distinctive cutaneous features, a consideration of concurrent noncutaneous disease and, in most cases, confirmatory immunofluorescence testing.

RADIOLOGIC DECISION-MAKING
2721 Acute Ankle Injuries: Clinical Decision Rules for Radiographs
HOWARD B. TANDETER, M.D., and PESACH SHVARTZMAN, M.D.
Ordering ankle radiographs according to these clinical decision guidelines may result in a decrease in cost without an increase in patient dissatisfaction or missed fractures.

2731 Management of Diabetes in Pregnancy
KRISTINE FABUL, M.D., and KAY F. MCFARLAND, M.D.
Preconception counseling of diabetic women, screening for gestational diabetes and patient monitoring of blood glucose levels at home help the physician optimize the outcome of diabetes during pregnancy.
Patient information: "What to Do When You Have Gestational Diabetes," p. 2742

Cover illustration by Joanna Wild, Minneapolis, Minn.

Figura 12.1 Índice de matérias do *American Family Physician*, junho de 1997.

---

[20] Atualmente, já avançamos muito em relação às bases teóricas e à forma de atuação do especialista em Medicina de Família e Comunidade. Vale citar, como exemplo, a definição da Confederação Iberoamericana de Medicina Familiar (CIMF) – associação regional da Organização Mundial de Médicos de Família (WONCA) –, publicada na Carta de Quito, durante a Cúpula de Medicina de Família e Comunidade, em 2014: "A Medicina de Família e Comunidade é uma especialidade essencial para garantir a sustentabilidade dos sistemas de Saúde. Fornece cuidados centrados na pessoa, em seu contexto familiar e comunitário, de maneira contínua, independente de sua idade, sexo, condição socioeconômica ou de saúde, integrando, no processo de atenção, os fatores físicos, psicológicos, sociais culturais e existenciais que contribuem no processo saúde-doença. O médico de família e comunidade tem uma responsabilidade profissional e social com a sua comunidade. Ele desempenha seu papel por meio da promoção da saúde, da prevenção de doenças e da prestação de cuidados clínicos assistenciais, de reabilitação e paliativos; atua de acordo com as necessidades de saúde, respeitando a diversidade cultural e otimizando os recursos disponíveis na comunidade. Deve responsabilizar-se pelo desenvolvimento e manutenção de suas competências, valores e equilíbrio pessoal, como base para a prestação de cuidados efetivos e seguros. A Medicina de Família e Comunidade é uma ferramenta-chave para o desenvolvimento e a manutenção da saúde dos povos". Referência: Vance C, Barrera A, Kidd M, et al. Carta de Quito: cobertura universal, medicina de família e comunidade e participação social. Rev Bras Med Fam Comunidade [Internet]. 2014;9(31):183-5. Disponível em: https://rbmfc.org.br/rbmfc/article/view/928

[21] Destaca-se que, atualmente, encontram-se publicadas as competências a serem desenvolvidas na formação especializada em Medicina de Família e Comunidade. Ver:

1) Currículo Baseado em Competências para Medicina de Família e Comunidade, publicado pela Sociedade Brasileira de Medicina de Família e Comunidade (SBMFC), em 2014. Disponível em: https://www.sbmfc.org.br/wp-content/uploads/media/Curriculo%20Baseado%20em%20Competencias(1).pdf

2) Matriz de Competências da Medicina de Família e Comunidade, publicada pela Comissão Nacional de Residência Médica (CNRM), em 2017. Disponível em: http://portal.mec.gov.br/index.php?option=com_docman&view=download&alias=119641-11-matriz-de-competencias-em-medicina-familia-e-comunidade&category_slug=agosto-2019-pdf&Itemid=30192

Nos EUA e no Reino Unido, em torno de 15% dos pacientes atendidos em nível primário são encaminhados ao especialista, provando, assim, que o médico geral devidamente capacitado é capaz de uma elevada *resolutividade*. (Diga-se que, entre nós, semelhante índice também já foi conseguido por alguns ambulatórios de ensino.) Em troca, também se espera desse profissional suficiente cautela para não ultrapassar seus limites, arrogantemente intervindo naquilo que não lhe compete, que exige um saber especializado ou uma tecnologia que não está a seu alcance.

Mesmo que se parta de um conceito equivocado – aquele que vê o médico geral como um mero fazedor de triagens –, reconheçamos que é preciso possuir talento e amplos conhecimentos para sair-se bem nesse papel. Senão, acontece o que aconteceu com o seguinte paciente, um "boia-fria"[22] de Londrina:

➤ Sua história nada tinha de extraordinária: dor lombar de início súbito, na véspera. Trabalhador diarista numa fazenda das proximidades, para ele era uma pequena tragédia, por isso se apressara a pedir ajuda. Chegada a sua vez em frente à janelinha da recepcionista encarregada da triagem, após relatada sua queixa, marcaram-lhe uma consulta na Nefrologia para daí a 3 dias. (Só a título de curiosidade: mais adiante, viemos a saber que, nesses casos, a rotina era a seguinte: casos de dor acima da cintura, cabia ao pneumologista atender; sendo a dor abaixo da cintura, o assunto dizia respeito à Nefrologia; tratando-se de uma mulher, eventualmente à Gineco-Obstetrícia.) Chegado o dia, examinado sumariamente pelo especialista, pediram-lhe uma urografia excretora (faz anos que isso ocorreu; a ultrassonografia ainda não entrara em voga). Alguns dias mais tarde, diante de um resultado normal, foi enviado ao ortopedista. Depois de mais 5 ou 6 dias e de uma radiografia sem achados de importância, o paciente foi mandado embora com uma receita de "anti-inflamatório". A epopeia parecia encerrada. Mas eis o paciente de volta na outra semana, dessa vez reclamando, em tom áspero, que não melhorara, que sua família passava fome. Diante disso, condoída, a recepcionista marcou uma consulta – sim – com o psiquiatra!

(Para solucionar esse tipo de problema bastante comum, ao mesmo tempo médico e social, dois clínicos da Universidade de Londrina tomaram a iniciativa de fundar o Grupo da Dor Lombar. A cada sábado de manhã, no amplo salão de um ginásio de esportes, a equipe atendia de 15 a 20 pacientes, de preferência trabalhadores braçais. Davam-se informações gerais, quando necessário, lançava-se mão de exercícios, da manipulação, de uma infiltração com xilocaína, completando as sessões com instruções detalhadas sobre a postura adequada ao trabalhador braçal. Inclusive, no caso de um "boia-fria", recomendava-se modificar os instrumentos de trabalho, reduzir o comprimento do cabo da enxada ou da foice, por exemplo.)

Mesmo que seu papel fosse só o de triagem – repetimos –, quanta coisa o médico geral tem que saber! Pois, para poder distinguir o urgente do não urgente, o grave – que terá que ser encaminhado o quanto antes – do não grave, o diagnóstico certo daqueles que são incorretos, é preciso ser um profissional hábil e muito versátil. Com um certo exagero, é bem verdade, pode-se dizer que **o médico geral tem que** *saber* **tudo – mas não** *fazer* **tudo**. (É fundamental preservar essa distinção.)

Também a Pediatria e a Tocoginecologia de direito fazem parte do repertório do médico geral. No Brasil, porém – pelo menos em cidades de médio ou grande porte, onde não faltam profissionais qualificados –, acreditamos não ser preciso insistir que todos os médicos se ocupem de partos ou da puericultura. Não se trata somente de uma questão de competência, mas também de uma preferência individual que não custa respeitar.

---

[22] Expressão que se refere às pessoas que trabalham na zona rural sem vínculo empregatício, geralmente em baixas condições de trabalho e salário. A expressão "boia-fria" provém do fato de levarem, para o campo, as suas refeições em marmitas, ingerindo-as frias ao longo do dia de trabalho.

CONFLITO DE INTERESSES?

E, no entanto, o Brasil só conta com um punhado de profissionais que, por ideologia ou necessidade, se intitulam médicos gerais. Todo o resto, a quase totalidade, se dizem especialistas – a distorção é flagrante. Dizer que a discrepância foi inevitável, consequência natural das modificações trazidas pela ciência e pela tecnologia, é um equívoco: se as especialidades passaram a deter um virtual monopólio das ações de saúde é por faltar-lhes um parceiro com o qual possam dividir as responsabilidades.

Não deve haver conflito de interesses; por formação, por preferência, o especialista optou por um conhecimento em *profundidade*, não se lhe pode exigir que também queira dominar toda a *extensão* da Medicina. As duas modalidades, a Medicina Geral e as especialidades,[23] não são antagônicas, pelo contrário, se completam.

Toda vez que o generalista se defronta com um problema mais complexo, com uma técnica que não domina ou com alguma terapia na qual é inexperiente, o especialista está aí para lhe prestar auxílio. Mas a recíproca também é verdadeira: o generalista tem muito a contribuir para a tranquilidade daquele que se dedica a uma especialidade:

➤ Ao absorver considerável proporção da demanda de ambulatório, o médico geral protege seu colega do excesso de solicitações sem causa justa, dos encaminhamentos errados (os casos de cefaleia são enviados ao oftalmologista ou neurologista; a dor torácica, qualquer seja sua natureza, invariavelmente é encaminhada ao cardiologista; o escolar ameaçado de repetência vai parar no psiquiatra, e daí para a frente).

➤ De modo geral, o manejo dos doentes crônicos – incluindo os hipertensos e os diabéticos – exige tratamentos demorados, frequentes consultas de retorno para observação e controle. Não é sempre que isso traz satisfação ao especialista; ao aliviá-lo desse encargo (para o qual muitas vezes não dispõe de tempo suficiente), o generalista lhe presta um grande serviço.

➤ A par disso, o generalista também possui uma área de excelência que ninguém lhe disputa: uma visão global, panorâmica do paciente, do homem visto como um todo, compreendendo não só os aspectos psicossociais, mas também os biológicos. Tendo tido contato mais prolongado com o doente e conhecendo detalhes sobre suas condições de vida, seus hábitos, seu temperamento – também informado, quem sabe, a respeito de doenças coexistentes –, o generalista está habilitado a orientar seu colega sobre como melhor atender a todo esse conjunto de necessidades. Ademais, depois de ter logrado um clima de confiança e serenidade, e assim assegurado uma melhor adesão aos exames e ao tratamento, está apto a encaminhar ao especialista um cliente mais bem preparado.

Essa abrangência à qual nos referimos é, basicamente, a maior virtude da Medicina Geral, visto evitar a fragmentação do doente segundo compartimentos estanques, cada um subordinado a uma especialidade distinta. (Anos atrás, por exemplo, ficamos conhecendo a rotina adotada em determinado serviço médico paulistano: em casos de hematúria, o paciente "pertencia" ao nefrologista; porém, toda vez que no sedimento urinário predominavam os leucócitos, o privilégio cabia ao urologista!)

São muitos os pacientes que se dariam melhor nas mãos de um médico geral. É o caso, por exemplo, das pessoas de idade: quando uma delas comparece ao consultório, não é com uma queixa específica e bem circunscrita, um distúrbio único que possa ser atribuído a este ou àquele órgão. Quando a idade começa a cobrar seus tributos, ela se manifesta, ao mesmo tempo, com uma longa série de disfunções – a visão, a audição, a memória, a deambulação, a resistência física, a capacidade e a disposição para o trabalho, assim por diante. (Quantos especialistas seria preciso chamar?)

---

[23] A respeito do uso dos termos "médico geral", "generalista", "médico geral comunitário", "médico de família" e "especialista", assim como "Medicina Geral", "Medicina Geral Comunitária", "Medicina de Família" e "especialidades", pelo autor, ver nota técnica 1 deste capítulo.

Tão entrelaçados estão esses achaques ou essas doenças que, para entendê-las, compreendê-las, é preciso visualizar o homem em seu inteiro, a doença como um entrelaçado de distúrbios indissociáveis. (É bom não esquecer que também o geriatra é um generalista, só que, contrariando a definição acima mencionada, optou por determinada faixa etária.)

OUTROS ASPECTOS DO MODELO

Segundo vimos, dentro de um bem organizado sistema de Saúde, o especialista não tem motivos para se queixar de uma concorrência desleal, pelo contrário, para ele a colaboração do médico geral só oferece vantagens.[24]

Mas os economistas ou administradores se norteiam por uma bússola diferente: despreocupados com a harmonia das relações, achando talvez que a própria qualidade da assistência médica não lhes compete, toda a sua atenção se volta para a questão dos custos. Não há dúvida, também eles muito prezam a figura do generalista, mas isso por acreditá-lo um profissional mais barato, mais maleável, parcimonioso em exames, internações e, inevitavelmente, consultas ao especialista.

> **No momento, a tendência, até por pressão dos próprios governos, é de "desespecialização", não por opção dos médicos, mas porque para os governos é mais interessante que haja mais médicos generalistas do que especialistas, principalmente devido aos altos custos que a área da Saúde enfrenta hoje** (Delon Human, da Associação Médica Mundial).

A observação merece uma série de reparos. Primeiro, por desconhecer o interesse do próprio estudante e do jovem médico por essa "desespecialização"; segundo, por igualmente omitir as necessidades do usuário. (As observações podem parecer folclóricas, mas, ainda assim, refletem toda a verdade. Quando interrogada sobre o tipo preferido de médico, a quase totalidade da população dá a entender seu desejo de poder contar com um médico próprio, descrito ora como "um médico amigo", ora como "um médico que compreende a gente", ou mesmo "um médico para toda minha família".)

Também alguns profissionais comprometidos com o ensino da Medicina ou com a construção de um sistema mais justo e equitativo de atenção médica, clamam por uma reforma do modelo. Preocupados com a qualidade da assistência disponível (em termos técnicos, bem como humanos), veem na Medicina Geral[25] uma causa pela qual empenhar-se a fundo.

Entre as caraterísticas de nosso atual sistema de Saúde, aquela considerada mais desastrosa é a desumanização do ato médico, uma relação médico-paciente extremamente insatisfatória.[26] Isso se traduz de diferentes maneiras, uma das quais recentemente lembrada por um porta-voz da Sociedade Brasileira de Clínica Médica: **está prevalecendo o que eu chamo de "lei do duplo anonimato". Nem médico, nem doente tem nome. É incrível que o paciente saia do consultório sem saber o nome do médico que o atendeu.**

Trata-se de um fenômeno cujas implicações vão longe: a desumanização não se reflete apenas na esfera do relacionamento pessoal ou dos direitos humanos, mas, a começar daí, igualmente contamina os aspectos "técnicos", a própria eficiência do atendimento à saúde. Seria tedioso dissecar as causas dessa alienação ou mesmo suas repercussões; o que é importante notar, isto sim, é que, desde que o sistema de Saúde se esforce em adotar um gabarito baseado nos princípios básicos da Medicina Geral,[27] o processo é facilmente revertido.

---

[24] A respeito do uso dos termos "médico geral", "generalista", "médico geral comunitário", "médico de família" e "especialista", assim como "Medicina Geral", "Medicina Geral Comunitária", "Medicina de Família" e "especialidades", pelo autor, ver nota técnica 1 deste capítulo.

[25] Hoje, no Brasil, Medicina de Família e Comunidade (MFC).

[26] Característica, essa, que, infelizmente, continuamos a reconhecer em nosso sistema de Saúde ao longo dessas últimas décadas.

[27] Hoje, no Brasil, Medicina de Família e Comunidade (MFC).

Para começar, é preciso assegurar ao paciente o direito aos *cuidados prolongados*, isto é, a uma Medicina que não se resuma a uma coleção de atos isolados, esporádicos, mas que tome a forma de um processo, um encadeado lógico e coerente com vistas a um objetivo maior.[28] A primeira providência é assegurar a continuidade, evitando que o paciente, cada vez que compareça ao serviço, encontre pela frente um médico diferente. Escolhido o profissional de sua preferência, é preciso garantir ao doente o direito de a ele voltar toda vez que o julgar necessário. Com isso, também o médico sai lucrando: sendo agora o único responsável por aquele paciente, encontra suficiente motivação para manter-se em dia com os avanços da Medicina, sente-se desafiado a realmente solucionar os múltiplos problemas que tem pela frente, recupera o prazer e a dignidade que já julgava perdida.

Esse é o primeiro passo. O segundo é transmitir a esse médico geral os conhecimentos e as habilidades que pode vir a necessitar, uma tarefa nada fácil, visto que o currículo terá que cobrir praticamente toda a Medicina.[29] Para o médico geral, no ambulatório ou no consultório privado, não existem preferências e não há problema mais ou menos prioritário: tanto pode defrontar-se com um eczema, como uma entorse de tornozelo, uma diabetes gravídica ou o aconselhamento dos pais com respeito à vacinação do caçula – a todos terá que atender com a mesma eficiência. Seu prato do dia serão as doenças comuns, como a cefaleia, a dor lombar, as vertigens, as infecções respiratórias, bem como, sim, os numerosos distúrbios somatiformes; no entanto, é suficientemente sensato para não os ter como banais, triviais, sem importância, pois sabe que, quando menos se espera, pode estar diante de alguma doença potencialmente grave, que exige providências especiais.

Esse profissional possui o raro talento de *pensar complicado, mas agir com simplicidade.* Tomemos, como exemplo, aquilo que se convencionou denominar "olho vermelho", uma síndrome que compreende um largo espectro de doenças, desde a mais comum, a conjuntivite epidêmica – que é autolimitada e não requer maiores providências –, até condições mais graves, algumas delas urgentes, como um glaucoma, uma uveíte ou uma úlcera de córnea. Estas últimas o médico geral terá que saber reconhecer – e ainda, no mesmo dia, encaminhar o paciente ao especialista. Um médico desses não se forma a toque de caixa, a partir de uma mera resolução ministerial.

DUAS ALTERNATIVAS

Lembramo-nos bem quando, uns 30 anos atrás, discutia-se a *formação do médico geral.* Na ocasião, surgiram duas distintas correntes: a primeira, majoritária, recomendando a imediata criação dos novos programas de residência médica; a segunda, galhardamente defendida pela Associação Brasileira de Educação Médica (ABEM), contrária à semelhante medida, em vez disso propondo o fortalecimento do *ensino de graduação.*[30] Para a ABEM e seus partidários, a tarefa cabia à escola.

Malgrado frequentes reuniões, a polêmica se arrastou durante anos. Mas sem trazer prejuízos, porquanto ainda era prematuro, não

---

[28] Nessa bela construção de frase, Kurt Kloetzel chama a atenção para dois aspectos fundamentais da atuação da Medicina de Família e Comunidade (MFC): vínculo e longitudinalidade, que possibilitam, sobretudo, a realização de um processo de cuidado, encadeado. Além disso, o conceito de "cuidados prolongados" que toma a forma de um "processo" de atenção nos remete ao cenário de atuação por excelência da MFC: a APS, sendo a longitudinalidade um dos seus quatro atributos essenciais (ao lado de acesso – porta de entrada –, integralidade e coordenação do cuidado), segundo Starfield (ver: Starfield B. Atenção primária: equilíbrio entre necessidades de saúde, serviços e tecnologia. Brasília: Unesco, Ministério da Saúde; 2002, 726 p).

[29] Hoje, encontramos esse enorme desafio colocado especialmente sobre o currículo dos Programas de Residência Médica em Medicina de Família e Comunidade (MFC).

[30] O que se encontrava em questão aqui era a possível terminalidade ou não do curso de graduação em Medicina no que se refere à formação suficiente e qualificada não do médico geral ou generalista, pois essa tarefa sempre será inerente à intencionalidade do curso, mas a do Médico de Família e Comunidade. Nos últimos anos, a ABEM passou a reconhecer a importância da especialidade de Medicina de Família e Comunidade (MFC).

chegara o momento de ocupar-se dessa sorte de detalhe. Mesmo porque, na ocasião, não existia "mercado" para o médico geral.

Com um mínimo de esforço, é possível reconstituir os argumentos da ABEM – e reconhecer que, no geral, era ela que estava certa. Passados todos esses anos, finalmente entendemos onde ela queria chegar: sem endereçar-se especificamente à figura do médico geral, o que a ABEM preconizava, isso sim, era a formação aprimorada do MÉDICO (com maiúsculas e tudo).[31] Para tal, não havia melhor oportunidade do que os 6 anos de escola, independente do rumo que o formando tomasse mais tarde.

Isso porque, mesmo que sonhe mais adiante dedicar-se inteiramente à especialidade de sua escolha, a maioria dos profissionais em início de carreira não conseguirá manter-se à custa dela; logo, será obrigado a atender pacientes das mais diversas áreas. E isso, quase que inevitavelmente, sem ter sido devidamente preparado para essa incumbência.[32]

Isso vale para todos aqueles que irão clinicar no interior, em centros menores. Vale, em particular, para os 70% dos médicos brasileiros que, segundo o relatório da Fundação Oswaldo Cruz, mantêm algum vínculo empregatício com o setor público,[33] assim, com toda a certeza, serão obrigados a trabalhar em serviços ambulatoriais no papel de generalistas improvisados.

Nos últimos anos, graças aos esforços da ABEM e, em especial, do CINAEM,[34] a reforma do ensino já saiu do papel para a prática, embora com uma certa timidez.

Também os defensores da pós-graduação não esmoreceram: sabendo o quanto é difícil reformular o ensino de graduação (um educador norte-americano chegou a garantir que "é mais fácil mudar um cemitério de lugar do que alterar os rumos do ensino da Medicina"), não acreditam que a *terminalidade* jamais seja conseguida e continuam a insistir na residência médica.[35]

---

[31] É fundamental que o permanente empenho por uma cada vez melhor avaliação e aprimoramento dos cursos de graduação em Medicina, de escolas públicas e privadas, assim continue, tendo-se em vista, sobretudo, o satisfatório cumprimento do que as Diretrizes Curriculares Nacionais do Curso de Graduação em Medicina (Resolução CNE nº 3/2014) corretamente preconizam: que o graduado em Medicina tenha formação geral (art. 3°) e que a graduação em Medicina vise à formação do médico generalista (art. 6°) – ou seja, a excelente formação geral do médico recém-formado e (ainda) sem especialidade.

[32] Em 2022, do total de 514.215 médicos em atividade no Brasil, 192.634 (ou 37,5%) eram generalistas, ou seja, não possuíam residência ou título em nenhuma especialidade, incluindo aqui a especialidade de Medicina de Família e Comunidade (MFC). Ver: Scheffer M, et al. Demografia Médica no Brasil 2023. São Paulo: FMUSP, AMB; 2023. Disponível em: https://amb.org.br/wp-content/uploads/2023/02/DemografiaMedica2023_8fev-1.pdf. Isto é, esse enorme contingente de médicos recém-formados ou sem especialidade, que, invariavelmente, acabam trabalhando em serviços de APS, continuam a representar, de fato, o enorme desafio de atender articuladamente as necessidades de provimento e incorporação de recursos humanos em larga escala, de estruturação da rede de APS e de qualificação da atenção à saúde, no que diz respeito, especialmente, à formação médica e à sua educação permanente, no âmbito da APS e do SUS.

[33] Hoje, estima-se que 87% dos médicos têm dedicação parcial ou integral ao SUS. Ver Scheffer M, et al. Demografia Médica no Brasil 2023. São Paulo, SP: FMUSP, AMB; 2023. Disponível em: https://amb.org.br/wp-content/uploads/2023/02/DemografiaMedica2023_8fev-1.pdf

[34] Trata-se da Comissão Interinstitucional Nacional de Avaliação do Ensino Médico (CINAEM), criada a partir de uma iniciativa da ABEM e do Conselho Federal de Medicina (CFM), em 1990, que chegou a ser composta por 11 entidades representativas da comunidade acadêmica e da categoria médica. A CINAEM esteve em atividade até os primeiros anos da década de 2000, tendo produzido, ao longo do seu tempo de atuação, um importante trabalho de avaliação do ensino médico brasileiro, propondo medidas de adequação da formação médica às necessidades da população brasileira e do SUS e influenciando sobremaneira a elaboração das Diretrizes Curriculares Nacionais do Curso de Graduação em Medicina posteriores.

[35] A tese de que o curso de graduação em Medicina pudesse ser terminal em relação à formação do médico especialista em cuidados primários de saúde não se sustentou em seus aspectos acadêmicos e práticos. O treinamento em serviço, em seu formato de residência médica – correspondendo, no Brasil, a 2 anos de prática médica supervisionada e de aprofundamento teórico em que o médico incorpora não somente a parte técnico-científica, mas também o modo de ser da especialidade – seria cada vez mais considerado fundamental para o bom nível de formação em Medicina de Família e Comunidade. (*Continua*)

Cedo ou tarde as duas correntes terão que convergir, juntar forças. De resto, com a recente abertura de um mercado de trabalho para o Médico de Família, é plausível que daqui para a frente o processo de reforma se acelere.[36]

MÉDICO DE FAMÍLIA?

Temos como hábito nos esquivar às controvérsias semânticas,[37] pois, como sabemos, embora o rótulo possa mudar, o biombo ser outro, no geral, detrás dele, as coisas continuam iguais. Ficaríamos muito felizes se, em vez de sermos obrigados ao artifício de procurar distinguir entre clínico geral, médico geral, médico geral comunitário, médico de família ou mesmo "médico de primeiros cuidados", nos deixassem simplesmente ficar com o primeiro – e ponto final.

Por exemplo, a única explicação que encontramos para o *Family Physician*, adotado pelos EUA, seria o saudosismo, a recordação nostálgica do simpático velhinho que, carregando sua surrada maleta, uma geração atrás ainda fazia suas rondas, de casa em casa, trazendo conforto a seus doentes. Nos dias de

hoje, não passa de uma figura mitológica. (O engraçado é que, nos EUA, sequer se usam os prontuários de família, tão comuns entre nós.)

No Reino Unido, por outro lado, país mais circunspecto, comedido, onde as visitas domiciliares não foram ainda abolidas e as relações entre profissionais da Saúde e população costumam ser de muita intimidade, o médico do qual estamos falando tornou-se um *General Practitioner* (o que equivale a dizer, um médico geral).

Então, será que esse nosso tão recente entusiasmo pela Medicina de Família não passaria de um modismo, mais uma demonstração de nosso fascínio por rótulos novos e vistosos, cujo significado até mesmo seus criadores ignoram?

Seria injusto generalizar; embora, em algumas circunstâncias, a adoção da Medicina de Família ou da Saúde da Família seja fruto do deslumbramento ou mesmo do oportunismo, existem suficientes exemplos a demonstrar que, no Brasil, esse novo campo já possui uma filosofia, sua ideologia própria.

Em poucas palavras, essa ideologia poderia assim ser descrita: **o médico de família é um**

---

[35] *(Continuação)* No Brasil, inclusive, mesmo as maiores políticas de provimento emergencial de médicos, o Programa Mais Médicos, de 2013, e o Programa Médicos pelo Brasil, de 2019, incorporaram elementos de formação e educação permanente dos médicos participantes em razão justamente dessa necessidade formativa. Particularmente, no âmbito do Programa Mais Médicos, o Projeto Mais Médicos para o Brasil (PMMB) é o responsável pelo provimento emergencial de médicos em APS em todo o Brasil. O PMMB, que foi renovado e ampliado em 2023, ano em que completou 10 anos, tem como objetivos não somente prover o médico, mas também qualificá-lo para o exercício das suas atividades assistenciais. Essa qualificação acontece mediante cursos de aperfeiçoamento ou de pós-graduação *lato* ou *stricto sensu* ofertados por Instituições de Ensino Superior (IES). Além disso, esses médicos são supervisionados mensalmente por um supervisor vinculado às IES supervisoras do PMMB em uma perspectiva de educação permanente (o supervisor devendo ser preferencialmente Médico de Família e Comunidade). Ao final de 4 anos de atuação no PMMB, o médico participante pode, então, prestar a prova de título em Medicina de Família e Comunidade ofertada pela Sociedade Brasileira de Medicina de Família e Comunidade.

As experiências internacionais corroboram esse entendimento da necessária formação em pós-graduação do médico especialista em cuidados primários de saúde, e, particularmente, nos países da Europa Ocidental e da América do Norte, a residência médica em Medicina de Família e Comunidade (ou seus nomes correlatos) se dá em períodos de até 4 anos, como ocorre, por exemplo, com a formação em Medicina Geral e Familiar em Portugal.

[36] Destaca-se como o autor, após apresentar as "duas alternativas", maneira por meio da qual ele sistematiza a questão da terminalidade ou não da graduação em Medicina – tema que vinha sendo debatido de maneira acalorada no meio acadêmico e de entidades médicas representativas na época em que ele escreve esse livro, no final da década de 1990 –, reconhece, por fim, que o assunto não se encontra esgotado e que os entendimentos deveriam convergir em um futuro próximo – uma previsão (também em sua avaliação), uma necessidade de "juntar forças", que foi o que aconteceu e que continua acontecendo.

[37] De fato, são muitas as controvérsias semânticas que acompanham a história da Medicina de Família e Comunidade (MFC) não só no Brasil, mas no mundo. Em nosso meio, as intensas controvérsias observadas, principalmente ao longo das décadas de 1980 e 1990, foram dissipadas *com* e *desde* a eleição do nome de MFC, em 2001 – processo, esse, conduzido pela então Sociedade Brasileira de Medicina Geral Comunitária (SBMGC).

médico geral com algo a mais.[38] A Medicina de Família procura atender não somente às necessidades do paciente enquanto indivíduo, mas, herança dos movimentos de mobilização comunitária, em particular da *Medicina Geral Comunitária,* ela incorpora uma acentuada consciência social, preocupada não somente com o estado de saúde desta ou daquela pessoa, mas de todo um grupo populacional.[39] Daí a estratégia de distribuir as unidades de Saúde de maneira a beneficiar primeiro os bairros mais carentes de cuidados, a ênfase nas *áreas de abrangência,* o conceito de *equipe de Saúde* – composta não só do médico, mas de outros profissionais, inclusive do *agente comunitário de Saúde* –, a participação comunitária e a insistência nos cuidados preventivos como parceiro natural das assim chamadas medidas curativas.

Encorajado pelo Programa de Saúde da Família (PSF), do Ministério da Saúde e, pelo que se diz, inspirado no modelo cubano, nos 2 últimos anos, surgiu no país um bom número de serviços que se dispunham a prestar uma atenção integral à saúde. De início, foram beneficiadas as áreas de baixa densidade demográfica e baixas condições de saúde no Ceará, em Pernambuco e em Minas Gerais. Depois, para demonstrar que o novo modelo igualmente tinha muito a oferecer às populações urbanas, começou-se a trabalhar em Niterói, na periferia de Porto Alegre, bem como, a partir de 1996, nas zonas Norte e Leste da cidade de São Paulo. Esse projeto, conhecido por QUALIS (Qualidade Integral em Saúde), parceria entre o governo estadual e o INCOR[40] e financiado através do SUS, é mais do que um mero projeto-piloto, pois estima-se que atualmente dê cobertura a cerca de 500 mil pessoas. Diante dos resultados mais do que satisfatórios – e a um custo perfeitamente compatível com a realidade nacional – não há motivos para que se ponha em dúvida a ininterrupta expansão desse serviço por outras áreas da cidade.

Por mais que se censure a precipitação de certos programas de Saúde da família, o exemplo do QUALIS/PSF é credencial suficiente para que se tenha confiança no futuro.[41]

Se, em São Paulo, o problema parece ter sido satisfatoriamente resolvido (visto que o QUALIS muito se empenha na *educação continuada* de seus profissionais), quanto a outras áreas ainda se questiona até que ponto as unidades e as equipes estão preparadas para o desempenho de uma Medicina de família, na verdadeira acepção da palavra. Dada a ausência de modificações significativas no ensino médico nesses últimos anos, bem como a escassez de programas de residência especificamente voltados a esse fim, muita gente pergunta: de onde subitamente vamos tirar tantos médicos de família?[42]

Os programadores do PSF não desconhecem que a qualificação do profissional ainda representa um grande problema, tanto é assim que a coordenadora nacional do programa assim se expressou: "Se não há mercado

---

[38] É notável como Kurt Kloetzel apresenta, nesses parágrafos, algumas das mais importantes diferenças entre as terminologias que envolviam o debate em torno da denominação da atual Medicina de Família e Comunidade (MFC). Ora adiantando uma posição, ora cedendo em algum aspecto, o autor avança em seu aprofundamento reflexivo, chegando a essa sintética definição.

[39] Nesse sentido, incluiu em seu corpo teórico e em sua prática a noção de "contexto", buscando, assim, entender, avaliar e intervir não somente no âmbito individual – da pessoa, sua doença ou sintoma –, mas também em seu contexto familiar e comunitário, utilizando, para isso, uma série de conceitos e instrumentos (próprios ou adaptados de outras áreas do conhecimento) de abordagem familiar e comunitária.

[40] Instituto do Coração, do Hospital das Clínicas da Faculdade de Medicina da Universidade de São Paulo (USP).

[41] Para um estudo complementar a respeito da bem-sucedida implantação do Programa de Saúde da Família no Estado de São Paulo desde o seu início, em 1995, até o ano de 2002, ver: Guedes JS, Santos RMB, Lorenzo RAV. A implantação do Programa de Saúde da Família (PSF) no Estado de São Paulo (1995-2002). Saúde e Sociedade. 2011;20(4):875-83.

[42] Pergunta que continua sendo absolutamente atual, e a busca por sua resposta consiste, talvez, em um dos maiores desafios à efetiva implantação da APS e, por sua consequência, do SUS em todo o território nacional.

para absorvê-los, não há estímulo à formação do médico generalista. [...] Portanto, é preciso, inicialmente, gerar demanda, fazendo com que as universidades passem a formar este profissional". A solução, segundo ela acrescentou, é "trocar o pneu do carro andando".

É comum que a adoção de novos rótulos, a criação de novas siglas, corra na dianteira dos fatos. Um exemplo gritante é a tão falada Atenção Primária à Saúde (a APS), uma proposta que estamos distantes de poder cumprir. Novamente, é o Reino Unido, país que mais se aproxima do ideal de uma assistência integral à saúde, nos servirá de exemplo. Para os ingleses, os requisitos básicos são os seguintes:

1. Uma população bem definida de pacientes
2. A cobertura da totalidade dos problemas de saúde
3. Cobertura de todos os grupos etários
4. Estar disponível a toda hora (dia e noite)
5. Cuidados continuados
6. Um serviço coordenado e integrado
7. O atendimento gratuito.

Para perceber o quanto uma APS está distante de nossa realidade, basta deter-se no item 4, aquele que estipula o livre acesso ao médico – 24 horas por dia, 7 dias por semana.[43] Às vezes, basta uma orientação pelo telefone, outras vezes não se dispensa uma visita domiciliar; de resto, se o médico ao qual o doente está acostumado não estiver disponível, certamente terá deixado em seu lugar um colega por ele mesmo credenciado. Sem que esses requisitos sejam cumpridos, a APS se esvazia: como não existe

médico único, também não é possível preservar a continuidade dos cuidados.

Em nosso meio, não conhecemos serviço que satisfaça o item 4. Isso tem suas consequências: em face das 40 horas semanais, da semana inglesa, não é de espantar que o doente, fora das horas do expediente, recorra a alternativas da mais variada espécie – o que acontece, pelo menos uma vez ao mês com cerca de 30% dos pacientes e uma vez ao ano com praticamente toda a população. Em vez de uma *única porta de acesso* – um princípio tido como sagrado pela APS – o sistema de Saúde abre entrada por toda uma série de portas. Isso lhe é fatal.

Por isso mesmo acreditamos que, por melhores que sejam as intenções, em nosso meio, a APS se resume a um muito abusado chavão. (Diga-se que também a Medicina de família terá que vencer mais este obstáculo – a falta de continuidade[44] – para dizer-se inteiramente bem-sucedida.)

ALGUMAS ORIENTAÇÕES

Como já devem ter desconfiado, este capítulo foi incluído com vistas àqueles que precisam de uma orientação, que ainda estão indecisos a respeito de uma escolha profissional. Porém, sem tomar partido, sem permitir que nossa predisposição pela Medicina Geral[45] venha a influenciá-los. Jamais nos atreveríamos a interferir numa decisão tão vital para a carreira de cada um – afinal, bons especialistas são também necessários.

---

[43] De fato, existem evidências acumuladas na literatura, especialmente aquelas envolvendo a aplicação do Instrumento de Avaliação da Atenção Primária (PCATool – Primary Care Assessment Tool), mostrando que, entre os atributos da APS (acesso, longitudinalidade, integralidade, coordenação do cuidado, orientação familiar, orientação comunitária e competência cultural), o acesso é o pior avaliado, tanto por usuários quanto por profissionais médicos e enfermeiros em serviços de APS das mais diversas cidades brasileiras. No entanto, muito em razão desses resultados avaliativos, temos assistido nos últimos anos a uma série de políticas, vindas ou do Ministério da Saúde ou de diversas Secretarias Municipais de Saúde, voltadas à ampliação desses horários, como, por exemplo, em terceiros turnos, das 18h às 22h e, também, a muitas iniciativas de Serviços de APS e/ou de seus Médicos de Família e Comunidade envolvendo o uso das modernas tecnologias de comunicação direcionadas à facilitação do acesso.

[44] A falta de continuidade, ou longitudinalidade, da atenção segue como um importante problema enfrentado pelos serviços de APS, tanto em razão dos seus horários e processos de funcionamento, ou seja, por fatores secundários aos problemas de acesso, como em razão da alta rotatividade profissional, por motivos multifatoriais, observada nesses serviços.

[45] A respeito do uso dos termos "médico geral", "generalista", "médico geral comunitário", "médico de família" e "especialista", assim como "Medicina Geral", "Medicina Geral Comunitária", "Medicina de Família" e "especialidades", pelo autor, ver nota técnica 1 deste capítulo.

Mas aqueles que, de posse de algumas informações imprecisas sobre a Medicina Geral, incluindo a inevitável coleção de mitos e preconceitos, ainda hesitem – embora sentindo-se um tanto seduzidos pela nova perspectiva profissional –, certamente carecem de nossa ajuda:

➢ Para começar, é forçoso lembrar que o especialista *em tempo integral* é uma figura cada vez mais rara. Boa parte daqueles que trabalham no serviço público (são 70% do total de médicos) passam seu tempo desempenhando a função de um generalista, papel que não é de seu agrado e para o qual não foram preparados.

➢ Não há quem discorde: já existe um excesso de especialistas. Mesmo nos EUA, por onde começou a mania da especialização, cerca de 30 a 40% dos médicos foram treinados para serem médicos de família. No Reino Unido, debaixo do *National Health Service*, os cálculos revelam um médico geral para cada 1.800 habitantes, mas apenas um especialista para cada 4.200. Se formos desdobrar esse número pelas diferentes especialidades, encontramo-nos diante de cifras que, comparadas com as nossas, são extremamente modestas. Eis alguns exemplos:

- Um cirurgião geral para cada 55 mil
- Um dermatologista para cada 250 mil
- Um neurologista para cada 500 mil
- Um cirurgião torácico para cada 500 mil.

➢ Se é verdade que até há pouco tempo ainda não havia "mercado" para o médico geral, nos 2 ou 3 últimos anos a procura tem crescido – e também a remuneração que lhe oferecem pode ser considerada satisfatória. Tudo indica que semelhante tendência prosseguirá entre nós não só em âmbito de município, por meio do Programa de Saúde da Família, mas no restante do serviço público – ou mesmo na Medicina de Grupo e demais modalidades de convênio médico.[46]

➢ Para aqueles que não se sentem atraídos por tais opções, temos uma novidade: **a Medicina Geral também na clínica privada se mostra de utilidade**. (De fato, foi por aí que tudo começou.) Como já foi dito, a imagem do médico amigo, do médico confidente e conselheiro, aquele que, detrás do doente, consegue enxergar o ser humano, corresponde aos desejos da grande maioria da população.

➢ Um ou dois anos atrás encontramos no aeroporto de Guarulhos um colega gaúcho, conhecido e afamado clínico geral. Trajando a jaqueta de couro que lhe era habitual e uma camisa esporte, a maleta que trazia na mão e o capote jogado sobre os ombros faziam suspeitar de que se preparava para embarcar. Perguntamos para onde ia. – Aos EUA, respondeu. Depois completou: – Não é uma boa época para viajar, o consultório vive cheio. Mas, como a paciente insistiu demais... (Era uma cliente que durante anos se acostumara ao médico e que, por indicação deste, estava disposta a submeter-se a uma cirurgia delicada, desde que... Sim, desde que o clínico viajasse junto, inclusive se fizesse presente na sala de operação.)

➢ Não se formam médicos gerais por decreto, nem mediante um punhado de boas intenções. Tampouco acreditamos que as escolas estejam em condições de, a curto ou médio prazo, conseguir reformular seu currículo, mudar seu estilo. Daí que uma pós-graduação do tipo de uma residência médica parece ser a solução mais imediata. (Salvo se, como no QUALIS, recorrermos ao treinamento em serviço.)

Por enquanto, é verdade, tais programas são poucos. Porém, também aí é possível prever um rápido incremento – só no RS, sabemos de três novas residências médicas planejadas para 1998-99. Nos primeiros tempos, é bem possível que ainda tenhamos que conviver com programas que se escondem detrás de pseudônimos, tais como Medicina

---

[46] Aqui, mais uma previsão acertada do autor. Desde então, ocorre um importante crescimento da implantação da Estratégia Saúde da Família (ESF) em todo o país, além de uma crescente valorização e reconhecimento da Medicina de Família e Comunidade (MFC) como especialidade médica não só no meio médico ou do sistema de Saúde público e privado, mas também na sociedade em geral. O que, sem dúvida, precisa ainda melhorar são as formas de contrato e vínculo empregatício e as suas qualificações, incluindo a incorporação de aspectos referentes a planos de carreira, cargos e salários, por exemplo.

Geral Comunitária, Medicina Social, Medicina Preventiva e outros desdobramentos. Mas isso pouco importa, desde que não se afastem demais do objetivo original.[47]

➤ Outro obstáculo ainda a vencer é a questão da perda de *status* dos profissionais que atendem no ambulatório, mormente aos olhos de seus colegas. Isso vale, em especial, para aqueles que exercem a Medicina Geral – para quem não a conhece, tida como uma submedicina, sem espaço próprio, cujas atribuições se esgotam com a triagem e o encaminhamento dos doentes para instância superior. Esse preconceito, alimentado pelas lamentáveis condições da maioria dos ambulatórios públicos e de ensino, é extraordinariamente tenaz; assim sendo, uma das primeiras providências é propiciar ao estudante de Medicina exemplos suficientemente convincentes de que está equivocado. Mas não podemos culpá-lo: as dificuldades que ele encontra para dar a medida certa ao ambulatório e à desespecialização decerto remontam ao estágio de 1 ou 2 meses que teve que passar no tão notório "postinho", uma construção semidilapidada, com vidraças remendadas por esparadrapo, paredes recobertas por cartazes amarelecidos, farmácia composta por dois frascos de Merthiolate® e meia dúzia de amostras gratuitas. É uma lembrança que dói, capaz de desestimular a qualquer um, especialmente quando se vem a perceber que o próprio professor não vê a hora de chegar ao fim do expediente.

Se for esse o motivo, o jovem pode estar tranquilo: o que lhe apresentaram no decorrer do estágio não foi a Medicina Geral, não foi a Medicina Comunitária – foi uma pilhéria, foi uma desgraça, uma demonstração de desrespeito pela figura do estudante e dos pacientes. Mesmo o serviço público, tão difamado, já conta com um modesto mostruário de exemplos dignificantes, assim provando que a longa fila de espera, a imundície, o caos, a desumanização e a falta de condições materiais não são acompanhantes inevitáveis do atendimento gratuito de uma população – apenas a prova de uma administração omissa, ineficiente.

➤ Resta-nos lidar com dois outros mitos bastante insistentes. O primeiro se refere à pretensa *monotonia* da Medicina Geral, encarada como uma interminável sucessão de *doencinhas* – cefaleias, dores de coluna, estados de angústia e outras doenças comuns.

Sem dúvida, o velho aforisma **"Doenças comuns são comuns, doenças raras são raras"** continua de pé. Mas que não se pense que a vida do especialista seja diferente: o cotidiano do proctologista são as hemorroidas; o comum do oftalmologista é a miopia, a catarata – e assim por diante.

De fato, as doenças são repetitivas. Tal situação pode ser enfrentada de duas maneiras. A primeira envolve algo assim como o *senso de missão*; para recuperá-lo, basta retroceder aos anos do vestibular, lembrar-se de que, na época, o que nos motivava era o desejo de *ser útil*, de bem *servir*, fossem quais fossem as circunstâncias. Se agora já não pensamos assim, o que foi que aconteceu?

A segunda estratégia é a de **encarar não apenas a doença, mas a pessoa que tem a doença.** Isso feito, não haverá mais monotonia, pois, se a queixa é repetitiva, as pessoas nunca o são. Cada ser humano é inédito, rico em surpresas, tudo, menos monótono.

Caso clínico 12.1
R.C., sexo feminino, 37 anos, prendas domésticas, e seu esposo

O médico há anos conhecia aquela paciente, o envelope do prontuário era grosso. Mas era a primeira vez que viera ao posto de Saúde acompanhada do marido. Este a seguiu consultório adentro, trocou algumas palavras com o médico e deu meia-volta.

Antes de mais nada, fechada a porta, o profissional perguntou: – E esta rouquidão do marido, quando foi que começou? – Veio a saber que datava de uns 3 ou 4 meses, que ele não lhe fazia caso. Já que era fumante inveterado, achava coisa normal.

Então, o médico passou a ocupar-se da paciente. Dessa vez, tratava-se de uma queixa ginecológica (o que explicava o acompanhante): corrimento vaginal branco, viscoso, acompanhado de prurido vaginal. R.C. temia uma "ferida no útero".

---

[47] De fato, a previsão do autor se mostraria, mais uma vez, correta e veríamos, nos anos seguintes, uma rápida expansão de programas de residência médica em Medicina de Família e Comunidade (PRMMFC) por todo o Brasil. Atualmente, segundo o Sistema da Comissão Nacional de Residência Médica (SisCNRM), são registrados 237 PRMMFC no país, com uma média estimada de 1.500 egressos por ano.

Feito o exame especular e colhida uma amostra da secreção, o médico voltou ao caso do marido, vindo a saber que este não costumava "frequentar os médicos", era teimoso e uma vez fora obrigado a submeter-se a um *check-up*, mas nem assim.

– Então o médico diagnosticou uma hipertensão. Pois não é que o homem tomou meio vidro dos comprimidos, depois nunca mais quis voltar ao doutor. Também a voz dele, já lembrei um monte de vezes, mas ele nem quer saber. O tempo todo aquele pigarro, dia e noite.

O médico saiu da sala, entregou a lâmina à enfermeira, pedindo-lhe que a examinasse ao microscópio. Depois, foi à procura do esposo. Não foi fácil convencê-lo a deixar-se examinar, o médico teve que tomá-lo pelo braço e, gentilmente, em meio a palavras jocosas, conduzi-lo de volta ao consultório. No último instante, fez mais uma tentativa: – Mas eu vim só por causa dela. Com um tapinha nas costas o médico o fez entrar: – O que cai na rede é peixe, meu caro. Depois, o preço é o mesmo!

Com o dentista na sala ao lado, o médico conseguiu emprestada uma lamparina e um espelho que servisse para seus fins. No almoxarifado, numa empoeirada caixa de papelão, sabia que ainda guardavam um espelho frontal, há anos abandonado.

Não obstante a laringoscopia indireta um tanto improvisada (não só por causa do material, mas porque o médico estava fora de forma), foi possível concluir o exame: corda vocal direita com mobilidade reduzida, seu 1/3 posterior espessado. Embora não fosse possível identificar detalhes, a mucosa parecia alterada. (A palpação do pescoço não demonstrou linfonodos aumentados.)

Sentados frente a frente, os dois se olharam. (O paciente já brincando com o cigarro que em instantes iria acender.) Dessa vez o médico não usou o costumeiro tom brincalhão: – Meu amigo, temos que conversar! O senhor não é mais criança, vou lhe dar uma oportunidade única, se não aproveitar a ocasião, mais adiante haverá de se arrepender amargamente. Estamos entendidos?

Em poucas palavras: o esposo de dona Regina foi à Unidade de Oncologia da faculdade, onde lhe fizeram uma biópsia de corda vocal. Iniciada a cobaltoterapia do carcinoma, há mais de 1 ano o paciente está sendo acompanhado, o prognóstico parecendo excelente. A rouquidão persiste, mas o pigarro diminuiu muito.

Pontualmente, mês atrás de mês, F.C. retornou ao seu médico. Também a hipertensão estava respondendo bem ao tratamento. (Jurou nunca mais fumar; mas ainda não perdeu o hábito de manusear o cigarro, de vez em quando colocá-lo na boca, para mascar.)

MONÓTONO?

Também se ouve dizer que a **Medicina Geral**[48] não oferece oportunidades para uma conduta "científica", no entanto, cada vez que se pede uma melhor explicação, a resposta é vaga, não convence. Sem dúvida, a enfermaria de um hospital frequentemente toma aspectos de um museu de patologias raras, às vezes exóticas, porém, daí a dizer que o ambulatório não oferece sérios e excitantes desafios, vai uma grande distância. Não nos esqueçamos de que o hospital nada mais é do que um destilado do ambulatório, que a descoberta dos pacientes que vêm parar no hospital, muitas vezes já com diagnóstico feito, cabe ao médico geral.

Concordamos, a alta tecnologia é domínio do especialista. (Embora, em pequeno número de casos, mostre-se indispensável, na prática peca muito por exagero e pode levar a ponto de o médico – como disse recentemente um renomado professor de São Paulo – transformar-se num *gigolô das máquinas*.) Contudo, se é disso que você precisa para sentir-se feliz, não vamos tentar dissuadi-lo. (Porém, não perca de vista que o mercado das especialidades se estreita cada vez mais, e a concorrência é acirrada.)

É preciso acrescentar que a Medicina Geral – ou a Medicina de Família, se você quiser – não é ofício para qualquer um; requer talentos especiais, entre eles um temperamento predisposto a *gostar de gente*. Se a empatia não for o seu forte, melhor abandonar a ideia.

---

[48] A respeito do uso dos termos "médico geral", "generalista", "médico geral comunitário", "médico de família" e "especialista", assim como "Medicina Geral", "Medicina Geral Comunitária", "Medicina de Família" e "especialidades", pelo autor, ver nota técnica 1 deste capítulo.

Medicina Ambulatorial – Princípios Básicos

ASPECTOS-CHAVE DO CAPÍTULO

◆ Para o satisfatório funcionamento de um sistema de Saúde, este terá que contar não só com especialistas, mas com um contingente suficientemente grande de *médicos gerais* (não obstante algumas diferenças, mais bem tidos como sinônimo de *médicos de família*)

◆ Embora esse médico esteja capacitado a atuar tanto em nível primário como no secundário, ou mesmo no terciário (hospital), no atendimento ambulatorial é ele o primeiro a tomar contato com o paciente. É capaz de uma considerável *resolutividade*, não mais de 10 a 20% dos pacientes sendo encaminhados ao especialista ou ao hospital. (Vê-se que, contrariamente à opinião de alguns colegas, sua atuação não se limita a uma mera *triagem*.)

◆ Não obstante, entre nós, a recente atenção dada à Medicina Geral em parte tenha origem na necessidade de uma compressão das despesas públicas, é inegável que também o usuário tem demonstrado interesse por um atendimento mais personalizado

◆ A formação do médico geral tem como pré-requisito, simultaneamente, uma reforma radical no ensino de graduação bem como a criação de programas de residência médica especificamente orientados para esse fim

◆ O presente momento, crítico para a Medicina brasileira, parece oferecer condições propícias à Medicina Geral dada a rápida expansão do "mercado de trabalho". (Este, porém, não deve ser o único incentivo, visto que a Medicina Geral de fato promete ao jovem médico uma série de outros atrativos.)

13 A Questão do Litígio. Os Processos por "Erro Médico"

CAPÍTULO

Se o homem é a medida das coisas, não resta dúvida [de] que o médico deve ser o referencial mais alto. Essa presunção de infalibilidade, que assemelha o médico aos deuses ou sacerdotes, de fato, concorre para uma dramática reversão de expectativa diante do erro consumado, quase insuportável para o leigo, e cria em torno do médico um penoso compromisso com o sucesso...

Júlio Cézar Meirelles Gomes

O pretexto para este capítulo surgiu semanas atrás, em meio a uma reunião semanal de clínica. Ao terminar a discussão sobre determinado doente, o médico residente se viu duramente censurado por um dos presentes, que disse estranhar a utilização da *ressonância magnética*, segundo ele desnecessária e demais dispendiosa para o hospital.

Vendo o jovem colega em apuros, o preceptor resolveu acudir, indo em seu auxílio. Pelo contrário – disse – fizera muito bem. Se fosse com ele, também teria pedido aquele exame. *– Senão, vocês sabem, um belo dia me aparece algum espertinho – e taca em cima de mim um processo por negligência médica.*

Para os médicos dc uma, duas gerações atrás, trata-se de uma situação inteiramente inédita. Embora reconheçam ocasionais deslizes de ética por parte de colegas, lhes é difícil conceber que um paciente ou sua família ouse recorrer à Justiça; que um delegado, promotor ou juiz acatem uma denúncia contra uma profissão, que, por tradição, situa-se acima do Bem e do Mal.

Estávamos informados, é lógico, daquilo que acontecia nos EUA: a epidemia de litígios

que por lá reinava; os advogados apelidados de *ambulance chasers* (caçadores de ambulância); os episódios por vezes folclóricos.

A exemplo daquela senhora que, vítima de um acidente em um coletivo de São Francisco, depois levada a um pronto-socorro, mais tarde teve que ser indenizada pelo hospital, ao ser alegado que a breve internação dela fora fator desencadeante de sua ninfomania! Ou um caso mais recente, igualmente grotesco: o da conhecida *médium* que, em seguida a uma tomografia computadorizada, observara um súbito declínio em seus "poderes psíquicos".

Mas aquela é uma outra civilização, são ares diferentes. No Brasil semelhante situação seria inconcebível – pensávamos. Efetivamente, segundo veremos, o número de processos movidos contra os profissionais da Saúde é ridiculamente reduzido; ainda assim, nos últimos anos o clima de pânico vem crescendo.

O alarme chegou a ponto de uma associação médica estadual (a AMRIGS[1]) achar-se obrigada a editar um folheto que busca ensinar ao associado a melhor maneira de praticar uma Medicina Defensiva.[2] (Este é um

---

[1] Trata-se da Associação Médica do Rio Grande do Sul, fundada em 1951, e filiada à Associação Médica Brasileira (AMB), em 1954.

[2] A Medicina Defensiva surgiu nos EUA, na década de 1990. Trata-se de uma prática médica centrada na defesa judicial do médico, priorizando, para isso, condutas diagnósticas e terapêuticas que têm como único objetivo o fato de poderem ser utilizadas na defesa do médico em eventuais processos judiciais ulteriores. Na prática, essa perspectiva se caracteriza, por exemplo, pela solicitação exagerada de exames complementares, pelo encaminhamento desnecessário dos pacientes a outros especialistas e pela recusa ao atendimento de pacientes com maior potencial de complicações. A Medicina Defensiva pode ser considerada um desvio da boa prática médica, um deslocamento do centramento da consulta em direção à defesa judicial do médico, que assume a motivação maior das condutas (*continua*)

termo plagiado do inglês que designa as medidas destinadas a proteger o médico contra o litígio.)

Acreditamos que o preceptor acima mencionado, ao intervir em defesa do colega, tenha-se lembrado desse Manual de Medicina Defensiva,[3] que, ao referir-se aos "exames laboratoriais e diagnóstico por máquinas", afirma: "O médico não deve poupá-los. São sua defesa. É preferível que o paciente gaste para confirmar um diagnóstico já elaborado pelo médico com o simples exame clínico do que, mesmo em probabilidade remota, o diagnóstico feito sem exames laboratoriais ser desmentido depois. O não uso de todos os recursos que a Medicina oferece para o diagnóstico das doenças pode ser considerado negligência pelo paciente e pelo Tribunal".

Deixamos de dar o habitual destaque ao referido parágrafo, porque dele discordamos frontalmente, considerando-o um grosseiro equívoco, alarmista, além de faltar com o respeito humano.[4] Quem acompanhou com atenção os capítulos anteriores, sabe o quanto o cumprimento desse conselho é inviável e quantos prejuízos, nem sempre financeiros, mas de ordem técnica, dele podem advir. De resto, sabe-se que, a cada ano, dúzias de novos exames vêm despontar no cenário médico, de sorte que um paciente ou advogado realmente motivado sempre conseguirá apontar um ou dois que foram omitidos. (Receitar um antibiótico desnecessário para uma infecção banal, com o objetivo único de contentar uma mãe aflita, também faz parte da Medicina Defensiva? Será uma prática sadia?)

Seja como for, a citada reunião de hospital despertou-nos uma nova ansiedade: se a situação é assim tão grave, então toda nossa pregação fora em vão! Se a alegórica espada de Dâmocles[5] efetivamente paira sobre nossas cabeças, então um apelo à racionalidade, a uma Medicina sóbria e humana, seria impensável. Foi daí que surgiu a premente necessidade de maiores informações sobre um campo que, até então, ignorávamos por completo. Não só para satisfazer nossa curiosidade, mas a título de serviço prestado aos jovens colegas, aos quais pintaram um quadro tão sombrio.

Este capítulo não passa de uma introdução muito superficial, que não entrará em detalhes. Contudo, para proveito daqueles que se interessarem em conhecer o assunto mais a fundo, eis, a seguir, uma breve, mas importante bibliografia:

- A magnífica tese de doutorado de Paulo Antônio de Carvalho Fortes, docente da Faculdade de Saúde Pública da USP, A responsabilidade médica nos tribunais (1994). Trata-se de um trabalho que, esperamos, alguém se anime a publicar em forma de livro.
- Do mesmo autor, Os tribunais e a omissão de socorro na assistência à saúde (Revista Paulista de Hospitais. 1996; 48:14-18).
- C. A. Bittar. Responsabilidade civil médica, odontológica e hospitalar. (Ed. Saraiva; 1991).
- Genival Veloso de França, Direito médico (6. ed. Fundação BYK; 1995).
- A Revista Bioética, editada pelo Conselho Federal de Medicina (CFM), vol. 2, nº 2, de

---

[2] (continuação) tomadas por esse profissional. A sua prática resulta em graves consequências para o paciente e a sociedade, produzindo sofrimento e altos custos desnecessários, além de deteriorar a relação médico paciente. Em termos conceituais e práticos, a prevenção quaternária se opõe frontalmente a esse tipo nocivo de prática médica. Ver: Minossi JG, Silva AL. Medicina defensiva: uma prática necessária? Rev Col Bras Cir. [periódico na Internet] 2013;40(6). Disponível em: http://www.scielo.br/rcbc

[3] Kurt Kloetzel provavelmente se refere à publicação Medicina defensiva: problema ou solução, do médico anestesiologista gaúcho e ex-presidente da AMRIGS de 1993 a 1999, Martinho Alexandre Reis Álvares da Silva, publicada pela AMRIGS, em 1996.

[4] Aqui, Kurt Kloetzel faz a sua contundente e acertada crítica à Medicina Defensiva. Esta é a sua resposta a esse conceito que vinha ganhando adeptos no meio médico desde os EUA até a AMIRGS, em Porto Alegre, contemporaneamente à edição deste livro.

[5] A espada de Dâmocles é uma alegoria clássica da Grécia Antiga que representa a ameaça constante que existe sobre as cabeças daqueles que ocupam cargos ou posições de poder ou de comando.

1994, traz um simpósio com uma coleção de excelentes artigos sobre o erro médico.

INTERESSES OCULTOS

Grande parte dos profissionais da Saúde concorda em atribuir à mídia, aos jornais e à TV em particular um papel pernicioso, visto que, explorando o sensacionalismo como meio para dar impulso à circulação ou ao IBOPE, trabalha em detrimento da imagem do médico. É verdade que, vez por outra, a denúncia e o jornalismo investigativo em geral trazem à luz do dia situações ou acontecimentos tão escabrosos que opor-se à sua divulgação poderia ser mal interpretado.

São os dois chifres do dilema: de um lado, a necessidade de servir de guardião da ética e da moral; de outro lado, a licenciosidade de quem descreve ocorrências isoladas como se fizessem parte do cotidiano. Um meio-termo faz muita falta.

Um segundo aspecto da mídia é o descompromisso com a formação do leitor, visto ela atuar, na maioria das vezes, como mostruário de boatos, bisbilhotices e curiosidades; quanto mais esdrúxulos, melhor. Isso também vale para a "imprensa séria", que muitas vezes se satisfaz em oferecer informações pontuais, incompletas, que, já no dia seguinte, são deixadas de lado sem maiores explicações.

Assim, em sua edição de 11/06/96, a Folha de S.Paulo traz uma matéria sob o título de *Erro em teste de HIV leva dois pacientes a processar governos*. Tratam-se de dois pacientes atendidos na rede pública de São Paulo, ambos tidos como positivos para o vírus da Síndrome da Imunodeficiência Adquirida (SIDA/AIDS), mas que, mais tarde, após profundas repercussões sobre a vida privada deles, vieram a descobrir que não eram mais doentes. Apesar de este ser um assunto importante, o periódico nunca mais retomou o caso. Seria interessante (e útil para o leitor leigo) saber o que se passou – um inevitável falso positivo? Um *kit* defeituoso? Erro do laboratorista, uma troca de amostras? Algum cochilo da unidade de Saúde? Mas a oportunidade foi perdida;

o que ficou foi a suspeita de irresponsabilidade, o sentimento de revolta contra as autoridades, contra a Medicina.

Muito mais perniciosa – mesmo porque alcança um público 20 ou 30 vezes maior – é a influência da televisão, por meio dos notórios programas domingueiros, das entrevistas com este ou aquele especialista figurão.

A TV, porém, costuma pecar pelo oposto: ao invés de denegrir[6] a profissão – mas com idêntico apetite pelo sensacional – enaltece-a, elevando a Medicina aos céus e confirmando a figura do médico (em especial, aquele no momento entrevistado) no papel de sumo sacerdote. Difunde a ficção da infalibilidade, despertando no público expectativas irrealizáveis. Ao término do programa, fica-se com a impressão de que entre o homem e suas doenças não há mais segredos; não existe doença que resista às miçangas bioquímicas de última geração, à mais recente engenhoca eletrônica – o bisturi a *laser*, os anticorpos monoclonais, a substituição de órgãos, a microcirurgia. Não há porque não possamos todos viver 100 anos – é esta a mensagem!

Ao prestar falso testemunho de nossas capacidades, levando ao expectador a imagem de uma ciência onipotente e de um profissional onisciente, ela deixa implícito que, se tais maravilhas não se concretizarem, é porque o profissional ou não quer, ou não sabe. Com isso, cria-se um clima propício aos processos por perdas e danos. Mas a história ainda conta com outros protagonistas.

Chamou-nos recentemente a atenção um artigo publicado por um periódico de distribuição gratuita,[7] dirigido aos médicos residentes. Seus autores, dois advogados de São Paulo; seu tema, o seguro médico. O parágrafo seguinte veio impresso em destaque:

> O crescimento do número de ações que pedem indenizações leva médicos brasileiros a recorrerem, cada vez mais, às seguradoras especializadas. E há também os seguros que cobrem a interrupção temporária da atividade. (O título do artigo é categórico: *Prevenção é o melhor remédio*.)

---

[6] Atualmente, esse termo é melhor substituído por "macular".

[7] Sem referência na edição original.

Incutir no jovem médico a ideia de que, para ter uma vida tranquila, a melhor coisa que tem a fazer é adquirir um seguro de responsabilidade civil (os autores afirmam que o "mercado está em expansão") ainda não é motivo bastante para desconfiar de segundas intenções. Pode até ser que os dois advogados imaginem estar prestando um serviço ao público. Mas seria uma interpretação ingênua. Os entendidos com os quais conversamos são unânimes em atribuir às seguradoras, aos advogados especializados no assunto, um papel ativo no clima de pânico que tomou conta dos profissionais da Saúde.

Diga-se que o Manual de Medicina Defensiva discorda, duvidando de que o seguro vá trazer benefícios. Um dos argumentos apresentados merece muita atenção: "De outra parte, quando o médico tem seguro, tanto ele se desinteressa do resultado da ação, como o paciente se sente descomprometido ('...nada pessoal, doutor, seu seguro é que vai pagar...'). Isto fará com que aumentem as demandas, as condenações e, consequentemente, o preço do próprio seguro. É o cachorro correndo atrás do rabo!"

Em meio ao fogo cruzado, é preciso parar um instante e meditar: será tudo alarmismo ou, efetivamente, estamos ameaçados por um surto epidêmico de litígios?

A primeira das hipóteses nos parece mais plausível. Vejamos.

- Fortes (1994), ao estudar as decisões das cortes de apelação (tribunais de segunda instância) referentes à responsabilidade civil e penal da atividade médica, lançando mão, para isso, de dois periódicos de alta representatividade na área jurídica do estado de São Paulo. Para o período de 1967 a 1990, computou um total de 151 decisões judiciais relacionadas à atividade médica. Dessas, 87 foram por *faltas técnicas* (13 por *erro de diagnóstico*), o restante sendo classificado entre as *faltas contra o humanismo médico*. Convenhamos que é um número inexpressivo: não mais de sete ao ano (embora seja verdade que a incidência vem aumentando no decorrer do período).

- Outra maneira de chegar a uma estimativa é por meio das denúncias que chegam aos conselhos de Medicina, em número bastante superior aos processos encaminhados à Justiça, mas provavelmente compreendendo a grande maioria destes. Em paralelo com a Justiça, também o Conselho Regional de Medicina (CRM) se põe a investigar a procedência da acusação, determinando a seguir as sanções a serem aplicadas. Assim, junto ao CRM de São Paulo, viemos a saber de um total de 1.342 denúncias consideradas "viáveis" no período compreendido entre janeiro de 1986 e maio de 1996.[8] (Não se pode dizer que esse órgão seja conivente ou complacente, tanto é assim que, em cerca de a metade dos casos, o médico foi considerado culpado.) O número não chega a assustar: são 1.342 denúncias para um total de 75 mil médicos em atividade no estado: mal atinge os 0,2% ao ano.

Assim como o número de clientes da Psicanálise está na dependência da quantidade de psiquiatras em exercício da profissão, é provável que também haja alguma relação direta entre a frequência das ações de litígio e a proporção de advogados. (Só para reforçar o raciocínio: a cidade de Nova York conta com o mesmo número de advogados que o Japão, país com uma população de 140 milhões.) Naturalmente, também nesse caso é impossível decidir o que veio antes, o ovo ou a galinha.

Seja como for, a crença de que estamos ameaçados de sermos a próxima vítima no maligno círculo vicioso, que tudo aquilo que acontece ao norte do Equador um dia fatalmente sucederá conosco, parece ser um grosseiro exagero, até mesmo porque existem medidas capazes de prevenir idêntica evolução – outras além de correr para a seguradora.

UMA JUSTIÇA INJUSTA?

Nicolle, professor do Colégio de França, afirmava que "somente a impunidade total do médico lhe pode permitir o exercício de sua arte".[9] Isso foi escrito em 1934 e duvidamos de

---

[8] Sem referência na edição original.

[9] Sem referência na edição original.

que, nos dias de hoje, alguém ainda se atreva a defender semelhante princípio, o qual, no final das contas, não atende aos melhores interesses de nossa classe. Tanto é assim que os CRMs exercem rigoroso controle sobre seus associados, investigam as denúncias que lhes chegam às mãos, com severidade possivelmente ainda maior do que os próprios tribunais (descontada a ausência de sanções econômicas).

No caso do CRM de São Paulo, a grande maioria das denúncias é descartada, por falta de provas, já na primeira fase da avaliação. Os últimos anos demonstraram que somente de 9 a 16% das denúncias são transformadas em processos disciplinares. Dos processos abertos no período de janeiro de 1986 a maio de 1998, uma média de 50,25% concluiu pela culpa do médico, sendo essas as sanções impostas:

- 24% – Advertência confidencial
- 29% – Censura confidencial
- 28% – Censura pública
- 15% – Suspensão por 30 dias
- 4% – Cassação do exercício profissional.

(O Código Civil, no seu art. 1.545,[10] adota penalidades de outro tipo: "os médicos, cirurgiões, farmacêuticos, parteiros e dentistas são obrigados a satisfazer o dano, sempre que da sua imprudência, negligência ou imperícia, em atos profissionais, resultar morte, inabilitação de servir ou ferimento".)

Recusar-se a admitir que um ato médico é passível de críticas e está sujeito a penas de indenização por parte da Justiça seria evidência de um grosseiro corporativismo. Por exemplo, como você reagiu à notícia de que um médico se recusou a atender a pessoa acidentada, depois de saber que o convênio já caducara?

Entre os muitos casos descritos por Fortes (1994), alguns exemplos merecem ser destacados:

- Uma menor de idade com fortes dores abdominais é atendida 5 vezes no espaço de 1 dia, no mesmo serviço médico-hospitalar. Dado o diagnóstico de "cólica" e "dismenorreia", seu tratamento foi sintomático. Finalmente,

ela foi internada, ao ser reconhecida uma apendicite. Operada no dia seguinte, foi encontrada supuração na cavidade abdominal. Após 13 dias, a menor faleceu de peritonite.

A demanda de reparação submetida pelos pais teve acolhida, porque:

Os sintomas indicavam a internação imediata da paciente, logo ao primeiro exame; as medicações adotadas não eram o caminho aconselhável, mas, sim, a internação; esta ocorreu tardiamente, pois o caso exigia pronta operação. [...] o exame sanguíneo, para o diagnóstico, era viável em questão de minutos.

O erro de diagnóstico era inescusável, uma vez que a sintomatologia:

permitia um diagnóstico precoce de apendicite aguda, e não o faz quem não pensa na apendicite.

- Após um acidente, que resultou na perda de dois dedos da mão, a vítima foi hospitalizada, recebendo, como proteção contra o tétano, uma aplicação de anatoxina tetânica.

Também aqui o parecer dos peritos foi acatado:

...No tétano, a grande arma terapêutica consiste na sua prevenção e profilaxia o que, no caso concreto, em vez de Anatox tetânico devia ser ministrado o SAT, salvo se houvesse sensibilização, o que não é relatado.

(Não cremos que, nas duas decisões, os acusados tenham sido vítimas de injustiça.) Vejamos agora o reverso da "medalha".

- Um anestesista é acusado de homicídio culposo no caso de um paciente que faleceu de hipertermia maligna. Os magistrados concluíram pela inexistência de justa causa, visto que:

---

[10] O autor se refere a um artigo (1.545) da Lei nº 3.071, de 01/01/1916. Disponível em: https://www.jusbrasil.com.br/topicos/11379900/artigo-1545-da-lei-n-3071-de-01-de-janeiro-de-1916

> ...a morte da vítima durante a cirurgia a que se submeteu escapava à previsibilidade, não se podendo exigir do médico anestesista comportamento diverso nas circunstâncias em que atuou, sem a menor notícia de que o paciente era predisposto à hipertermia maligna, causa do evento letal.

- Uma pessoa foi atendida em pronto-socorro, tendo sido ordenada a aplicação de uma injeção intramuscular de penicilina benzatina e outra de dipirona, tendo o paciente sofrido forte reação alérgica, com risco de vida. O profissional foi acusado de ter provocado uma lesão corporal culposa, mas os magistrados afirmaram:

> ...Não há prova nos autos de que o acusado tenha agido em desacordo com a atual técnica médica que, pesando benefícios e malefícios daquela prévia cautela, não a transforma em norma obrigatória...

- Em 1988, um recém-nascido com graves defeitos congênitos morreu aos 2 dias de idade como consequência de explosão da incubadora. Os pais entraram com uma ação de responsabilidade civil, alegando que a morte do filho provocara *danos morais*. Essa pretensão foi julgada improcedente, com os juízes entendendo:

> Não se indenizam esperanças desfeitas [...] Dor não se paga com dinheiro e, muito menos, com indenização.

A casuística, analisada em seu conjunto, permite identificar três tendências nítidas:

- A Justiça entende, em primeiro lugar, que as atividades de Saúde envolvem **uma obrigação de meios, e não de resultados.** O profissional não é obrigado a garantir que vai curar ou resolver um agravo de saúde, mas, sim, que vai empenhar-se com os meios exigidos pela situação individualizada e personalizada. A obrigação dos resultados continua válida em um número limitado de casos; entre eles a cirurgia plástica. (O cirurgião plástico assume a obrigação de fornecer ao paciente aquilo que foi contratado, sob pena de ter que indenizá-lo.)

- Pelo exame das decisões judiciais, pode-se também inferir que os tribunais consideram o *exame clínico* como soberano, sendo ele que determina a eventual necessidade dos procedimentos instrumentais auxiliares; ou seja, se, em caso de não existir uma indicação clínica, o médico omitir determinado exame, não precisa temer punição por parte da Justiça ou do Conselho de Ética.

- No tocante à terapêutica, o Poder Judiciário tem se mostrado muito cioso em não querer interferir nas querelas científicas, acatando o princípio da liberdade de prescrição. Uma conduta só será considerada culposa quando o procedimento contrariar as normas consensuais do conhecimento científico em vigor.

Que bastem essas poucas palavras para demonstrar que, em geral – e contrário às expectativas –, a Justiça não é inteiramente cega.

O "PACIENTE INIMIGO"

Algumas semanas atrás, a imprensa deu divulgação ao desabafo do presidente de uma associação médica que, no contexto do presente tema, teria declarado que *paciente e médico eram naturais inimigos*. (É evidente que o destempero, embora logo abafado, causou grande celeuma.)

Nesse fim de capítulo, para evitar que o leitor leve a sério as palavras acima – passando a nortear-se por elas –, temos que devolver a discussão à sua devida proporção.

Não faltam conselheiros que ensinem como evitar processos por má prática médica. O primeiro conselho fala da necessidade de um bom prontuário: "No prontuário, devem ficar transcritos inclusive os resultados de exames laboratoriais feitos pelo paciente, porque, estes, sim, a eles pertencem. O mesmo no que se refere aos laudos de exames radiológicos". Trata-se de uma advertência desnecessária, inclusive porque está prevista no artigo 69 do Código de Ética Médica.[11]

---

[11] A última atualização do Código de Ética Médica foi publicada na Resolução CFM nº 2.217/2018, modificada pelas Resoluções CFM nº 2.222/2018 e 2.226/2019. Disponível em: https://portal.cfm.org.br/images/PDF/cem2019.pdf

Também é mencionado o *consentimento esclarecido* ("cirurgias são sempre um risco. Certos medicamentos têm alta probabilidade de efeitos colaterais danosos. O paciente tem direito de saber disso. Não avisá-lo é pedir processo"), uma afirmação igualmente óbvia e seguida pela maioria.

De resto, não faltam recomendações no sentido de evitar prescrições pelo telefone (aliás, uma prática proibida pelo CFM[12]), bem como de precaver-se contra denúncias por assédio sexual.

Em meio a tanto lugar-comum, a chave mestra do problema foi esquecida: **a melhor maneira de evitar processos de responsabilidade médica é agir como um bom médico.** Todos sabem o que vem a ser o *bom médico* e se esforçam em fazer jus ao termo – em caso de dúvida, sempre é possível recorrer ao Código de Ética Médica.

> O recurso aos tribunais só se transformará numa epidemia se permitirmos que o ato médico de fato vire uma mercadoria, uma transação igual àquela travada com um encanador ou eletricista. Se a Medicina for julgada pelos mesmos critérios, não nos surpreenderemos se o cliente, insatisfeito com os resultados, quiser ressarcir-se dos danos reais ou imaginários. Contudo, tais fatos não devem acontecer quando a transação é de outra natureza, quando envolve um forte vínculo médico-paciente, quando o profissional é visto como um amigo dedicado que faz tudo que estiver ao seu alcance, mas nem sempre consegue acertar.
>
> É um grande equívoco pensar que o paciente seja o inimigo natural do médico, só esperando um pequeno deslize para dele se aproveitar.

A importância do tipo de relacionamento entre ambas as partes também é realçada por Fortes (1994) no seguinte trecho: "Isto tem ocasionado uma forte tendência à exacerbada especialização e tecnificação do ato médico, que junto ao aparecimento de novas formas organizacionais do trabalho, tem como resultado um progressivo afastamento do profissional da Saúde de seus pacientes, tornando a relação entre eles mais distante, impessoal e despersonalizada".

A seguir, o autor passa a citar um renomado jurista argentino que (em 1979) "afirmava a quase inadmissibilidade, em seu país, da existência de demandas de responsabilização civil dirigidas a médicos de família, cuja relação com seus pacientes é mais próxima, afetiva e personalizada".

➤ Afora uma informação isolada por meio de um recente periódico (uma clínica de grupo – não cirúrgica! – que gastaria US$ 7.000 ao mês em seguros contra processos por responsabilidade médica!), não conseguimos outros dados norte-americanos. Já nossos conhecimentos com relação ao Reino Unido são mais completos:

A cada ano, o número de novas denúncias contra profissionais da Saúde não excede os 15 a cada 100 mil habitantes, um dado que, segundo um autor inglês, demonstraria que a preocupação com o litígio não passa de "um amontoado de afirmações alarmistas". (Na Suécia, em comparação, o índice é em torno de 65 por 100 mil habitantes, ainda assim irrisório.)

No início do National Health Service (NHS), eram os próprios médicos os responsabilizados; com o passar do tempo a Medical Defense Organization se encarregou das questões que diziam respeito ao litígio; as despesas com o seguro correndo por conta do sistema de Saúde. (O custo anual não ultrapassa os 0,4% do orçamento.)

➤ A redação deste capítulo já estava por encerrar quando um amigo chamou nossa atenção sobre um artigo em 1994, publicado no *Lancet*, examinando as razões que levam o doente ou seus familiares a iniciar ações legais contra médicos ou entidades. O número de pessoas ouvidas chegou a 227, sendo esses os motivos alegados como sendo os mais importantes:

1) preocupação com o padrão da assistência à saúde, com o objetivo de impedir que incidentes similares se repetissem
2) a necessidade de uma explicação: saber como o dano aconteceu e por que

---

[12] Em razão do advento e crescimento da utilização de ferramentas de telemedicina, nos últimos 15 anos, no Brasil, e, particularmente, da crise sanitária provocada pela pandemia de Covid-19, que requereu esse tipo de tecnologia, o CFM publicou a Resolução nº 2.314/2022, que regulamenta a telemedicina, no Brasil, como forma de serviços médicos mediados por tecnologias e de comunicação. Disponível em: https://sistemas.cfm.org.br/normas/arquivos/resolucoes/BR/2022/2314_2022.pdf

3) compensação por perdas reais, pela dor ou sofrimento ou para garantir à vítima uma assistência para o futuro
4) a necessidade de reafirmar a responsabilidade do profissional: a crença de que a equipe ou a instituição deveriam responder por suas ações.

Logo, não é correto enxergar o paciente como um predador. Estejamos tranquilos: **a melhor maneira de evitar processos por responsabilidade médica, melhor ainda que uma apólice de seguro, é exercer uma Medicina de boa qualidade.**

ASPECTOS-CHAVE DO CAPÍTULO

- O número de denúncias de erro médico encaminhadas à Justiça ou aos CRMs é extremamente reduzido
- Os tribunais de justiça têm se mostrado bastante imparciais com relação aos processos que lhes são enviados, exibindo, em geral, uma visão bastante avançada
- A *despersonalização* das relações entre médico e paciente contribui muito para um clima propício ao litígio. Logo, a melhor maneira de exercer uma "Medicina Defensiva" é restabelecer a harmonia desse relacionamento.

14 Economia Médica

CAPÍTULO

...a reflexão ética obriga-nos a escolher; obriga-nos a procurar,
entre as várias soluções possíveis, quais são aquelas que correspondem não só a critérios
de eficiência e de eficácia, ao equilíbrio entre custos e benefícios, mas, sobretudo,
a exigências de prioridade, equidade, moralidade...
G. Berlinguer

Tanto para o leitor como para quem escreve, este é certamente o capítulo mais delicado. Mas não podemos perder a oportunidade de transmitir algumas noções – embora superficiais – de economia médica, mesmo porque o tema afeta a vida de cada profissional, sendo responsável por muitas incompreensões, preconceitos e, inevitavelmente, ressentimentos. Se essas questões não forem passadas a limpo, analisadas com equilíbrio e isenção de espírito, como esperar que o profissional se adapte, com um mínimo de protesto, às restrições que, em toda parte, dificultam o exercício da Medicina?

Poucos dentre nós adquiriram alguma familiaridade com o assunto, logo, procederemos com muito vagar, item por item, a começar pelos princípios mais elementares. (Para atenuar as reações emocionais, o melhor que o leitor tem a fazer é manter-se a uma certa distância, assumir, mesmo que seja por alguns instantes, o papel de um observador desapaixonado – melhor ainda, o de um doente que busca entender o porquê de tanta dificuldade.)[1]

Em primeiro lugar, podemos dar por óbvio que uma boa qualidade de vida – uma *longa* vida, se possível – é a aspiração máxima de todo ser humano. Para aqueles que a possuem, a saúde ocupa um segundo ou terceiro lugar na lista das prioridades; para os demais, os desafortunados, ela é artigo de primeira necessidade. Sendo assim, não surpreende que

pessoas esclarecidas, compadecidas, tenham declarado que: "a saúde é um direito de todo cidadão".

A SAÚDE É UM DIREITO DE TODO CIDADÃO

É provável que todos concordem com esse princípio – que saúde não é artigo de consumo, um luxo ou uma extravagância, mas sim um direito a ser assegurado pela sociedade, uma questão de justiça; daí que a Constituição Federal de 1988, estabelecida após ampla discussão democrática, fez questão expressa de garantir esse direito. (Os especialistas fazem uma diferença entre direito à *saúde* e direito ao *atendimento*. Para os presentes fins, a distinção é supérflua.)

Mas sempre há quem pense diferentemente, argumentando que todo direito primeiro tem que ser *adquirido* ou, quem sabe, *merecido*. Entusiastas que são das leis do mercado, apontam os riscos do excessivo "paternalismo", dada a reconhecida propensão do paciente a *abusar* dos serviços que lhe são ofertados. Já outros, voltando a dois mil anos atrás, quando a doença era vista como castigo divino, uma justa retribuição aos pecados cometidos pelo doente ou por seus ascendentes, pretendem distinguir entre o paciente *inocente* (aquele que contraiu uma enfermidade infectocontagiosa, por exemplo, uma meningite ou uma varicela – excluída a Síndrome da

---

[1] É notável a maneira como o autor convoca o leitor à reflexão, propondo-lhe que recue de sua perspectiva e convidando-o a olhar pela perspectiva do paciente.

Imunodeficiência Adquirida (SIDA), é bom notar!, e aquele que é *culpado*, foi imprudente (o alcoólatra,[2] o toxicômano, a vítima de um acidente rodoviário ou de uma queimadura).

➤ Ainda estamos lembrados de nosso ano de internato no pronto-socorro quando, em casos de aborto inevitável, fomos apresentados a dois distintos padrões de atendimento: toda vez que existia suspeita de aborto *provocado*, a curetagem era feita sem anestesia local; apenas no aborto *espontâneo* era permitida uma conduta mais humana. Semelhante atitude deixava implícito: *Já que você fez a besteira, agora arque* com *as consequências!*

Concordam que isso é inaceitável?[3] Existem situações, é natural, nas quais, no interesse de uma contenção dos custos, o direito a um atendimento integral merece ser mais bem discutido, a exemplo das próteses dentárias ou de certos procedimentos de cirurgia plástica, que dizem respeito mais à estética do que à saúde. (Ainda assim, é preciso evitar ser radical demais.)

A SAÚDE É UM DEVER DO ESTADO. SÓ ESTE É CAPAZ DE GARANTIR O PRINCÍPIO DA IGUALDADE

Aquele que concordou com a primeira proposição, fatalmente terá que acatar a segunda – desde que o Estado, é claro, seja confiável. Qual seria nossa reação se, ao solicitar ajuda ao Corpo de Bombeiros, o telefonista primeiro buscasse saber se o imóvel é de nossa propriedade ou qual é o clube para o qual torcemos?

Uma vez aceita a responsabilidade do Estado, duas são as alternativas:
1) optamos por uma *estatização completa*, isto é, extensiva a todos, independentemente do nível socioeconômico ou das necessidades de saúde?

2) deverá o Estado limitar-se a intervir somente com respeito ao financiamento ou também encampará as funções de administrador e executor das ações de saúde?

(Como veremos mais adiante, há tantas respostas quantos forem os tipos de sistema de Saúde.)

As objeções básicas à estatização todos conhecem: 1) o Estado (leia-se, *governo*) não conta com recursos suficientes; 2) falta ao poder público a competência necessária para uma tarefa de tamanho porte e responsabilidade. (À medida que formos avançando, as respostas irão surgindo.)

OS GASTOS COM SAÚDE TERÃO QUE SER MANTIDOS DENTRO DOS LIMITES PREESTABELECIDOS

Tudo tem seus limites – é uma implacável lei da natureza; no entanto, mesmo a reconhecendo, quando se trata de nosso ofício, do financiamento das ações em saúde, qualquer limitação costuma ser encarada pela classe médica como uma imposição, uma inaceitável violência. *Se alguém tiver que apertar o cinto, por que justo nós, por que não os demais ministérios?* – protestamos. (Acontece que aqueles que trabalham em outros setores – a educação, a agricultura, os transportes etc. – indagam o mesmo.)

Quando levamos o carro ao mecânico e lhe encomendamos um orçamento, a primeira coisa que ele faz é identificar as *necessidades* do veículo – nossa *disponibilidade* não lhe desperta qualquer interesse. Assim, ao cabo de alguns minutos, terá calculado o custo das peças, a mão de obra e a parte que inevitavelmente lhe toca. Não é possível deixar por menos; se não houver recursos, o conserto terá que ficar para outro dia.

---

[2] Atualmente, esse termo é melhor substituído por "alcoolista".

[3] Ainda hoje continuamos a observar condutas inaceitáveis como essa, descrita pelo autor, enraizadas em preconceitos em relação ao atendimento de mulheres, e particularmente gestantes, sendo essas condutas agravadas sobretudo por racismo e questões raciais. Ver os seguintes estudos:
• Leal MC, et al. A cor da dor: iniquidades raciais na atenção pré-natal e ao parto no Brasil. Cadernos de Saúde Pública. 2017; 33(Sup.1): e00078816.
• Rebouças P, et al. Ethnoracial inequalities and child mortality in Brazil: a nationwide longitudinal study of 19 million newborn babies. The Lancet Global Health. 2022; 10(10): e1453-e1462.

Porém, no campo da Saúde não costuma haver uma segunda oportunidade; assim, em contramão à realidade da vida, são sempre as necessidades objeto da atenção, como se a Medicina fosse dotada de poderes mágicos que lhe permitem ignorar o Produto Interno Bruto (PIB), esquecendo que também este tem seus limites; não cresce por obra de um decreto ou um punhado de boa vontade. (Em economia não costuma haver milagres. Por isso mesmo, para demonstrar que o princípio vale para todos, no decorrer deste capítulo faremos questão de citar uma série de exemplos oriundos do exterior, que confirmarão que até hoje nenhum sistema de Saúde conseguiu domar o fantasma dos altos custos. Para nós, isso servirá de consolo.)

Não é razoável exigir que as necessidades do Ministério da Saúde devam sempre prevalecer sobre as demais necessidades da nação, mesmo porque o nível de saúde de uma população não depende somente do médico ou da enfermagem, mas também de variáveis, como o ambiente, o estado nutritivo da população, as condições sociais em geral. (Se a expectativa de vida de nosso nordestino está, em média, 15 anos abaixo daquela do sulista, isso certamente não é acidental, nem se deve unicamente à precariedade dos serviços médicos de que dispõe.)[4] É preciso compreender que dinheiro investido em alimentos, uma estação de tratamento de água, uma fábrica ou um projeto de colonização, embora corram por conta de outros ministérios, contribuem igualmente para uma boa qualidade de vida e uma saúde satisfatória.[5]

A saúde é o ponto de convergência de uma grande série de ações e intervenções, cujo controle escapa aos profissionais da Saúde. Senão, como explicar o espantoso aumento no índice de mortalidade geral verificado na Rússia, onde em anos recentes, a expectativa de vida caiu 7,3 anos nos homens e 3,3 anos nas mulheres? Porventura terá como única causa um caótico sistema de Saúde? De forma alguma, visto que o tão grave fenômeno foi acompanhado, passo por passo, por um expressivo aumento no consumo de bebidas alcoólicas!

Quanto precisa gastar um governo para estar em dia com suas obrigações em Saúde?[6] Uma ou duas décadas atrás, de 3 a 5% do PIB já eram considerados satisfatórios. (Na ocasião, salários e honorários médicos respondiam por cerca de 1%.) Mas os limites são conjunturais e não permanecem estáticos e, de vez em quando, têm que ser revistos. Em face do imperioso crescimento dos custos, a cifra há tempos foi ultrapassada, com os EUA sempre na dianteira (aproximando-se aos 15% do PIB), seguidos a uma certa distância pela França, Canadá e Alemanha.[7]

---

[4] Segundo o Instituto Brasileiro de Geografia e Estatística (IBGE), a região Nordeste, que tinha a esperança de vida ao nascer mais baixa em 1980 (58,3 anos), teve, em 30 anos, um incremento de 13 anos nesse indicador, chegando, em 2010, a 71,2 anos, ligeiramente acima da região Norte, que anteriormente estava à sua frente (aumento de 60,8 para 70,8 anos). Conforme dados mais recentes do IBGE, a expectativa de vida dos brasileiros chegou a 76,6 anos, em 2019, com uma variação entre os estados da federação de 71,4 (Maranhão) a 79,9 anos (Santa Catarina).

[5] Definição coerente com o chamado Conceito Ampliado de Saúde, a que chegou a Reforma Sanitária brasileira, registrado nos Anais da 8ª Conferência Nacional de Saúde, em 1986, em que diz: "Em seu sentido mais abrangente, a saúde é resultante das condições de alimentação, habitação, educação, renda, meio ambiente, trabalho, transporte, emprego, lazer, liberdade, acesso e posse da terra e acesso a serviços de Saúde. É assim, antes de tudo, o resultado das formas de organização social da produção, as quais podem gerar grandes desigualdades nos níveis de vida. A saúde não é um conceito abstrato. Define-se no contexto histórico de determinada sociedade e num dado momento de seu desenvolvimento, devendo ser conquistada pela população em suas lutas cotidianas".

[6] A Constituição Federal de 1988 determina que os estados e o Distrito Federal devem investir o mínimo de 12% de sua receita, enquanto os municípios devem aplicar pelo menos 15% de suas receitas na Saúde Pública.

[7] No Brasil, segundo o IBGE, em 2019, as despesas do governo com saúde representaram 3,8% do PIB, enquanto as famílias e instituições sem fins lucrativos a serviço das famílias responderam pela maior parte dos gastos, correspondendo a 5,8% do PIB (totalizando, assim, um gasto de 9,6% do PIB em saúde). Observa-se, de maneira geral, que, no Brasil, o gasto do governo vem se mantendo estável ao longo dos anos, enquanto o das famílias vem crescendo. Em relação aos gastos do governo com Saúde, especificamente, o Brasil, em 2019, ficou abaixo da média dos países da Organização para Cooperação e Desenvolvimento Econômico (OCDE): 3,8% versus 6,5%, respectivamente, e particularmente da Alemanha (9,9%), da França (9,3%) e do Canadá (7,6%). (Fonte: site do IBGE que apresenta dados e análises a partir da divulgação da Conta-Satélite de Saúde do Brasil, que vem acontecendo anualmente desde 2010, ver: https://www.ibge.gov.br/estatisticas/sociais/saude/9056-conta-satelite-de-saude.html)

É claro que a *porcentagem* não é um indicador confiável da situação de um sistema de Saúde. Melhor traduzi-la em termos de *valor absoluto*: 5% de um PIB de US$ 20 mil *per capita* pode ser motivo de orgulho para essa ou aquela nação, enquanto a mesma fatia dos 5%, quando o bolo é bem inferior em tamanho – *per capita* de US$ 3 mil, digamos – pode obrigar o ministro a medidas de extrema contenção de despesas.[8] (Atenção: ao serem computados os gastos nacionais com Saúde, é preciso considerar tanto os investimentos *públicos* – federais, estaduais e municipais – quanto os gastos *privados*. Como isso nem sempre é feito, é comum ficarmos perplexos ao confrontar informações que, à primeira vista, são discrepantes.)

Quando os recursos são escassos, mas são muitas as exigências – colocadas frente a frente, de um lado a rigidez das disponibilidades, do outro a *ética da necessidade –*, a única saída é a *racionalização* (leia-se *economia)*. Fazê-lo com sensatez e equilíbrio, tentando conciliar ambos os interesses, é uma charada nada fácil.

Há pessoas que costumam dizer que, em termos de sociedade, só os gastos em *Saúde*, isto é, na prevenção, na Saúde Pública, têm algum efeito positivo, enquanto os investimentos em *doença*, hospitais e clínicas resultam, em grande parte, num desperdício. O exemplo predileto é a elevada despesa com a hemodiálise, que, segundo foi demonstrado anos atrás, beirava os 40% do total de recursos disponíveis ao INAMPS.[9] Porém, hoje em dia, o alvo da censura passou a ser a SIDA, com muita gente considerando demais generosos os recursos que lhe são reservados.

É uma proposição que em hipótese alguma pode ser endossada. Quem assim pensa é porque nunca teve um amigo ou um familiar em sério risco de vida. O conceito de prioridade, além de sua conotação biomédica, traz também uma dimensão ética, muito a ser respeitada.

Para que fiquem claros os mecanismos de financiamento da saúde, é preciso começar por explicar o conceito de *seguro saúde*.

Numa sociedade formada por gente abastada, é fútil discutir o feitio ideal de um sistema de Saúde: se quiserem, a saúde pode ser submetida às leis do mercado, como mero artigo de consumo que agora passou a ser. Cada cidadão paga por aquilo que acha necessário: se for uma unha encravada, paga um tanto, se precisar operar uma hérnia, desembolsa uma quantia dez ou vinte vezes superior; se quiser, enfim, dar-se ao luxo de uma lipoaspiração ou de uma plástica de pálpebra, tudo bem, a sociedade não se abala, as despesas são elásticas, se expandem e se encolhem na medida do necessário. E, se houver uma emergência, um transplante de rim, por exemplo, é provável que as finanças da família também suportarão tal encargo.

Numa comunidade socialmente heterogênea isso é inviável. Logo, para honrar o que está escrito na Constituição, o Estado terá que assegurar o custeio para os menos favorecidos. Os recursos para essa empreitada terão que sair do bolso do contribuinte – de todos os contribuintes, sadios ou doentes, em baixo risco ou em elevado risco de doença.

O ATENDIMENTO INTEGRAL DAS NECESSIDADES DE SAÚDE DE UMA POPULAÇÃO EXIGE UMA REDISTRIBUIÇÃO DOS CUSTOS

Não sabemos *quem* ficará doente, mas sabemos *quantos* – um lema que serve tanto a uma companhia de seguros como ao Poder Público.

---

[8] No Brasil, segundo o IBGE, em 2019, a despesa *per capita* com o consumo de bens e serviços de saúde de famílias e instituições sem fins lucrativos a serviço das famílias alcançou R$ 2.035,60, enquanto o gasto *per capita* do governo relacionado a essa área foi de R$ 1.349,60. (Fonte: site do IBGE que apresenta dados e análises a partir da divulgação da Conta-Satélite de Saúde do Brasil, que vem acontecendo anualmente desde 2010, ver: https://www.ibge.gov.br/estatisticas/sociais/saude/9056-conta-satelite-de-saude.html)

[9] O Instituto Nacional de Assistência Médica da Previdência Social (INAMPS), criado em 1977, foi responsável pela política pública de saúde que vigorou, no Brasil, até a criação do SUS. Por meio do INAMPS, a assistência médica era restrita às pessoas que contribuíam com a previdência social (trabalhadores). O INAMPS foi extinto pela Lei Federal nº 8.689, em 1993.

Seguro saúde é essencialmente isso: o cidadão está segurado (protegido) contra riscos maiores; pode dormir tranquilo; em caso de necessidade, os outros, aqueles que não correm risco de despesas imprevistas, pagam por ele.

A rigor, é também isso que prometem as tão faladas empresas seguradoras; porém, no geral, seus planos de saúde se ressentem de uma séria deformação: enquanto o poder público calcula os impostos através de uma escala progressiva, proporcional à renda individual, o preço das seguradoras privadas não distingue os remediados dos mais pobres. Logo, as classes menos privilegiadas, tendo que desembolsar uma proporção mais elevada de seus rendimentos, não têm acesso fácil a esse tipo de alternativa. Salvo, é óbvio, se aderirem a um plano mais barato, contendo uma série de cláusulas um pouco perversas, permitindo que a empresa se omita quanto aos procedimentos mais onerosos.

PARA GARANTIR A EFICIÊNCIA DO SISTEMA, TORNA-SE NECESSÁRIA UMA CONSTANTE FISCALIZAÇÃO DOS CUSTOS E BENEFÍCIOS

Qualquer que seja o país ou o sistema de Saúde que adotou, a fiscalização, a periódica avaliação e controle dos custos e da qualidade são tidos como peças indispensáveis.[10] Se fazemos questão de mencioná-lo especificamente (e mais adiante oferecer uma série de exemplos), é por conhecer a resistência da classe médica a um processo no qual pretende identificar um cerceamento da liberdade de ação, um atentado à dignidade profissional. Mas, assim como acontece em outras partes, também para a Medicina brasileira a fiscalização é uma

garantia fundamental; não uma tentativa de humilhar toda uma classe, mas um procedimento que busca aprimorar a prestação de serviços e, ao mesmo tempo, administrando bem os parcos recursos.

O monitoramento é especialmente importante num sistema financiado pelo poder público, extremamente vulnerável a toda sorte de abusos e submetido a um incessante escrutínio por parte da mídia. Os jornais, as revistas e a TV não se cansam em trazer a público os escândalos do dia, o superfaturamento, o "pagamento por fora", as contas de hospital que incluem homens submetidos a uma cesárea, mulheres operadas de fimose e assim por diante. (Dados concretos são difíceis de obter, sabe-se, porém – e isso nas palavras de um alto funcionário do antigo INAMPS – que as fraudes eram estimadas em 30% do total de recursos.)[11]

No Brasil, a criação dos Conselhos Municipais de Saúde[12] (cujas atribuições são de natureza deliberativa, fiscalizadora e consultiva) foi a resposta mais adequada que se encontrou, não só em vista de seu caráter eminentemente democrático, mas porque a descentralização cria oportunidades para uma fiscalização mais próxima à fonte da demanda. Essa função reguladora gera, para o Conselho, o dever de apurar atos ilícitos e irregularidades e de levar tais fatos ao conhecimento das autoridades municipais, estaduais e mesmo federais. De resto, a fiscalização não se esgota na esfera institucional, visto que esses Conselhos recomendam a participação de toda a sociedade – o usuário do sistema, as associações ou entidades de classe, as organizações não governamentais.

Trata-se de uma iniciativa louvável, mas que ainda está em implantação. Alguns Conselhos não passaram da fase embrionária,

---

[10] Mais recentemente, a Portaria n° 1.904, de 6 de setembro de 2013, instituiu o Sistema de Regulação, Controle e Avaliação (SISRCA) no âmbito do Ministério da Saúde. (Disponível em: https://bvsms.saude.gov.br/bvs/saudelegis/gm/2013/prt1904_06_09_2013_rep.html#:~:text=8%C2%BA%20O%20Sistema%20de%20Processamento,ferramentas%20de%20controle%20e%20avalia%C3%A7%C3%A3o)

[11] O autor provavelmente estava se referindo aos escândalos de corrupção no INAMPS, que vieram à tona em meados da década de 1980, após o fim da ditadura civil-militar brasileira (1964–1985).

[12] Os Conselhos Municipais de Saúde foram instituídos pela Lei n° 8.142, de 28 de dezembro de 1990, que dispõe sobre a participação da comunidade na gestão do Sistema Único de Saúde (SUS).

outros municípios já atingiram seus plenos objetivos. Só há um senão: uma vez que incluem em seus quadros um bom número de pessoas leigas, os Conselhos sentem-se mais à vontade na fiscalização dos aspectos financeiros ou meramente administrativos; no que diz respeito ao controle de qualidade, aos aspectos técnicos da prestação de serviço – coisa que, a rigor, também seria de sua competência – mostram-se pouco atuantes.[13] Esse é um campo para o qual as comissões hospitalares, as entidades de classe, em particular os Conselhos Regionais de Medicina, nos parecem mais aptos.

SISTEMAS DE SAÚDE

É provável que não haja país que não se tenha formalmente comprometido com alguma modalidade de sistema de Saúde. Embora os objetivos finais sejam os mesmos, esses modelos exploram distintas maneiras de responder às necessidades básicas daquela sociedade. Para fins de comparação, os seguintes elementos merecem ser destacados:

A cobertura. Embora, em princípio, o objetivo visado seja a *cobertura universal*, o atendimento das necessidades da população inteira, esse requisito só em raros casos é atendido, seja por motivo de insuficientes recursos, seja por força de uma visão doutrinária contrária.

A fonte pagadora. Um dos modelos se caracteriza por ter uma única fonte pagadora, o governo garantindo o financiamento da saúde por meio da Seguridade Social, com recursos oriundos da arrecadação. Outros modelos, embora se digam adeptos da cobertura universal, preveem a colaboração, mesmo que parcial, do usuário, ou então a participação das seguradoras ou fundos de saúde.

A remuneração do profissional. Para tal, existem três métodos distintos: o pagamento por serviço prestado, a capitação e por contrato salarial. No primeiro, definido pelo próprio nome, os honorários são diferenciados, dependendo da complexidade do procedimento, do tempo investido etc.; no segundo (cujo significado literal é "pagamento por cabeça"), o médico recebe uma remuneração fixa por cada paciente sob seus cuidados, independentemente do número de consultas ou da complexidade do problema. (É natural que esse modelo seja mais adequado aos países que, por tradição, estimulam uma relação estável e duradoura entre médico e paciente.) Uma terceira maneira de pagar o médico é com um salário prefixado, método habitual ao serviço público, incluindo a área acadêmica e os serviços gerenciados pelos hospitais-escola.

Há esquemas que combinam diferentes modalidades de pagamento, como ocorre, por exemplo, no Reino Unido, país que inventou a capitação. No entanto, para procedimentos complementares, tais como partos, pequenas cirurgias, visitas fora de hora, visitas domiciliares, imunizações ou exames diagnósticos, remunera o médico com base na quantidade de serviços prestados.[14]

Acesso ao sistema. Um outro elemento que distingue os diferentes modelos é a via de acesso ao sistema. Em alguns países (a minoria), não existe qualquer tipo de empecilho, o paciente escolhendo seu próprio médico e, se optar por dirigir-se de imediato ao especialista ou mesmo ao hospital, também isso lhe é facultado. Porém, no geral – visando à eficiência, bem como uma contenção de despesas –, tanto o poder público quanto os planos de saúde exigem que o acesso se inicie pelo nível primário, isto é, pelas mãos do médico

---

[13] Os Conselhos Municipais de Saúde, bem como os Conselhos Estaduais e o Conselho Nacional de Saúde, ao longo dos anos cercaram-se de comissões técnicas que os assessoram e, com isso, vêm tendo importante papel também na definição das Políticas Assistenciais no SUS.

Os Conselhos Municipais de Saúde, hoje implantados na totalidade dos municípios brasileiros, têm se mostrado uma potente ferramenta na deliberação e acompanhamento das políticas de saúde e na fiscalização da aplicação dos recursos financeiros do SUS.

[14] Os países europeus com sistemas nacionais de Saúde apresentam, geralmente, formas de remuneração mista ou variável, incluindo, por exemplo, a remuneração por produção, desempenho ou capitação, diferentemente do Brasil, que tem modalidades relativamente semelhantes de remuneração fixa por contrato salarial.

geral.[15] É a política da Atenção Primária à Saúde, que tem como premissa uma única via de acesso ao sistema.[16] (Nesse modelo, o generalista exerceria as funções de um "porteiro" – *gatekeeper* –, um termo decerto pouco dignificante.)

Os parâmetros citados se prestam às mais variadas combinações. Na tentativa de dar alguma coerência a essa diversidade, os entendidos se esforçaram em classificar os tipos básicos de sistemas de Saúde. Um dos esquemas pretende reconhecer as seguintes categorias: a Medicina Socializada; o Seguro Socializado; o Seguro Obrigatório e o Seguro Voluntário. É duvidoso que essa classificação venha a ser de utilidade, visto que as linhas demarcatórias entre os diversos sistemas jamais são nítidas, o que resulta numa multiplicidade de sistemas mistos, que não se encaixam em qualquer uma das categorias. Quanto a um *sistema único de Saúde*, só um punhado de países do Primeiro Mundo, entre eles o Reino Unido, a França, a Suécia e o Canadá, chegaram próximos a esse ideal.[17]

Por causa do inexorável crescimento dos gastos em toda parte, as autoridades da Saúde estão sob constante pressão da sociedade ou de seus colegas de governo: assim, de tempos em tempos, os sistemas de Saúde têm que ser revistos, reformulados ou mesmo submetidos a uma reforma mais radical (um motivo a mais para não perdermos tempo em classificá-los).

Pode-se prever que, no futuro, os sistemas mistos, em parte "socializantes", outra parte "liberais", venham a predominar.[18]

Ainda não foi inventado um sistema de Saúde perfeito. Caso contrário, há tempos teria sido adotado.[19]

A RACIONALIZAÇÃO

"Como fica a ética diante da escassez?" – foi essa a pergunta levada a um simpósio publicado na *Revista Bioética* (vol. 5, n. 1, de 1997), editada pelo Conselho Federal de Medicina.

Não é fácil compatibilizar a realidade econômica e a boa ética médica, a Medicina com que todos nós sonhamos: soberana, entregue ao inteiro arbítrio do médico, inteiramente livre para agir no melhor interesse da população. A profissão está passando por uma fase aflitiva, os conhecimentos e os recursos técnicos tendo-se expandido grandemente, sem que as dotações orçamentárias tenham conseguido acompanhá-las. Com isso, estará a ética na iminência de capitular diante da pressão da economia?

A busca de soluções para o dilema foi concomitante ao processo de constante e substancial encarecimento da assistência à saúde. Essa escalada dos custos, mais acelerada que o crescimento da economia, deveu-se em grande parte à introdução – e pronta adoção – de recursos diagnósticos e terapêuticos antes não disponíveis, utilizando uma tecnologia "de ponta". Originalmente destinados à pesquisa, depois ao uso eventual, em pacientes selecionados, sem cerimônia foram incorporados ao arsenal considerado indispensável no dia a dia da Medicina. Principiando com o profissional

---

[15] Médico Geral ou Generalista são os nomes que recebem, no Brasil, o médico recém-formado, egresso da graduação em Medicina, ou o médico sem especialidade médica (por residência ou titulação). Na época da publicação do livro, o especialista em cuidados primários em saúde era chamado, no Brasil, de Médico Geral Comunitário, referência a então especialidade de Medicina Geral Comunitária – desde 2002 intitulada Medicina de Família e Comunidade. Ver: Falk JW. A Medicina de Família e Comunidade e sua entidade nacional: histórico e perspectivas. Revista Brasileira de Medicina de Família e Comunidade. 2004; 1(1): 5-10. Disponível em: https://rbmfc.org.br/rbmfc/article/view/2

[16] A PNAB de 2017 define a atenção básica como porta preferencial de entrada do usuário no SUS. Ver em: https://bvsms.saude.gov.br/bvs/saudelegis/gm/2017/prt2436_22_09_2017.html

[17] Para o estudo complementar desse tema, ver: Lobato LVC, Giovanella L. Sistemas de saúde: origens, componentes e dinâmica. In: Giovanella L, et al. Políticas e sistemas de saúde no Brasil. 2. ed. Rio de Janeiro: Fiocruz; 2012.

[18] Previsão do autor que vem se confirmando ao longo do tempo.

[19] Apesar da defesa de uma "europeização" do SUS, o Brasil continua sendo inovador em políticas e estratégias, especialmente na atenção primária à saúde (APS), servindo de modelo em vários países da América Latina, Ásia e África, mas ainda com pouca compreensão das suas inovações em nosso próprio país.

da Saúde, deslumbrado pelas perspectivas que subitamente se abriam, as boas novas logo mais se espalharam pela população que, seduzida por expectativas muitas vezes infundadas, ansiava por participar dos presumíveis benefícios dessa tecnologia.[20]

Como é que os sistemas de Saúde reagiram à inflação dos custos? Curiosamente, o tipo de ideologia professada em nada influi na decisão, dando origem a comportamentos francamente paradoxais: sistemas altamente socializados acharam-se compelidos a ignorar uma parte de suas obrigações e exigir que o usuário participasse do custeio da atenção à saúde; outros países, habituados a render tributo às leis do mercado, converteram-se, de repente, em um sistema apenas semiaberto, com um severo controle sobre custos, benefícios e qualidade.

➢ Foi esse o caso dos EUA, incontestável líder em gastos com Saúde. Depois que as estatísticas demonstraram que, no intervalo entre 1984 e 1991, uma inflação geral de 47% foi superada de longe pelos 155% nos gastos com Saúde, também os norte-americanos passaram a compreender que o mercado nem sempre é o melhor conselheiro.

O sistema de Saúde dos EUA tem como pilar central o seguro saúde privado. A partir da década de 1960, o governo federal decidiu participar de dois setores considerados críticos: a população com baixa renda declarada – do programa Medicaid – e pessoas com 65 anos ou mais – beneficiadas pelo Medicare.

Dentro do sistema privado, o segurado escolhia o médico de sua confiança, que, por sua vez, contava com plena liberdade de ditar seus próprios honorários, solicitar livremente exames, consultas a especialistas, internações hospitalares e tipo de tratamento. Tudo funcionava segundo o previsto pelos princípios clássicos do seguro. Se os segurados se excedessem na procura de atendimento médico, se o médico exagerasse nos exames, nas internações ou no tratamento, tudo bem, não havia limites aos gastos. Se neste ano a seguradora levasse prejuízo, no próximo ano os prêmios do seguro seriam reajustados.[21]

Como, contrariamente à ideologia liberal, não houve competição em termos de custo e qualidade, as despesas foram crescendo cada vez mais e atingindo níveis alarmantes, até que, nos anos 1980, o sonho acabou.

As palavras seguintes foram transcritas de um artigo do Dr. Luiz Fernando Nicz,[22] profundo conhecedor do assunto: "Passaram a surgir (e ressurgir) de todos os cantos, as empresas de Medicina de grupo de lá. As *Health Maintenance Organizations* (HMO's), utilizando os instrumentos comuns a qualquer empresa capitalista para atingir seus objetivos de se manter e crescer no mercado: controle obsessivo de custos nos componentes de todos os seus processos de produção de serviços! O foco maior desse controle passa a ser o médico, considerado o grande gerador de despesas do sistema ao ordenar a realização de reconsultas, de consultas com outros médicos, de exames e tratamentos ambulatoriais, de internações".

A partir desse ponto, foi só um passo para se chegar ao *managed care – o atendimento gerenciado*. Por esse nome designa-se uma estratégia de gerenciamento mais sistemático – mais *científico*, quem sabe – da prestação de serviços, adotando uma série de novos princípios, entre eles o pagamento por meio da capitação, o acesso único ao sistema, bem como

---

[20] A popularização de tecnologias diagnósticas disponibilizou exames de imagens cada vez mais detalhados, muitos deles invasivos e com riscos consideráveis ao paciente, ou um número cada vez maior de medicamentos, associados a uma "necessidade de consumo" desses produtos. A necessidade do uso racional dessas alternativas trouxe a discussão da Prevenção Quaternária, que visa evitar intervenções desnecessárias, objetivando proteger o paciente. Ver: Jamoulle M. Quaternary prevention, an answer of family doctors to overmedicalization. Inter J Health Policy Manag. 2015; 4(2), 61-64.

[21] Houve uma tentativa durante os governos do presidente Obama (2009–2017) de se universalizar o acesso ao sistema de Saúde. Essa tentativa foi denominada pejorativamente de "Obamacare" e segue envolvida em discussões políticas naquele país.

[22] Sem referência na edição original.

uma rigorosa fiscalização das despesas, com exames complementares, consultas ao especialista ou mesmo a hospitalização – algo até então impensável.

Continuando: "...Agora o médico tem que mostrar a evidência científica de que solicitar aquelas novas consultas, todos aqueles exames e internações hospitalares, prescrever aqueles medicamentos estão corretos e constituem a melhor opção, sob o ponto de vista científico e de custo-benefício, para aquele cliente específico! [...] Agora já não basta que o médico faça a coisa certa, tem que fazer a coisa certa ao menor custo possível!"

Segundo os administradores, os resultados foram animadores: "As HMO's reduziram as internações hospitalares em cerca de 30% nos últimos anos, provocando o fechamento de hospitais em vários Estados..."; "a renda anual dos radiologistas diminuiu cerca de 50% e a dos cirurgiões cerca de 30%...". (Em compensação, a renda dos médicos generalistas tem crescido!)

Inevitavelmente, a opinião dos profissionais da Saúde com relação a essa medida é pouco favorável e, parece mesmo, pelo que se ouve dizer, que também o público não se mostra uniformemente entusiasta do novo sistema implantado nos EUA.[23]

➢ O Reino Unido, cujo sistema de Saúde durante longos anos foi – e ainda é – um modelo de eficiência e integridade, ora forçado a uma política de vigorosa contenção de despesas, teve que privar a população de alguns atendimentos básicos, entre eles os exames de acuidade visual.

➢ No grupo dos países de firme convicção socialista, a China e o Vietnã se viram obrigados a exigir que o doente se responsabilizasse por uma parte das despesas médicas.

➢ Em nosso próprio país, hospitais altamente respeitáveis só conseguem sobreviver graças a instituição da *fila dupla*,[24] prática que, há não muito tempo, era censurada como discriminatória.

➢ A solução adotada pela França, país que, ao longo de sua história, sempre se mostrou simpática ao modelo liberal – inclusive facultando ao doente a livre escolha do médico, seja ele generalista, seja especialista – também nos parece bastante ilustrativa.

Tendo passado pela mesma crise que atingiu os demais sistemas (em 1996, o país gastava quase 10% do PIB para os serviços de Saúde), a partir de 1994, o Ministério da Saúde francês começou a fiscalizar com bastante rigor a atuação técnica do médico. Para tal fim, foi compilada toda uma série de normas ou diretrizes – as denominadas *Références Médicales Opposables* – padronizando, segundo critérios que levam em conta a *redundância*, os *custos* e os riscos de *iatropatogenia*, o comportamento do médico em face das diferentes situações clínicas.

Para dar apenas um exemplo, o referencial para o tratamento da úlcera péptica considera *injustificados* os seguintes procedimentos:

- Prescrição simultânea de duas ou mais drogas antiúlcera;
- O tratamento da úlcera duodenal por um período superior a 6 semanas, salvo em caso de persistência dos sintomas;
- A administração de drogas antiúlcera em casos de gastrite crônica.

A fiscalização do exercício profissional é feita com base na análise dos prontuários, no confronto entre as normas recomendadas e a conduta empregada pelo profissional. O desempenho do médico é baseado no número de "violações" cometidas num determinado espaço de tempo. Aquele que exceder determinado limiar será multado. A multa, conforme a severidade da infração, pode variar entre US$ 661 e US$ 2.660!

---

[23] A respeito dos fatores que contribuem para a satisfação e insatisfação dos profissionais da Saúde que atuam na APS, ver: Vitali MM, et al. Satisfação e insatisfação profissional na atenção primária à saúde: uma revisão integrativa. Texto Contexto Enferm. 2020; 29. Disponível em: https://doi.org/10.1590/1980-265X-TCE-2018-0181

[24] O autor se refere a serviços que disponibilizam dois tipos de acessos diferentes: uma porta de entrada às pessoas com plano de saúde privado e outra àquelas com acesso via sistema público de Saúde; essas últimas são muitas vezes e inadequadamente classificadas como "pacientes SUS".

> Não faltam outros exemplos interessantes. Contudo, não achamos necessário nos alongar, pois tudo leva a crer que o leitor já compreendeu nosso objetivo: o de enfatizar que nós, brasileiros, não somos as únicas vítimas, que também os demais sistemas de Saúde estão às voltas com sérias dificuldades, nem por isso esmoreceram na tentativa de encontrar uma solução satisfatória.

Como fazer para se abrigar do frio quando o cobertor é curto demais? Já houve época em que a resposta era tida como evidente: *ora, é só trocar por um cobertor maior!* Nos dias de hoje, porém, quando essa alternativa se torna inviável, a opção que nos resta é encolher-nos um pouco para melhor caber debaixo do cobertor.

Com o objetivo de controlar as despesas, a primeira medida tem como alvo as despesas administrativas, resultando fatalmente num maior ou menor enxugamento no quadro dos servidores. Dentro do mesmo espírito, alguns países acharam por bem reduzir drasticamente o número de vagas nas escolas médicas.

Uma segunda linha de conduta, inspirada no exemplo inglês, passou a dar ênfase ao princípio da atenção primária à saúde e ao eficiente papel nela desempenhado pelo médico generalista – em outras partes também conhecido como "médico de família".[25] Outros elementos, tais como o acesso único ao sistema, a capitação e a instituição de um *teto* para os diferentes gastos com Saúde, foram igualmente copiados do NHS.[26]

Entre as medidas mais comumente previstas nos programas de racionalização, seja qual for o país, estão o controle dos exames complementares, dos gastos com a terapêutica (seja ela medicamentosa, seja de outra natureza), bem como principalmente uma redução no índice das hospitalizações, dando origem a experimentos com a *cirurgia ambulatorial* e a *internação domiciliar*,[27] ambos aparentemente bem-sucedidos.

A análise é detalhada e às vezes desce a minúcias, conforme demonstrado por um recente debate travado nos EUA relativo aos dias de permanência na maternidade. Ao abandonar os tradicionais 4 dias de internação, a contar do parto, as seguradoras passaram a se satisfazer com meras 48 horas – ou mesmo com somente 24. Depois de mais bem estudada, a proposta, de início considerada precipitada ou aética, foi aprovada, com a condição de que, nas primeiras 48 horas após a alta, a puérpera receba uma visita domiciliar por parte de uma enfermeira.

Uma redução nas despesas não resulta necessariamente em prejuízo ao padrão da assistência médica; o vínculo entre gastos e qualidade é bastante frouxo – **temos que nos convencer de que** *mais* **não significa** *melhor*. O Quadro 14.1, baseado em dados de 1989, pode servir de exemplo.

---

[25] Nessa passagem, o termo "médico generalista" faz referência ao modo como é chamado o especialista em cuidados primários à saúde no Reino Unido, *General Practitioner*.

[26] O National Health Service (NHS) é o Sistema Nacional de Saúde inglês, criado em 1948.

[27] O atendimento domiciliar realizado por meio das visitas domiciliares, tanto episódicas como de acompanhamento, sempre foi e continua sendo realizado no âmbito da APS, das equipes da Estratégia Saúde da Família (ESF) e, especialmente, da Medicina de Família e Comunidade brasileira, constituindo-se em importante campo de atuação dessa especialidade junto às pessoas, famílias e comunidades. Uma política específica de Atenção Domiciliar foi instituída pelo Ministério da Saúde, pela Portaria nº 2.029, de 24 de agosto de 2011, sendo recentemente redefinida pela Portaria nº 825, de 25 de abril de 2016. De acordo com essa política, as equipes de Atenção Domiciliar possibilitam a operacionalização da internação domiciliar e devem estar integradas à Rede de Atenção à Saúde (RAS), facilitando a comunicação necessária entre as Equipes da ESF, as Unidades de Pronto Atendimento (UPA) e as centrais de regulação de leitos hospitalares. Para o estudo complementar e atualizado do tema, ver:
- Brasil. Ministério da Saúde. Portaria nº 825, de 25 de abril de 2016. Redefine a Atenção Domiciliar no âmbito do Sistema Único de Saúde (SUS) e atualiza as equipes habilitadas. Brasília, DF: Ministério da Saúde; 2016.
- Brasil. Ministério da Saúde. Atenção domiciliar na atenção primária à saúde. Brasília, DF: Ministério da Saúde; 2020.
- Savassi LCM, et al. Tratado de atenção domiciliar. Santana de Parnaíba: Manole; 2023.

Quadro 14.1 Alguns indicadores de saúde nos EUA e no Reino Unido.*

Indicador	EUA	Reino Unido
Gastos com Saúde (% do PIB)	11,8	5,8
Idem (US$ *per capita*)	2.354	836
Despesas públicas (% do total)	42	87
Anos de expectativa de vida (homens)	72,6	71,5
Idem (mulheres)	78,4	78,3
Mortalidade infantil (por 1.000)	9,2	10,1

*Grumbach K, Fry J. N Engl J Med. 1993;328(13):940-945.

Como se vê, não obstante uma considerável diferença nos investimentos em Saúde, os resultados foram praticamente idênticos.[28] Mas não é preciso ir tão longe: os gastos *per capita* em Saúde da pequena Cuba são iguais aos do Brasil; no entanto, aquele país contabiliza uma mortalidade infantil equivalente a 1/5 da nossa!

Não pudemos resistir à tentação de incluir uma lista de dados que recentemente chamou nossa atenção e que serve de eloquente ilustração ao presente tópico (Figura 14.1).

Essa surpreendente disparidade – uma relação de 5:1, quando comparados os EUA e a Inglaterra – nada tem a ver com prevalência relativa da dor lombar, que em todo o mundo é a quarta ou quinta na lista das queixas mais frequentes na prática ambulatorial. A causa – não se tenha qualquer dúvida – consiste na diferença nos *estilos*: um padrão de consumo exagerado por parte de uns; uma severa parcimônia por parte de outros. (De resto, se os resultados da cirurgia da dor lombar fossem significativamente superiores aos do tratamento conservador, podemos estar certos de que as diferenças não seriam tão acentuadas.)

A Medicina deste fim de século encontra-se numa encruzilhada. É preciso cortar – mas cortar onde? Se o corte for moderado – e encontrarmos um jeitinho de nos encolher o suficiente –, o cobertor ainda poderá cobrir. Porém, no caso de sermos obrigados a reduzir drasticamente o tamanho do pano, é inevitável que ora uma perna, ora um braço fique de fora.

Esse é o drama enfrentado pelos países mais pobres.

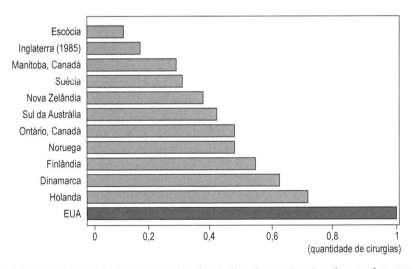

Figura 14.1 Cirurgias para dor lombar – comparação dos índices de 12 países. (As cifras se referem a 1988–1989, à exceção da Inglaterra, cuja estatística foi compilada para 1985.)[29]

---

[28] Para o estudo complementar desse tema, ver: Starfield B. Atenção primária: equilíbrio entre necessidades de saúde, serviços e tecnologia. Brasília: Unesco, Ministério da Saúde; 2002.

[29] Sem referência na edição original.

O RACIONAMENTO

Embora as palavras *racionalizar* e *racionar* sejam oriundas de raízes distintas, no contexto deste capítulo trazem a mesma conotação, com a última sendo uma consequência natural da primeira, levada ao extremo. Tanto o racionamento da *demanda* como o da *oferta* prevêm restrições não apenas para o profissional da Saúde, mas à liberdade do próprio paciente.

A teoria não é nova; a seu respeito, existe uma farta literatura. Buscando justificá-lo, um dos mais ardorosos defensores do racionamento, ministro do então governo conservador do Reino Unido, expressou-se da seguinte maneira: "Em suma, o apetite pela atenção médica *vient en mangeant*" (isto é, cresce no decurso da refeição). Com isso, Enoch Powell quis demonstrar que a *demanda* por serviços médicos é aquilo que os economistas denominam uma demanda *elástica* que se expande sem cessar, daí ter pregado que, se não lhe impusermos certos limites, a utilização desses serviços atingiria níveis incontroláveis.

Para os países em desenvolvimento, a proposição beira o ridículo, visto que o acesso a uma boa atenção à saúde já é tão problemático. Foi o Primeiro Mundo que formalmente inventou o racionamento – lá, em vez de *problema*, adquiriu as feições de uma solução para a grave questão dos gastos com Saúde. Conhecem-se duas distintas formas de racionamento: 1) o racionamento *implícito*, mediante longas filas de espera, unidades de Saúde de difícil acesso (especialmente em áreas rurais), uma exagerada (e deliberada) demora no atendimento, artifícios supostamente capazes de desencorajar consultas eletivas; 2) o racionamento *explícito*, por meio da limitação no número de atendimentos a que o usuário tem direito, na quantidade e no gênero de exames e outros procedimentos que ele pode reivindicar, no tipo de drogas que se encontram à disposição; sem esquecer um método geralmente reservado para a última instância: a participação do cliente no custeio desses serviços.

Essa última medida é empregada com vistas a dois distintos objetivos: nos países pobres ou nas "economias em transição", visando suplementar os orçamentos da Saúde; em outros países, especialmente quando a demanda é elevada e os gastos com Saúde são incontroláveis ou estão em franca ascensão, a repressão da oferta serviria ao objetivo de não somente reduzir os custos, mas também melhorar a eficiência do sistema de Saúde.

Seja como for, os efeitos da medida não têm sido impressionantes. Um recente editorial no *British Medical Journal* concluiu isso com a seguinte declaração:[30] "Como instrumento de uma política de saúde, a participação do usuário nos custos mostrou-se medida grosseira e de sucesso limitado, além dos sérios efeitos colaterais em termos de equidade. Trata-se de uma medida que só deverá ser considerada depois que alternativas tenham sido testadas".

O PLANO DE SAÚDE DO OREGON

Uma vez que a constituição dos EUA concede aos estados a necessária autonomia, em 1994 o estado do Oregon tomou a iniciativa de implantar seu próprio sistema de Saúde. Embora tenha sido considerado polêmico – e estivesse longe de ser a solução com que sonhamos – não se lhe pode negar uma certa lógica.

A reforma foi deflagrada por um episódio que muito sensibilizou a população do estado: a morte de uma criança de 7 anos, portadora de uma leucemia linfocitária aguda, falecida pouco após a seguridade social ter se recusado a custear-lhe um transplante de medula. Graças aos esforços de um médico (na ocasião, servindo igualmente de presidente do senado estadual), começou-se a planejar um sistema mais adequado.

A primeira providência foi ampliar a faixa da população beneficiada pelo Medicaid, garantindo dar cobertura à totalidade das famílias com renda inferior ao "nível de pobreza" (correspondente a uma renda anual de US$ 13 mil, para uma família de três pessoas).

---

[30] Sem referência na edição original.

Previa-se que a função executiva seria entregue a um grupo de seguradoras, que os profissionais seriam remunerados com base na capitação e que fossem obedecidos os princípios do *managed care*.

Isso posto, uma comissão foi encarregada de classificar a demanda de saúde de acordo com o nível de prioridade, baseado numa série de 13 critérios. Foi dada preferência às seguintes situações clínicas: 1) tratamentos que previnem a morte, podendo levar a uma inteira recuperação; 2) cuidados maternos; 3) tratamentos que podem prevenir a morte, mas sem recuperação plena. Tratamentos com pequeno impacto sobre a qualidade de vida ficaram no fim da lista – ou então não teriam cobertura por parte do programa.

Classificados por ordem de importância, a lista é composta de 700 tópicos distintos; apenas 578 deles seriam custeados pelo Medicaid. Situações consideradas prioritárias, tais como trauma, hematoma ou edema craniano, diabetes insulinodependente, glomerulonefrite aguda difusa, pneumotórax e hemotórax encabeçavam a lista; em último lugar – mas ainda cobertos pelo programa – situavam-se as fístulas anais, patologias da articulação do joelho e ruptura de ligamentos, verrugas venéreas e outras condições benignas, mas incapacitantes. (Todo o mais, o grosso das doenças comuns, as condições benignas e autolimitadas, ficaram excluídas do programa do Oregon.)

Sem querer entrar no mérito do programa, é preciso aplaudir sua originalidade e objetividade: em vez de economizar nos procedimentos de alto custo, nas doenças graves, mas ainda com solução, transfere os cortes para o extremo oposto do espectro das doenças! (Presume-se que doravante o transplante de medula não mais seja considerado impossível.)

O SISTEMA INGLÊS

Já em outras ocasiões confessamos nosso profundo respeito pelo sistema de Saúde adotado pelo Reino Unido (Inglaterra, Escócia e País de Gales), atitude baseada não em informações de segunda ou terceira mão, mas em repetidas visitas ao país.

Para começar, os ingleses conseguiram o milagre de construir algo muito próximo a um *sistema único* de Saúde: menos de 5% das despesas totais com a assistência médica correspondem a gastos privados; mais de 90% da população tem seu nome na lista do médico pelo qual optou – algum *General Practitioner* (em outras palavras, um médico geral, um médico de família)[31] – com o qual vai consultar-se em média 5 vezes ao ano. (Este nos parece ser o melhor indicador da *qualidade* dos serviços médicos.)

O segundo aspecto a despertar entusiasmo são os cuidados dedicados à preservação de uma boa ética médica, bem como o respeito e a atenção ao ser humano. Esta se expressa por meio de mil pequenos detalhes, que vão desde a preocupação em reduzir a demora na sala de espera (mais de 80% dos pacientes são atendidos nos 20 primeiros minutos após sua chegada), até ao escrúpulo de, nos períodos eventualmente destinados ao ensino médico, indagar antes ao paciente se concorda com a presença do aluno na sala de consultas.

Temos em nossa frente um livreto editado por uma clínica de grupo em Hampstead, subúrbio da capital.[32] Essa publicação, destinada ao usuário, traz, entre outras, as seguintes informações:

- O nome dos médicos e das enfermeiras e seu horário de atendimento
- O telefone para o agendamento de consultas

---

[31] Embora a construção teórica dessa especialidade e a sua prática sejam as mesmas em todo o mundo, observam-se variações em sua nomenclatura entre alguns países ou suas regiões. No Reino Unido, por exemplo, esse médico é chamado *General Practitioner* nos EUA, *Family Physician*, em Portugal, "Médico Geral e Familiar", e, no Brasil, "Médico de Família e Comunidade".

[32] É possível acessar as informações no site: https://www.hampsteadgrouppractice.co.uk/

196 Medicina Ambulatorial – Princípios Básicos

- Como fazer para marcar uma visita domiciliar
- A quem se dirigir em caso de uma demanda surgida fora de hora
- Como conseguir prescrições de repetição (sem precisar marcar nova consulta)
- Uma lista dos procedimentos não incluídos no atendimento clínico habitual, mas disponíveis: cuidados à gestante ou à puérpera, cuidados à criança pequena (*todos* os médicos do grupo prestam tais serviços), planejamento familiar e contracepção (*todos* os métodos estão disponíveis), o exame citopatológico, o *check-up* do paciente recém-matriculado e tantos outros
- A respeito das reuniões de grupo voltadas aos programas especiais, em problemas de saúde tais como a asma, a diabetes e a hipertensão
- Como conseguir uma consulta para "aconselhamento" (entende-se que estão compreendidos o alcoolismo e a adição às drogas)
- Explicações sobre a conduta a adotar em caso de queimaduras, febre, traumas menores, diarreia, epistaxes, entorses, queimaduras de sol, picada de insetos e outros, para uma melhor orientação das medidas caseiras
- Finalmente, quando, como e onde reclamar do atendimento recebido – e como saber a quantas andam as providências!

Portanto, não estranha que, na Inglaterra, as relações entre o médico e o paciente sejam tão cordatas – a chave, aliás, do bom funcionamento do sistema.

Igualmente harmoniosas parecem ser as relações entre as autoridades regionais ou distritais e os prestadores de serviço, ao contrário do que acontece em outras partes, onde prevalece uma mútua desconfiança entre elas, com o médico resistindo ao Estado, e este fazendo de tudo para disciplinar o exercício profissional.

É preciso obedecer a certas restrições, é natural, mas estas são aceitas com tranquilidade, como algo necessário, perfeitamente normal. **Às vezes tem-se mesmo a impressão de que as autoridades da Saúde de fato terceirizaram o exercício da Medicina!** (O prédio só leva a placa do médico ou, se for o caso, o nome da clínica de grupo, nenhuma pista – sigla, escudo ou bandeira – de uma afiliação oficial que faça lembrar que, afinal, aquele que paga as contas é o poder público.)

Embora a estabilidade do sistema seja surpreendente, tendo sobrevivido quase em sua forma original à periódica transição entre governos ora trabalhista, ora conservador, algumas mudanças puderam ser observadas no decorrer da última década. Por exemplo, o caráter quase artesanal do exercício profissional já é menos acentuado: a visita domiciliar não é mais tão frequente (constituindo apenas 13% do total de consultas); a proporção de clínicas individuais (de um médico só) reduziu-se para 10%, outros 16% são *group clinics* de três médicos, enquanto 26% reúnem seis ou mais médicos. Nos dias atuais, 30% dos médicos delegam seus chamados fora de hora a cooperativas sem fins lucrativos.

Porém, a maior das inovações corresponde às *fund-holding practices*,[33] uma proposta que surgiu em 1991, com vistas ao pagamento direto dos serviços hospitalares (que consomem metade do orçamento). Têm direito a manter um fundo as clínicas com mais de sete mil pacientes registrados; com isso, adquirem maior autonomia na gestão dos gastos, podendo escolher o hospital de sua preferência em função do padrão e dos preços, com vantagens óbvias não só para o monitoramento da qualidade do atendimento, mas também no controle dos gastos. (Note-se um pormenor, a seguinte cláusula: os eventuais "lucros", isto é, a diferença entre os gastos e os recursos do fundo, deverão ser revertidos em benefício de melhoramentos feitos na própria clínica!)

Não obstante compreenda somente 40% dos médicos do país – e responda por meros 10% dos gastos totais do sistema – o pivô do National Health Service continua sendo a

---

[33] É possível compreender melhor esse contexto no artigo de Dixon J, Glennerster H. What do we know about fundholding in general practice? BMJ, 311(7007): 727-730.

clínica geral, o ambulatório.[34] A ele, o *General Practitioner* dedica 39 horas semanais, para uma média de 1.900 pacientes por médico.

Em 1996, a remuneração bruta anual do médico correspondia, em média, a 7 mil libras esterlinas (pelo câmbio atual, cerca de US$ 114 mil), com alguns descontos por créditos anteriores. Os rendimentos com origem na capitação só respondem por 60% do total, sendo suplementados por uma quantia fixa, independentemente da produção de serviços – a *basic practice allowance* – e por atividades deixadas à opção do profissional, quais sejam: programas de prevenção e educação sanitária para a comunidade, o planejamento familiar, os serviços materno-infantis, a pequena cirurgia, as imunizações, alguns exames complementares e assim por diante.

Quanto custa isso ao país? No total, o NHS gasta cerca de US$ 1.000 anuais por cidadão, cerca de 1/3 das despesas dos EUA. Definido de modo diferente, em termos do PIB, podemos fazer a seguinte comparação (Quadro 14.2).

Quadro 14.2 Gastos com Saúde de alguns países (em % do PIB)[35]

País	%
EUA	14,2
Alemanha	10,4
Canadá	9,6
Portugal	8,2
Itália	7,7
Japão	7,2
Reino Unido	6,9
Grécia	5,8

De resto, o Reino Unido possui a menor concentração de médicos de toda a Europa: 1,6 médicos por cada mil habitantes. Para fins de confronto, podemos citar a Espanha, com um índice de 4,1 e a Alemanha, a Suécia, a França e os EUA com, respectivamente, 3,4; 3,1; 2,9 e 2,6 médicos por mil habitantes.[36]

A SITUAÇÃO NO BRASIL

Depois de uma visão panorâmica de economia da Saúde,[37] e de relatada de maneira bastante sucinta a experiência de diferentes regiões, chegamos àquilo que mais nos diz respeito: a realidade e as perspectivas da Medicina em nosso próprio país. Se é verdade que os exemplos citados não são diretamente transferíveis ao Brasil, ao menos servem de meta e lembrete, bem como de contrapeso ao tão disseminado preconceito contra o SUS, um sistema de Saúde ainda em vias de implantação e por isso mesmo merecendo um crédito de confiança.

O sistema de Saúde no Brasil já passou por numerosas versões. (Uma história sucinta e bastante objetiva de sua evolução pode ser encontrada nos Anais da Academia Nacional de Medicina, v. 155, n. 4, 1995.) Ainda hoje,[38] é difícil reconhecer a existência de um sistema com características bem definidas – contamos, no máximo, com uma mistura de sistemas.

Até que, sob a responsabilidade do Congresso Nacional e do Ministério da Saúde, fosse elaborado aquilo com que muita gente sonhava: um verdadeiro sistema unificado de Saúde – o SUS. Contrariamente à concepção popular, não se trata de uma entidade, um grupo de pessoas, um complexo de edifícios,

---

[34] Ou a APS, ou seja, mais uma vez aqui o autor subentende os conceitos de "clínica geral", "ambulatório" e "atenção primária à saúde" como sendo similares ou muito próximos, prevalecendo em importância o fato de se constituírem em cuidados médicos fora do âmbito hospitalar, essa, sim, para ele, era a característica mais relevante a ser destacada naquele momento.

[35] Sem referência na edição original.

[36] Para dados atuais e sua comparação com os dados brasileiros, ver: https://agenciadenoticias.ibge.gov.br/agencia-noticias/2012-agencia-de-noticias/noticias/33484-despesas-com-saude-em-2019-representam-9-6-do-pib

[37] Para o estudo complementar desse tema, ver: Mendes A, Marques RM. Sobre a economia da saúde: campos de avanço e sua contribuição para a gestão da saúde pública no Brasil. In: Campos GWS, et al. Tratado de saúde coletiva. São Paulo: Hucitec; 2012.

[38] O autor se refere à situação da época em que o SUS ainda lutava por legitimidade e por sua implantação em todo território nacional. Muitos municípios ainda não haviam aderido a quaisquer formas de municipalização da Saúde propostas e a APS ainda era incipiente.

um espaço geográfico, mas um conjunto de princípios básicos que, logo depois, em 1988, foram legitimados pela atual Constituição da República:

- Universalização da cobertura assistencial
- Descentralização na direção e efetivação das ações
- Participação e controle pelas comunidades
- Integração das ações em todos os seus níveis.[39]

A Constituição determina que não só a União, mas também os estados, o Distrito Federal e os municípios, por meio de receitas que lhe são inerentes, e não apenas repassadas pela União, devam contribuir para o financiamento da saúde mediante específica dotação orçamentária. O fluxo de verba deverá apoiar-se nos seguintes princípios básicos: **ser suficiente; ser regular e automático; em caso de atraso no repasse, ser acompanhado de correção monetária; e, em cada área, ser proporcional à despesa prevista constante no orçamento da Seguridade Social.**

O orçamento federal para 1998 (idêntico ao de 1997) prevê gastos de R$ 20,3 bilhões, o que equivale a cerca de US$ 125 anuais por habitante. (Somente 47% desses recursos se destinam à assistência hospitalar e ambulatorial, o resto sendo despendido em gastos com pessoal e encargos, juros, encargos e amortização da dívida, investimentos e outros.) Além disso, também está prevista uma contribuição de R$ 6,2 bilhões dos estados e de R$ 4,6 bilhões proveniente dos municípios, resultando num total de R$ 31,1 bilhões, o que transportaria as despesas públicas para o patamar dos US$ 191 por habitante.

Em fevereiro de 1998, eram essas as expectativas, embora sem que se possa prever o quanto efetivamente será despendido no decorrer do ano. (Por exemplo, em dezembro de 1997, viemos a saber que, contrariando as recomendações do Conselho Nacional de Saúde e da Lei de Diretrizes Orçamentárias, o governo enviou ao Congresso uma proposta de apenas R$ 19,1 bilhões.) Ignora-se, também, até que ponto os estados e municípios poderão cumprir a parte que lhes toca,[40] isto é, os 10% de seu orçamento que teoricamente teriam que ser reservados às ações de saúde.[41]

Enquanto as cifras referentes à União são de fácil acesso, sabe-se muito pouco sobre os repasses ao SUS por parte de estados e municípios, mas a tradição demonstra que os primeiros raramente cumprem suas obrigações legais e que os segundos sempre revelaram um desempenho irregular. (Estima-se que as contribuições dos estados correspondam a cerca de 6 a 8% da arrecadação e aquelas dos municípios a cerca de 9 a 11%.) Embora se trate de cálculos ainda grosseiros, é quase certo que também no corrente ano o repasse deverá ficar aquém do determinado por lei. (Este capítulo foi encerrado em outubro de 1998, de sorte que quaisquer mudanças nas regras, bem como alterações na taxa de conversão para o dólar americano, são capazes de afetar não só esses dados, mas também aqueles que mais adiante iremos apresentar.)

Como dissemos anteriormente, para que se tenha uma ideia do quanto um país efetivamente destina aos serviços de Saúde, será preciso incluir os gastos do setor privado. Este deverá acrescentar outros de 15 a 20 bilhões anuais, chegando-se assim a uma receita

---

[39] Para o estudo complementar da história e das diretrizes do SUS, ver: Falk JW, Rosa RS. O sistema de saúde no Brasil. In: Duncan B, et al. Medicina ambulatorial: condutas de atenção primária baseadas em evidências. 5. ed. Porto Alegre: Artmed; 2022.

[40] Com relação aos percentuais de investimento financeiro dos municípios, estados e União no SUS, eles são definidos atualmente pela Lei Complementar nº 141, de 13 de janeiro de 2012, resultante da sanção presidencial da Emenda Constitucional nº 29. Por essa lei, municípios e Distrito Federal devem aplicar anualmente, no mínimo, 15% da arrecadação dos impostos em ações e serviços públicos de saúde, cabendo aos estados 12%. No caso da União, o montante aplicado deve corresponder ao valor empenhado no exercício financeiro anterior, acrescido do percentual relativo à variação do Produto Interno Bruto (PIB) do ano antecedente ao da lei orçamentária anual. Disponível em: https://pensesus.fiocruz.br/financiamento.

[41] A legislação hoje garante, pela Emenda Constitucional nº 29 e pela Lei Complementar nº 141, não só que esses compromissos sejam respeitados, mas também determina sérias penalidades aos gestores que por qualquer motivo não o façam.

global – teórica! – próxima dos US$ 50 bilhões, ou seja, um investimento *per capita* de cerca de US$ 300 ao ano – em torno de 5% do PIB.

OS PLANOS DE SAÚDE

Uma vez que é irrisório o número de pessoas que frequentam o *médico particular,* quando se fala em gastos *privados* é dos planos de saúde que se trata. Esse setor, que mobiliza R$ 15 bilhões ao ano, tem como clientes cerca de 40 milhões de pessoas (a um custo médio de US$ 375 ao ano).

Para aqueles que podem custeá-lo, um plano de saúde é visto como uma alternativa ao serviço público, uma proteção contra o excesso de demora na marcação de uma consulta, contra as longas filas de espera, bem como uma (às vezes corretamente) suposta despersonalização das relações entre eles e o médico, já que esperam ser atendidos com uma cordialidade e uma eficiência às quais o "médico do SUS" se mostraria estranho.

Reconhecemos o direito de cada um escolher a solução que mais lhe satisfaz – além de nos recusar a generalizar, indiscriminadamente condenando o seguro privado como um todo –, ainda assim damos preferência ao princípio de um sistema único de Saúde. Sem ele, jamais se chegará a uma distribuição de recursos que confira um peso idêntico ao rico e ao pobre, aos sadios e aos doentes; em suma, não se cumpre o previsto na Constituição. (De resto, no dia em que o financiamento público efetivamente for único, deverá desaparecer uma das mais vergonhosas deformações da Medicina brasileira: a figura do médico que divide seu tempo entre 3 ou 4 atividades distintas, todas elas corridas, incompletas e insatisfatórias.)

São ao todo umas 1.360 empresas que oferecem planos de saúde a pessoas ou grupos de pessoas: as empresas de Medicina de grupo; as cooperativas de trabalho; a modalidade da autogestão e as seguradoras. É inútil buscar esquematizá-las, pois variam extraordinariamente quanto aos métodos de cálculo, os custos, a eficiência e o tipo de clientela. Têm uma única característica em comum: todas elas são entidades para fins lucrativos.[42]

Até poderíamos aceitá-lo, não fosse uma série de distorções que, com o passar do tempo, foram se acentuando. A classe médica foi rápida em identificá-las. Assim, num artigo de setembro de 1997,[43] coincidindo com a discussão na Câmara dos Deputados sobre a regulamentação dos planos e seguros privados de saúde, nove entidades médicas e de defesa do consumidor enviaram uma carta ao Congresso Nacional, reclamando que fosse seguida a proposta de regulamentação elaborada pelo Conselho Nacional de Saúde. Entre as recomendações destacam-se as seguintes:
1. Cobertura universal de todas as doenças, procedimentos e exames
2. Fim da carência, limitação do tempo de internação e exclusão das doenças crônicas, congênitas, preexistentes e infectocontagiosas
3. Livre escolha, pelos usuários, dos médicos, demais profissionais e serviços de Saúde
4. Ressarcimento ao SUS toda vez que conveniados dos planos forem atendidos pelas unidades públicas de Saúde
5. Normalização e fiscalização a cargo do Ministério da Saúde.

É difícil ser mais explícito. De resto, esse setor não é tão "privatizado" como se pensa, pois uma parte dos custos são, de fato, subsidiados pela União! Assim, o governo federal, a cada ano, perde cerca de R$ 4,2 bilhões em arrecadações devido ao desconto, no imposto de renda, dos gastos com saúde de pessoas físicas e jurídicas. (Embora não faça parte do orçamento do Ministério da Saúde, tal valor deveria ser incluído toda vez que são calculadas as despesas da União.) Acrescente-se ainda estimados R$ 1,3 bilhões ao ano correspondentes aos gastos do SUS com pacientes que as

---

[42] Em 2000, por meio da Lei nº 9.961, é criada a Agência Nacional de Saúde Suplementar com o objetivo de regulamentar e fiscalizar esse setor em todo território nacional.

[43] Sem referência na edição original.

seguradoras indevidamente transferem para a rede pública – os pacientes exigindo atendimento caro e diferenciado (ver o item 4 da carta acima citada).

Visando manter-se aquém do teto das mensalidades pagas pelo associado, para que a transação dê uma margem de lucro, as empresas são obrigadas a praticar aquilo que tanto censuramos no setor público: uma contenção dos gastos com salários, hospitalização, procedimentos diagnósticos etc., com o agravante de que, em caso de uma afecção grave, não contarem com uma infraestrutura adequada. (Somos forçados a generalizar, é lógico.)

OS DEFEITOS DO SUS

Desde o seu início, o Sistema Único de Saúde (SUS) é alvo de muitas críticas por parte da classe médica – uma atitude baseada num grave equívoco.[44]

O SUS nada mais é senão uma política, uma proposta, um programa que se norteia por alguns princípios básicos. Como tal, só pode ser censurado em termos desses mesmos princípios – o SUS não é responsável pela votação das verbas nem pelo repasse; ele sequer é executor das ações de saúde, não presta serviços.

Esse sistema não pode servir de bode expiatório para toda sorte de problemas, desde o difícil acesso aos serviços até o desmazelo das unidades de Saúde. De forma alguma pode ser responsabilizado pela impaciência da recepcionista, pela demora nos exames ou pela falta de medicamentos. A execução – correta, segura e honesta – das ações de saúde não consta entre as atribuições do SUS. Suas funções são meramente normativas.

É preciso escolher corretamente os alvos de nossa indignação para melhor enfrentar e remediar uma situação que, por vezes, parece caótica. A responsabilidade pelas verbas é da equipe econômica; a administração das verbas, em nível local, é responsabilidade do Conselho Municipal de Saúde, do Fundo Municipal de Saúde; uma correta e humana prestação de serviços, por fim, é obrigação dos profissionais que trabalham na linha de frente, desde a recepcionista ou escriturária até o professor de Medicina – nada tem a ver com o SUS.

Segundo afirmou o presidente do SIMESP[45] em artigo de outubro de 1997,[46] ao reconhecer que os "problemas do Sistema não estão na concepção, mas sim na implantação e na eficácia da fiscalização...":

> **Entretanto, é correntemente sabido que, nos locais onde o SUS tem um eficiente gerenciamento e as verbas são utilizadas de forma a corrigir as distorções e melhorar a qualidade da prestação de serviços, o Sistema funciona, proporcionando à população um atendimento que, de outra forma, ela não conseguiria.**

Um respeitado membro da Academia Nacional de Medicina se refere ao SUS como uma "generosa e avançada utopia legislativa" e, ao reconhecer que em sua primeira década o SUS foi motivo de intensas discussões e mesmo de controvérsias, passa a discriminar os obstáculos ao bom funcionamento do sistema:[47]

1. As dimensões do país e a existência de acentuadas diferenças regionais
2. O vulto dos recursos financeiros exigidos
3. A falta de participação correta no financiamento por parte do Estado e dos municípios
4. A escassez de recursos humanos, especialmente nas áreas auxiliares e técnicas paramédicas
5. O desvio de recursos financeiros por fraudes ou incompetência no gerenciamento

---

[44] À medida em que se avança na leitura do capítulo, vai ficando cada vez mais clara para o leitor a intencionalidade do texto: defender o SUS das críticas que ele vinha sofrendo, particularmente da "classe médica", de modo que pudesse ser mais bem compreendido e aceito por esta.

[45] Sindicato dos Médicos de São Paulo.

[46] Sem referência na edição original.

[47] Sem referência na edição original.

6. A "participação admitida da iniciativa privada, esta movida sobretudo pelo lucro financeiro a auferir"
7. A baixa remuneração dos profissionais da Saúde.

Não é preciso pensar muito para concluir que tais empecilhos, se forem mesmo irremovíveis, tornariam impossíveis não somente o SUS, mas todo e qualquer sistema de Saúde, seja qual for sua forma ou natureza!

Não há como ignorar que o desvio de verbas e as fraudes sempre fizeram parte do dia a dia da vida pública. No entanto, seria insensato encará-lo como uma característica específica do sistema de Saúde; pelo contrário, uma das normas básicas do SUS, a descentralização, oferece excelente oportunidade para regulamentar e fiscalizar de perto o destino dos recursos. Aliás, essa mesma descentralização possibilitará, mais do que nos sistemas anteriores, adaptar as práticas de saúde às particularidades regionais do país.

De resto, os Conselhos de Saúde previstos, nos três níveis, pela Lei Orgânica de Saúde,[48] representam um instrumento que, bem empregado, permite corrigir também outras falhas apontadas pelo autor, inclusive a insuficiente participação do Estado e de alguns municípios.

Tampouco nos parece razoável raciocinar em torno do vulto dos investimentos. Como os recursos para o financiamento da saúde são creditados todos, em última análise, à conta do PIB, não interessa se a contribuição vem diretamente do usuário ou é repassada pelo poder público: a soma é a mesma.

Quanto a ser uma utopia, o SUS deixará de sê-lo no dia em que todos, profissionais ou pacientes, se armarem em sua defesa. Sendo, em sua essência, um breviário, um corpo de princípios básicos, o SUS está inteiramente à mercê da determinação, da dedicação daqueles que são responsáveis por sua implementação, e não deve ser responsabilizado por erros, omissões ou irregularidades cometidas em seu nome. (O índice estapafúrdio das cesáreas, que eleva os custos, que deforma a boa prática médica, por acaso, também será culpa do SUS?)[49]

O argumento central

Uma das críticas mais frequentes feitas ao sistema refere-se ao atraso no repasse de recursos às instituições prestadoras de serviço, bem como aos municípios.[50] Tais irregularidades, que acarretam sérios transtornos ao bom funcionamento da assistência médica, têm sua origem na equipe econômica do país, com o sistema de Saúde sendo apenas mais uma de suas vítimas.

Há, também, motivos legítimos para o atraso, ou mesmo para a famosa "glosa". Isso, por exemplo, quando a fiscalização das faturas levanta suspeitas de fraudes,[51] seja por superfaturamento, seja mediante grosseiras falsificações (como os exemplos antológicos da fimose em mulher e do parto no homem).

---

[48] Trata-se da Lei nº 8.142, de 28 de dezembro de 1990, que "dispõe sobre a participação da comunidade na gestão do SUS e sobre as transferências intergovernamentais de recursos financeiros na área da Saúde e dá outras providências".

[49] O autor coloca, de maneira didática, que a participação política em defesa do SUS é indissociável do trabalho como profissional da Saúde.

[50] Tal problema tem se reduzido ao longo dos anos e, atualmente, não é mais ponto de pauta principal em discussões com secretários municipais de Saúde.

[51] O autor se refere aos momentos em que o sistema de Saúde brasileiro remunerava os prestadores de serviço apenas por procedimentos, tal como acontecia no período do Instituto Nacional de Assistência Médica da Previdência Social (INAMPS) e, mesmo, no início do SUS. O sistema de auditoria revisava os procedimentos e glosava o que estava irregular ou o que passava da quantidade máxima estabelecida para aquele prestador, o teto de procedimentos. Atualmente, a contratação de prestadores de serviços, realizada pelos gestores municipais e estaduais, é feita por meio de um contrato de prestação de serviços com valor fixo baseado em um plano operativo de procedimentos e a partir de incentivos que buscam induzir a prestação de serviços para as necessidades da população. Além disso, o contrato prevê metas qualitativas que são avaliadas periodicamente por uma comissão de acompanhamento do contrato. Os novos formatos são um avanço possibilitado pela evolução do SUS. Note-se que a maioria dos planos de saúde privados continua remunerando por procedimento.

O repasse também deixa de ser automático, claro, quando a instituição, por sua vez, está atrasada com a prestação de contas.

Fica patente que, para evitar um estouro em suas contas, qualquer sistema de Saúde – nós já vimos exemplos – é obrigado a estipular um "teto" para os diferentes procedimentos. Em nosso caso, o teto previsto para as internações em hospital corresponde a 20% da população do município a cada ano (um limiar, diga-se, bastante generoso); tudo que passar disso é sumariamente "glosado". (Também para a duração da internação existem normas específicas.) Mas – atenção! – essas limitações não valem para os municípios que alcançaram a *gestão semiplena*,[52] o que lhes confere uma invejável autonomia no uso das verbas.

Comparada com o setor privado, a tabela de pagamentos para os diferentes procedimentos é, em sua maioria, inteiramente inadequada. Não nos sentimos à vontade para defendê-la – o máximo que se pode fazer é tentar explicá-la. Para tal, teremos que recorrer ao conceito da *produtividade* dos serviços.

Para bem administrar seus recursos, todo e qualquer sistema de Saúde terá que dar ênfase à *produtividade* do profissional da Saúde ou da instituição. Essa é uma noção estranha à classe médica, uma vez que faz lembrar a linha de montagem de uma fábrica, uma atividade impessoal, um trabalho em série. No entanto, embora custe-nos aceitar, é preciso saber conviver com essa realidade.

Os R$ 2,38 (em junho de 1998, anunciou-se a iminência de um reajuste) pagos por consulta médica seriam efetivamente irrisórios, tornando inviável o trabalho do profissional na hipótese de este ter que atender, digamos, cinco pacientes por dia. Mas não foi essa a intenção dos planejadores. A tarifa representa somente uma *base de cálculo*; daí para a frente, tudo dependendo da produtividade do médico.

O cálculo parte do gabarito recomendado pela Organização Mundial de Saúde (OMS) (depois endossado pelo INAMPS): uma consulta a cada 15 minutos. Tomando isso como base, o médico que trabalhasse dois turnos diários numa instituição pública poderia contar com vencimentos mensais em torno dos R$ 2 mil. Um reajuste para os R$ 4 é fácil calcular, elevará seus vencimentos ao patamar dos R$ 3.200. (Para a orientação do leitor, podemos adiantar que esse é o salário pago numa universidade federal a um professor titular com doutorado e muitos anos de trabalho.)

Acrescentemos um exemplo que bem ressalta a importância de raciocinar em termos de produtividade:

> Alguns anos atrás, a prefeitura de uma cidade paulista resolveu instituir um programa de cirurgia de catarata; entretanto, encontrando muita resistência por parte dos especialistas, que objetaram que a tabela do SUS – R$ 123 pelo procedimento – não "compensaria" o esforço. Alguns, é verdade, concordaram em atender aos pacientes selecionados, desde que enviados ao consultório particular. E começaram a chover as reclamações: – Fui lá no doutor. Ele falou que, sim, ele atende pelo SUS, o serviço do médico já está pago, só que...
>
> Só que a lente para o implante (uma lente "especialmente adaptada ao seu caso") teria que ser importada; não estava compreendida pelo SUS. O custo ficava por conta do paciente. (A quantia exigida pela lente, dependendo da cara do cliente, variava entre R$ 800 e R$ 1.500.)
>
> É o famoso "pagamento por fora". Obviamente, a prefeitura não podia concordar com semelhante prática. Resolvemos, então, fazer uma visita à UNICAMP,[53] uma instituição pública modelar que contabiliza cerca de três mil cirurgias de catarata ao ano. São quatro salas de cirurgia, servidas por uma enfermagem de alta eficiência. Quando chega seu dia de operar as cataratas, o oftalmologista pratica quatro ou mesmo cinco cirurgias no decorrer de meio turno, geralmente sem auxiliar; a anestesia local fica por sua conta.

---

[52] O autor se refere às formas de gestão municipal adotadas na Norma Operacional Básica de 1996 (NOB-96). Para estudo desse tema, recomendamos a seguinte leitura: Brasil. Conselho Nacional de Secretários de Saúde. Para entender a gestão do SUS. Brasília: CONASS; 2003. Disponível em: https://bvsms.saude.gov.br/bvs/publicacoes/para_entender_gestao.pdf

[53] Universidade Estadual de Campinas.

> Voltando impressionados de Campinas, nossa primeira providência foi encomendar as lentes de plástico – ao custo de US$ 22 por unidade! A seguir, ao refazer nossos cálculos, verificamos que, com boa organização, *através da tabela do SUS e admitindo que o médico trabalhe somente dois turnos por semana*, os rendimentos do oftalmologista chegariam a cerca de R$ 4 mil ao mês.
>
> Daqui para a frente não foi difícil encontrar quem se dispusesse a aderir ao programa.
>
> Estão percebendo? – a chave está na produtividade.

ADMINISTRANDO A ESCASSEZ

Assim como o orçamento de uma família – ou de uma empresa qualquer, fazenda ou indústria – também a Saúde necessita de um gerenciamento eficiente. Esse é um tema que o estudante ignora inteiramente e que, mesmo para os médicos mais antigos, é um capítulo fechado. No entanto, temos que acatar, sem nos sentir ultrajados, a necessidade de uma racionalização do exercício profissional, de um incessante esforço para obter uma economia nos gastos.

Dentro de certos limites, é perfeitamente possível fazê-lo; isso sem sacrificar a qualidade da prestação de serviços, pois, aqui entre nós, nosso sistema de Saúde oferece aspectos paradoxais: **embora seja ponto pacífico que as verbas disponíveis são insuficientes, o sistema trabalha também com um considerável desperdício**.

O exemplo do Caso clínico 14.1 foi observado num hospital escola.

Caso clínico 14.1
A.F.L. 67 anos, sexo masculino, aposentado.

Depois de ter-se ocupado de sua horta durante toda uma tarde, esse senhor notou o aparecimento de uma hérnia inguinal, motivo que o levou, no dia seguinte, ao ambulatório de cirurgia. Data da primeira consulta: 07/06/1996. Nesse mesmo dia, foi enviado à Cardiologia para a rotina usual de "avaliação pré-operatória". Em 13/07/1997, foi finalmente liberado, sendo enviado de volta à clínica cirúrgica, com um parecer favorável.

> Demo-nos ao trabalho de examinar o prontuário do paciente, sendo isso que encontramos: 19 consultas ambulatoriais; 5 radiografias; 2 eletrocardiogramas; 2 ecocardiogramas; 1 ultrassonografia e 9 exames de laboratório. (Três desses exames foram comprados ao custo elevado da rede privada, já que o hospital não oferecia tais serviços.)
>
> Para finalizar: até fins de setembro de 1997, o paciente ainda não havia sido operado!

Para benefício daqueles que dão por correta a conduta acima e acreditam que ela traduza um elevado grau de responsabilidade por parte da equipe, queremos transcrever, segundo um recente texto de Medicina,[54] um pequeno trecho das normas a serem seguidas no exame pré-operatório:

- "Um ECG não faz parte da rotina pré-operatória, salvo em caso de cirurgia cardíaca"
- "Uma radiografia de tórax não faz parte de um exame clínico de rotina, na avaliação pré-anestésica ou como rotina pré-operatória".

Embora seja especialmente impressionante, esse é somente um entre muitos outros exemplos de desperdício que ocorrem a cada dia no país, seja na conduta hospitalar (internação desnecessária ou permanência longa demais, cirurgias desnecessárias, procedimentos diagnósticos caros e de pouca relevância para o tratamento), seja em escala um pouco mais modesta, na prática ambulatorial.

É preciso compreender que, sem uma mudança de atitudes, sem uma nova mentalidade, a devoção de provar que um sistema único de Saúde é capaz de funcionar satisfatoriamente, mesmo com um repasse bem mais generoso que o atual, não trará solução aos graves problemas da prestação de serviços. Por isso mesmo algumas pessoas e instituições puseram-se a estudar – diga-se, com bastante sucesso – uma série de alternativas visando reduzir o custo do atendimento médico, sem prejuízo ao alto padrão de qualidade, ao respeito pelos direitos humanos:

- *Cirurgia ambulatorial*: já é usada por diversos hospitais brasileiros. A unidade por nós visitada em Paulínia (SP) funcionava em

---

[54] Sem referência na edição original.

dois turnos, dispondo de duas salas de cirurgia e de oito leitos para curta permanência (da manhã até a tarde, da tarde para o dia seguinte).

- *Internação domiciliar ou leito-dia.* A primeira se utiliza de equipes móveis, capazes de administrar inclusive oxigenoterapia, fisioterapia, cuidados ao doente mental e outros, principalmente em doenças crônicas e pacientes incapacitados. A experiência de Santos se mostrou bastante satisfatória, tanto do ponto de vista técnico bem como do econômico, com uma redução dos custos da ordem de 30%.

- A *racionalização da terapêutica.* O uso de medicamentos frequentemente revela uma atitude perdulária: calculou-se, por exemplo, que os hospitais gastam cerca de R$ 20 milhões com antibióticos desnecessários; não obstante esse fato (e talvez em sua decorrência), atinge os R$ 200 milhões o gasto com o atendimento às infecções hospitalares, as quais, além dos outros inconvenientes, acrescentam uma média de 4 dias à permanência em hospital.[55]

O custo dos medicamentos deve orçar em torno dos 10 ou 15% do gasto total. Porém, sabendo comprar – e comprando em grandes quantidades –, é possível conseguir uma considerável economia.

Em fins de 1997, a FIOCRUZ divulgou sua lista de medicamentos,[56] que compreende o total de 34 produtos, entre os quais a ampicilina (500 comprimidos de 500 mg a R$ 61,27), a clorpropamida (500 comprimidos de 20 mg a R$ 11,47), o propranolol (500 comprimidos

de 40 mg a R$ 5,99), todos eles bem abaixo dos preços de farmácia.

- A formação de um grupo de *agentes de saúde,*[57] paramédicos que, como membros da comunidade, são encarregados da promoção e educação da saúde e até mesmo dos cuidados de saúde mais elementares, tem-se igualmente mostrado de muito bom proveito. (Embora tenham sido originalmente previstos para atuar em municípios desprovidos de outro tipo de profissional da Saúde – situação rara nos dias de hoje –, eles continuam a prestar excelentes serviços.)

> Elegante exemplo é o trabalho há anos desenvolvido pelo Dr. Juraci A. César num pequeno município do vale do Ribeira. Com 12 agentes comunitários de Saúde para uma população de 3.500 pessoas – e nenhum outro profissional na área –, ao término de 3 anos, o coeficiente de mortalidade infantil foi reduzido em 4,3 vezes e as hospitalizações (no município vizinho) em seis vezes, além de atingir uma cobertura vacinal de praticamente 100% e uma redução de mais de 20% nos índices de desnutrição (déficit altura/idade). Isso a um custo anual pouco superior a US$ 10 por criança!

- Quanto aos exames de laboratório e demais procedimentos diagnósticos, já vimos que sua utilização é francamente abusiva. Embora os dados sejam escassos, seu custo pode ser estimado entre 20 e 30% do total de despesas. A esse respeito, existe uma ampla margem para cortes, sem prejuízo para a qualidade dos serviços.

Haja vista uma comparação entre os índices dos EUA e do Reino Unido, tendo como base

---

[55] A Política Nacional de Assistência Farmacêutica foi criada pela Portaria MS nº 3916/1998, e, depois, alterada pela Resolução nº 338/2004, visando regular e monitorar o mercado de insumos de saúde, especialmente a aquisição, a dispensação e a prescrição de medicamentos, com vistas à promoção do seu uso racional.

[56] Hoje, são disponíveis a Relação Nacional de Medicamentos Essenciais (RENAME) e as Relações Municipais de Medicamentos Essenciais (REMUME), sendo que estas últimas devem ser elaboradas para atender às necessidades específicas da população de cada município.

[57] Para o estudo atualizado a respeito da definição, histórico, atribuições, formação e carreira dos Agentes Comunitários de Saúde (ACS), além das evidências acerca do impacto dos ACS sobre as condições de saúde das pessoas e comunidades e apoio às políticas de saúde pública, ver: Giugliani C, Lavor ACH, Lavor MC, et al. Agentes comunitários de saúde. In: Duncan B, et al. Medicina ambulatorial: condutas de atenção primária baseadas em evidências. 5. ed. Porto Alegre: Artmed; 2022.

pacientes portadores de hipertensão arterial não complicada, a análise demonstrou que, no primeiro país, o emprego do ECG é 40 vezes maior, uma radiografia de tórax é 7,5 vezes mais frequente, e o hemograma e o exame de urina são empregados quatro vezes mais.[58]

- Uma última proposta, já implantada em algumas regiões, contempla a formação de *consórcios,* a cooperação de dois ou mais municípios, com vistas à unificação dos recursos, tanto no equipamento quanto nos serviços hospitalares. (Por exemplo, conhecemos duas cidades de porte médio, distantes 55 quilômetros, tendo cada uma sua própria "bomba de cobalto"[59] – um estado de coisas que uma consorciação teria evitado.)
- Atenção: em nome da racionalização também se comete uma série de equívocos, especialmente quando o objetivo é a mera limitação dos custos, sem indagar dos efeitos sobre a saúde. Assim, não há dúvida de que a introdução precipitada da *Medicina alternativa* em alguns serviços – procedimentos esses cuja eficácia ainda tem que ser mais bem avaliada, no geral e no particular – obedeça, basicamente, a motivos de ordem econômica.

(Lamentavelmente, acreditamos que seja também essa a explicação para o tão recente entusiasmo pela Medicina de Família. Embora o "generalista" traga uma importante contribuição à boa qualidade do atendimento, é bem possível que esse profissional, ao contrário do que se pensa, venha a sair mais caro, dado o seu entusiasmo pelas medidas preventivas, bem como a utilização de recursos atualmente pouco solicitados, a exemplo da fisioterapia, da foniatria, da reabilitação etc.)[60]

Caso os serviços financiados pelo SUS não consigam adotar um eficiente gerenciamento e caso nós, médicos, prossigamos em ignorar a necessidade de uma contenção das despesas inúteis, a meta de um sistema único de Saúde jamais será atingida. Então, continuaremos nas mãos de um "não sistema", nada mais que uma colcha de retalhos, penalizando assim uma expressiva proporção de nossa gente. Em tais circunstâncias, expedientes como a *fila dupla* ou a *internação diferenciada,* que, a rigor, contrariam os princípios elementares de justiça social, tornar-se-ão corriqueiros, pois, sem o recurso do paciente privado, algumas instituições há tempos estariam fechadas.

Ao que se diz, em 1996, o Hospital de Clínicas de Porto Alegre reservava mais de 7% de seus leitos ao paciente privado. No INCOR de São Paulo, o índice alcança os 30%. No INCOR, um cateterismo cardíaco, pelo SUS, leva de 4 a 5 meses para ser realizado, ao passo que, pelo esquema privado ou convênios, sai na mesma semana. No Hospital das Clínicas de São Paulo, consultas especializadas do SUS por vezes são agendadas para 90 dias; porém,

---

[58] Sem referência na edição original.

[59] A "bomba de cobalto" é um equipamento de radioterapia utilizado no tratamento de vários tipos de câncer. A cobaltoterapia, o uso médico de raios gama do radioisótopo cobalto-60, representou um importante avanço na radioterapia na segunda metade do século passado e, hoje, vem sendo substituída por outras tecnologias. O autor faz uma metáfora no sentido de destacar que, se as ações de saúde fossem planejadas para as populações das duas cidades referenciadas em conjunto, mediante uma "consorciação", em vez de considerá-las em separado, os recursos totais poderiam ser otimizados, evitando-se principalmente gastos duplicados ou desnecessários.

[60] O autor contrapor-se aqui a ideia de que a Medicina de Família e Comunidade (MFC) corresponderia a uma alternativa de baixo custo de atenção médica à população (ideia, essa, muito presente nos debates políticos e acadêmicos da década de 1990, mas ainda presente nos dias de hoje). Justamente por estruturar o sistema de Saúde a partir dos seus cuidados, a MFC, por meio da sua atuação em APS, exige, inicialmente, um aumento do investimento em saúde, precisando este ser condizente com as diretrizes do sistema de Saúde que se pretende estruturar. Porém, existe hoje um acúmulo de evidências na literatura mostrando que, ao se comparar sistemas de Saúde de diferentes países, quanto maior o grau de orientação à APS de um país, melhor é a efetividade do seu sistema de Saúde, a satisfação dos usuários, bem como mais baixos são os seus gastos *per capita* (eficiência), ou seja, melhor é o seu custo-efetividade. Para o estudo complementar desse tema, ver:
- Starfield B. Atenção primária: equilíbrio entre necessidades de saúde, serviços e tecnologia. Brasília: Unesco, Ministério da Saúde; 2002.
- Kidd M. A contribuição da Medicina de Família e Comunidade para os sistemas de saúde: um guia da Organização Mundial dos Médicos de Família (WONCA). Porto Alegre: Artmed; 2016.

206 Medicina Ambulatorial – Princípios Básicos

elas serão feitas na hora se o paciente puder pagar R$ 70 por consulta. É preciso ressaltar que tal prática não deve ser confundida com o *pagamento por fora*, dado que neste os lucros revertem não para a instituição, mas para o bolso do próprio profissional. (Não sendo tão recentes, é bem possível que, no presente momento, as cifras já não sejam mais as mesmas.)

A GESTÃO DESCENTRALIZADA

Para fazer jus aos recursos de que trata a lei, os municípios, os estados e o Distrito Federal deverão contar com um Fundo de Saúde, um Conselho de Saúde e um Plano de Saúde, bem como ter adotado um Plano de Carreira, Cargos e Salários. De resto, é fundamental terem previsto em seu orçamento uma contrapartida aos recursos recebidos de outras fontes e se comprometido a submeter aos órgãos responsáveis, para fins de controle, os relatórios de gestão.[61]

Nem todos os municípios estão em condições de cumprir tais exigências, daí que, até fins de 1997, somente 144 dentre eles foram considerados aptos para a *gestão semiplena*, conferindo ao município uma notável autonomia e permitindo a administração direta das verbas de Saúde mediante a criação de uma Fundação Municipal. Com isso, o município se livra dos tão incômodos "tetos", da camisa de força das tabelas de procedimento, permitindo-lhe, se achar justo, reajustar os honorários ou os repasses à rede privada, além de abrir suas próprias licitações. (Com a entrada em vigor das Normas Operacionais Básicas de 1996 – NOB-96 – que ampliam ainda mais o grau de autonomia dos municípios e, ao acrescentar uns tantos incentivos e estímulos financeiros, contribuíram para expandir ainda mais a amplitude das responsabilidades locais, a transição para uma gestão plena já está praticamente assegurada.)[62]

---

[61] Hoje, a totalidade dos municípios brasileiros conta com Conselho Municipal de Saúde e Fundo Municipal de Saúde. A respeito do Plano de Carreira, Cargos e Salários, embora esta seja uma pauta histórica dos trabalhadores da área da Saúde, infelizmente ainda não tivemos um avanço significativo, devido principalmente a questões financeiras e entraves políticos e administrativos.

[62] A gestão do SUS vem sendo aprimorada de forma tripartite desde o início de sua implantação, tendo sido realizadas muitas pactuações entre os gestores municipais, estaduais e federal, sempre contando com a fundamental participação do controle social. A NOB 01/1993 é a primeira a definir o gerenciamento do processo de descentralização nos três níveis de governo, por meio da Comissão Intergestores Tripartite, das Comissões Intergestores Bipartites e dos Conselhos Municipais de Saúde, bem como as modalidades de gestão para os municípios (Incipiente, Parcial e Semiplena). Os municípios escolhiam a forma de descentralização que desejavam assumir: na gestão Incipiente, assumiam poucas responsabilidades, aumentando-as na Parcial, e, na Semiplena, assumiam a gestão de todos os serviços públicos, próprios ou contratados pelo município. A partir da NOB 01/1996 são criadas, para os municípios, duas condições de gestão: a Plena da Atenção Básica e a Plena do Sistema Municipal de Saúde. Os municípios passaram, então, a desenvolver formas inovadoras de gerenciar os recursos públicos de saúde, tanto os recursos destinados a custear serviços próprios, como os recursos destinados a contratar serviços de atenção ambulatorial ou hospitalar. Os municípios construíram Planos Municipais de Saúde, que discutiam e apresentavam os seus modelos assistenciais, sempre a partir da perspectiva da Reforma Sanitária brasileira, buscando superar o modelo hospitalocêntrico. Assim, o incremento de recursos para a APS gerou diminuição de gastos hospitalares, possibilitando que a organização da oferta de serviços de Saúde ocorresse de maneira mais adequada às necessidades em saúde da população.
As normativas posteriores continuariam a ajustar e a estabelecer o complexo papel dos municípios na gestão do SUS, assim como o autor previu. A NOB 01/1993 e a NOB 01/1996 foram sucedidas pela Norma Operacional da Assistência à Saúde (NOAS-SUS) 01/2001 (Portaria GM/MS nº 95/2001) e pela NOAS-SUS 01/2002 (Portaria GM/MS nº 373/2002), que ampliaram as responsabilidades dos municípios na APS, definiram o processo de regionalização da assistência, criaram mecanismos para o fortalecimento da capacidade de gestão do SUS e procederam à atualização dos critérios de habilitação de estados e municípios. Em 2004, a Portaria GM/MS nº 2.023/2004 faz novas alterações em relação à gestão do SUS, estabelecendo, como única modalidade de habilitação dos municípios, a gestão Plena do Sistema Municipal de Saúde. O processo de gestão vai sendo aprimorado e pactuado de forma tripartite e são criados outros instrumentos de gestão e monitoramento, como o Pacto pela Saúde e o Termo de Compromisso de Gestão. O Termo de Compromisso de Gestão, segundo a Portaria GM/MS nº 399/2006, substitui o processo de habilitação, ficando extinto o processo de habilitação para estados e municípios, conforme anteriormente estabelecido pelas NOB e pelas NOAS. Atualmente, os municípios continuam tendo papel destacado na gestão do SUS e as definições das suas atribuições continuam sendo definidas nas comissões bipartites e tripartites, evidenciando a potência e a segurança que o sistema atingiu.

É intenção do ministério, até fins de 1998, incluir nesse esquema um total de 700 municípios; os demais, em número de 3.300, que ainda não preencheram os requisitos necessários, continuam enquadrados na *gestão relativa*, sujeitos às restrições já mencionadas. (É preciso deixar também claro que algumas prefeituras não demonstram o menor interesse pela gestão descentralizada, seja por motivos de pressão política, seja por temerem, em caso de mudanças nas regras de jogo, não conseguirem enfrentar sem ajuda externa os compromissos financeiros e administrativos.)

O CASO DE SANTA ROSA (DEZEMBRO DE 1997)

Santa Rosa é uma cidade de 63 mil habitantes, situada na região centro-oeste do Rio Grande do Sul.[63] Seus serviços de Saúde são gerenciados através da Fundação Municipal de Saúde, que administra um total de 13 unidades de Saúde e se utiliza da rede privada para serviços como o atendimento hospitalar, o pronto-socorro, a unidade de pronto atendimento aberta 24 horas, as consultas especializadas e os exames complementares.

Apenas 10% dos pacientes são enviados ao nível secundário ou terciário, cabendo às unidades de Saúde o grosso dos atendimentos ambulatoriais. As unidades, tanto na zona urbana como na rural, são construções relativamente modestas, porém asseadas, eficientes, dotadas de tudo que é preciso para uma boa atenção primária.[64]

Cada unidade possui um bem equipado gabinete dentário, com dentistas trabalhando em dois turnos diários. Com exceção da endodontia e das próteses, o serviço está capacitado a atender a todas as necessidades no setor. Equipes móveis, encarregadas da Odontologia Preventiva, atendem nas escolas.[65]

Todas as unidades têm a sua farmácia, com um estoque permanente de 73 medicamentos básicos, dispensados gratuitamente aos usuários. Esses produtos são adquiridos por licitação direta, fato que explica o baixo custo: somente 6% do orçamento de Saúde.

Admite-se que a cobertura vacinal no município esteja próxima dos 100%.

Quarenta *agentes comunitários* – especialmente treinados, responsáveis, conforme a área do município que lhes é designada, por um grupo de 100 a 250 famílias – formam o elo entre a população e as unidades de Saúde.

Em 1994, o município foi promovido à categoria de *gestão semiplena*, permitindo-lhe, assim, ignorar os "tetos" habituais e livremente remanejar as verbas. Com isso, o sistema de Saúde ganhou uma extraordinária

---

[63] Santa Rosa fica localizada na fronteira noroeste do Rio Grande do Sul e, no censo de 2023, contabilizou 76.963 pessoas. O autor fez mais de uma visita ao município; ele buscava conhecer os sistemas de Saúde municipais que tinham ex-alunos trabalhando na gestão e na rede de APS. A Fundação Municipal de Saúde continua administrando a saúde na cidade, a rede de Saúde está ampliada e o Conselho Municipal de Saúde continua muito atuante. Para mais informações, ver: https://www.fumssar.com.br/

[64] Na época em que Kurt visitou o município de Santa Rosa, a organização de uma efetiva rede de APS havia sido fundamental para aumentar a sua resolutividade, para a diminuição de encaminhamentos ao nível secundário e para a redução das internações hospitalares. Esse fato, associado à boa gestão hospitalar, levou a um aumento da resolutividade hospitalar com consequente redução na necessidade de deslocar pacientes para atendimentos nos grandes centros.

[65] A constituição de Equipes Multidisciplinares de Saúde foi fundamental para a atenção integral à saúde e para o aumento da resolutividade da APS municipal. Os profissionais contratados com dedicação exclusiva, desde 1996, organizaram uma estratégia de educação permanente que resultou na criação do Programa de Residência Médica em Medicina de Família e Comunidade, em 2005, e no Programa de Residência Multiprofissional em Saúde da Família (Enfermagem, Odontologia, Farmácia, Serviço Social, Nutrição, Psicologia e Educação Física), em 2009. A oferta dos Programas de Residência é feita por meio de uma parceria da Fundação Municipal de Saúde de Santa Rosa (órgão que equivale à Secretaria Municipal de Saúde) com a Universidade Regional do Noroeste do Estado do Rio Grande do Sul (UNIJUI). Ambos os Programas continuam ativos até hoje, em 2023, formando profissionais para a APS.

flexibilidade.[66] O salário inicial de um médico em tempo integral era de R$ 3.500; o das enfermeiras atingiu os R$ 2.500 a 2.800. Também os "serviços comprados" saíram beneficiados, com um reajuste médio de 60% acima dos originalmente estipulados pelo SUS. Por exemplo, os honorários para uma consulta com especialista (realizada nos ambulatórios do hospital) correspondia a R$ 10.

Vinte e dois por cento (22%) dos gastos destinam-se ao pagamento dos serviços hospitalares (incluindo consultas especializadas); 4,5% são despendidos com o pronto-socorro e a unidade de pronto atendimento.[67]

Como tudo isso foi possível?

O repasse do SUS é automático (e pontual), correspondendo a R$ 490 mil mensais. A prefeitura completa essa quantia com outros R$ 140 mil, correspondendo a 10% de seu orçamento anual. (Não há informações a respeito dos gastos privados; no entanto, não há motivos para suspeitar que mais de 25% da população se sirva de algum plano de saúde.)[68]

Os R$ 630 mil de que Santa Rosa dispõe a cada mês resultam em despesas *per capita* em volta dos R$ 120 anuais, quantia que, conforme já foi mostrado, se compara favoravelmente às cifras nacionais. Isso demonstra aquilo

que muitos já suspeitavam, que onde existe criatividade e dedicação é perfeitamente possível trabalhar dentro dos princípios do SUS![69]

(Somos obrigados a nos limitar aos aspectos meramente estruturais, uma vez que a *qualidade* da atenção médica em Santa Rosa, no seu aspecto mais amplo – a saber, os índices de morbidade e mortalidade – ainda não se presta a uma avaliação, dado o escasso tempo de 3 anos decorridos da implantação do esquema.)

É verdade que o presente tema foi abordado de maneira simplista;[70] de resto, os números podem não mais estar atualizados dado o intervalo de 1 ano decorrido desde a primeira redação do capítulo. Ademais, quando este livro chegar às mãos do leitor, é possível que alguns pontos já tenham que ser revistos, pois uma série de questões, bastante críticas para nosso sistema de Saúde, ainda estão pendentes:

- A regulamentação dos planos de saúde
- A proposta de emenda constitucional que vincula à área da Saúde 30% do orçamento da seguridade social
- A perenidade da CPMF[71] e o repasse dos recursos (estimados R$ 8 bilhões) para o setor Saúde
- Os cortes a serem efetuados nos orçamentos de 1998–1999.

---

[66] O município de Santa Rosa foi um dos três primeiros do estado do Rio Grande do Sul a assumir a municipalização com gestão semiplena (de acordo com a NOB 01/1993, aprovada pela PT-GM nº 545, de 20 de maio de 1993). Com isso, passou a gerenciar todos os serviços de Saúde de seu território, inclusive os hospitalares. Muitas foram as inovações gerenciais desenvolvidas. Talvez o maior destaque deva ser dado à criação da Fundação Municipal de Saúde e ao Plano de Carreira, Cargos e Salários (PCCS) com previsão de dedicação exclusiva dos profissionais de nível superior, incluindo os médicos. O PCCS, ainda em vigor em 2023, permitiu que muitos profissionais optassem por se manter no município e no serviço público municipal e, muitas vezes, na mesma unidade de Saúde, gerando maior vínculo com a comunidade. Atualmente, a maioria dos municípios brasileiros encontra-se em gestão Plena do Sistema Municipal de Saúde e fazendo a gestão dos serviços de Saúde do seu território.

[67] Os dados relativos aos investimentos continuam sendo apresentados quadrimestralmente ao Conselho Municipal de Saúde e, ao final de cada ano, um relatório é consolidado. Os relatórios apresentam também os resultados dos indicadores de saúde. Após, as apresentações ficam disponíveis na internet: https://www.fumssar.com.br/?cat=110

[68] A estimativa do autor é muito próxima dos atuais 30%. Referência: https://agenciabrasil.ebc.com.br/geral/noticia/2018-02/pesquisa-mostra-que-quase-70-dos-brasileiros-nao-tem-plano-de-saude-particular

[69] O município de Santa Rosa atualmente se encontra em gestão plena da saúde, possuindo também inúmeros serviços que são referência regional, de modo que o volume de recursos recebidos dos governos federal e estadual é proporcionalmente maior do que na época da publicação da primeira edição deste livro. Uma análise atualizada da composição e utilização dos recursos financeiros aplicados na saúde municipal pode ser encontrada no seguinte endereço eletrônico: http://www.fumssar.com.br/wp-content/uploads/2022/08/rag_2021-Digisus.pdf

[70] Aqui, o autor reconhece as limitações do capítulo com relação à análise do contexto econômico, porém oferecendo uma visão muito precisa e ainda atual de questões relevantes e que se encontram em plena pauta política da definitiva implantação do SUS.

[71] A Contribuição Provisória sobre Movimentação Financeira (CPMF) foi uma cobrança que incidiu sobre todas as movimentações bancárias e que vigorou, no Brasil, de 1997 a 2007, tendo arrecadado nesse período R$ 223 bilhões. Apesar de ter sido criada para financiar a saúde, não havia essa obrigação na lei, e se estima que R$ 33,5 bilhões foram usados para financiar outros setores. Referência: https://www12.senado.leg.br/noticias/entenda-o-assunto/cpmf

ASPECTOS-CHAVE DO CAPÍTULO

- Todos os sistemas de Saúde, quaisquer que sejam suas características, estão se defrontando com uma progressiva e substancial elevação dos custos. Esse fenômeno tem como causa tanto a evolução nos conhecimentos e na tecnologia à disposição do médico, quanto uma mudança nos hábitos e na atitude frente à doença, por parte de médicos e pacientes
- Mesmo os países em boa situação econômica estão sendo forçados a recorrer a uma compressão de despesas por meio de medidas que visem controlar os gastos com a hospitalização, a terapêutica, os recursos diagnósticos e outros setores. Assim, certamente é injustificado creditar ao SUS, um sistema ainda em implantação, a responsabilidade pelos problemas enfrentados pela Saúde brasileira
- Um programa de contenção dos gastos necessariamente terá que ser acompanhado por um aumento na *produtividade* dos profissionais da Saúde
- Embora tais providências possam, em princípio, ampliar os serviços oferecidos à população, existe um limite mínimo orçamentário, abaixo do qual nenhum sistema de Saúde consegue subsistir
- Embora reconhecendo ser impossível igualar os gastos correntes nos países mais abastados, é também inegável que as verbas atualmente à disposição do SUS são insuficientes.

Posfácio

> *Desgraçado aquele cujo coração não aprendeu,*
> *enquanto jovem, a ter fé, a amar – e a confiar na vida.*
> Joseph Conrad

> *Acreditar na Medicina seria a maior das loucuras,*
> *não fosse loucura ainda maior descrer dela.*
> Marcel Proust

Ao reler essas páginas, noto que, não obstante seu caráter um tanto singular, logrei escrever um livro essencialmente "técnico". Tudo bem, assim estava previsto – afinal, eu havia prometido fazer o possível para suavizar a jornada. Para tal, a fim de afastar as pedras do caminho, era preciso providenciar as ferramentas.

Evitei o deslumbramento. Ao longo de toda a obra, insisti em me manter próximo à realidade; um a um recapitulei – sim, *recapitulei,* pois tudo isso vocês já sabiam –, sem papas na língua, os acidentes de percurso, as ciladas que os esperam, a precariedade da superestrutura, a fragilidade da infraestrutura. Aos seus olhos, desenhei uma prática médica na qual muito ainda resta fazer igual a uma casa cheia de frestas: por todo lugar entra a água da chuva. Mas a denúncia, pura e simples, não me convém – preferi apontar soluções mais construtivas.

Ao começar a vida profissional, percorri o mesmo caminho que vocês – e podem crer que não foi fácil. Quase por milagre, consegui sobreviver ao desgaste – um segredo que eu muito gostaria de passar adiante.

Procurei ser útil. Oferecei a vocês, com o máximo de objetividade, uma série de dados técnicos, em seguida completados pelas respectivas dicas. Ensinei como adaptar-se ao reduzido tempo disponível para a consulta, como chegar ao diagnóstico sem o habitual encosto dos exames complementares. Falei em remissão espontânea e frisei a importância de uma boa adesão. Busquei esquematizar uma sensata tomada de decisão. E, por fim, fiz o possível para desmascarar algumas das falácias mais comuns. Esbocei uma Medicina, por assim dizer, *minimalista* – mas cautelosa e compenetrada. (Tudo bem, acho que vocês entenderam a mensagem.)

Mas o raciocínio clínico, a estratégia e tática da Medicina de ambulatório constituem apenas uma das faces da moeda; com ela o repertório de minhas intenções ainda não se esgotou. É verdade que a ciência nos presenteou com uma série de instrumentos que nos facilitam o trabalho – sejamos a ela agradecidos. Contudo – e não obstante as aparências –, a Medicina ainda não tomou assento entre as ciências exatas. Se estiverem bem lembrados, já houve quem a apelidasse de *arte da ciência ou ciência da arte,* deixando claro que, além das qualidades cognitivas ou a habilidade manual, o bom médico também precisa saber como e quando utilizar-se das emoções. (Tanto é assim que gente muito séria e competente já chegou a propor que os requisitos necessários ao ingresso numa escola médica incorporassem uma avaliação das *qualidades afetivas* do candidato.)

Sendo assim, não posso despedir-me sem, antes, satisfazer a segunda metade de minhas ambições, até aqui só de leve insinuadas. Minhas atribuições vão muito além dos aspectos cognitivos, aqueles que dão *forma à* Medicina e, ao fazê-lo, se esquecem do *conteúdo.* Assim como não basta o perfeito domínio da gramática ou da ortografia para dizer-se poeta, também a figura do médico exige algo a mais do que o *saber*. Este algo são as *qualidades afetivas,* que, na literatura romântica, atendem pelo nome de afinidade, empatia, compadecimento, compreensão e predicados afins, vulgarmente incluídos entre as *emoções.* (Esse será nosso segundo instrumento de trabalho.)

Porém, **o saber sem emoção é manco; a emoção sem o saber é cega.** Os dois instrumentos, tomados isoladamente, têm pouca serventia – só quando somados adquirem sua força.

– *Cá entre nós, professor: ouvi direito, o senhor falou mesmo em instrumento de trabalho?*

– Perfeitamente; falei sim!

Cada vez que ouço um médico se referir *à* profissão em termos injuriosos, queixando-se das promessas desfeitas, das longas horas de trabalho estafante, do suor e das lágrimas despendidas no dia a dia, uma história me vem *à* mente. (É capaz de que alguns de vocês ainda não a conheçam.)

O cenário é uma praça pública, os personagens consistem de um ocioso que parou por perto, interessado no movimento de três trabalhadores que, em contínuo vaivém, ocupam-se em transportar pesadas pedras de um lado da praça ao lado oposto. Curioso, sem nada melhor a fazer, o transeunte lhes indaga o que pretendem com aquilo.

O primeiro dá de ombros e responde: – Sei lá, só sei que o patrão mandou carregar.

O segundo, encarando-o com ar cansado, diz assim: – Se eu não carregar, minha família não terá o que comer.

Só resta perguntar ao terceiro. Este para. Um sorriso ilumina sua face. As palavras saem fáceis: – Estou construindo uma catedral. – diz ele, e prossegue com passos ligeiros.

Dos três homens, só o último acreditava na importância daquele seu trabalho; só ele soube dar-lhe o selo da grandeza. Embora árduo e repetitivo, ainda assim seu olmo lhe servia de inspiração. Com isso, podem estar seguros, o trabalho lhe ficou mais leviano. (Foi este o motivo que me levou a falar em *instrumento de trabalho.)*

Embora possam concordar que se trata de uma linda fábula, sei que ainda não os convenci de todo. Vocês perguntarão: mesmo que suas intenções sejam sinceras, um adulto, homem feito, ainda conseguirá forças para mudar os rumos da própria vida? Por acaso, trazemos em nós embutido algum painel de controle, cujos botões, ao serem pressionados, transformam pessimismo em otimismo, descrença em crença, o desalento em inspiração? Não será muita ingenuidade?

Entendo suas dúvidas e não terei dificuldade em lidar com elas. Para começar, tenho a firme convicção de que a descrença, a indiferença ao mundo e às pessoas não são características inatas, pelo contrário. Como podemos observar em nós mesmos, vivemos constantemente em busca de algo em que possamos acreditar, uma causa à qual nos prontificamos em aderir.

Segundo costumava dizer um companheiro nosso: **para ser bom médico, é preciso saber gostar de gente.** Vocês dirão que a receita é bonita, mas pouco prática; melhor dito, inviável, uma virtude com a qual só os santos foram contemplados. Novamente sou forçado a discordar: a capacidade de mostrar afeto está em todos nós, ao passo que o seu oposto, a alienação, o *não gostar,* este é artificial, não mais que uma medida de defesa, um escudo atrás do qual nos escondemos, temendo sair machucados. A desilusão, as decepções – que medo elas nos inspiram!

Esse medo às vezes toma a forma de um reflexo condicionado; um automatismo que, a toda hora, nos faz repetir as respostas que nos foram tão bem induzidas: *Cuidado, não passe dos limites! Abra os olhos, evite o paternalismo! Atenção, não se envolva!* – sobretudo o último. (São conselhos perversos, visto que o escudo nos impede de enxergar as torres da catedral.)

Ainda um terceiro fator nos impede de desenvolver – e exibir – as tais qualidades afetivas: o temor de nos expor ao ridículo, o pudor ao "sentimentalismo", o equívoco em considerar emoção e profissionalismo como irreconciliáveis antípodas. (Este é um lugar-comum que não resiste ao mais superficial dos exames.)

Nesse final de livro, o emprego da primeira pessoa do singular autorizando-me a invadir sua privacidade, quero dar-lhes um bom conselho: *não temam o envolvimento emocional!* Sem este envolvimento, o mais erudito dos profissionais vira um displicente; com ele, mesmo nos instantes mais sombrios, cada um de nós ganha as forças de um gigante, a inspiração de um poeta. A motivação para uma boa Medicina vem, em resumo, da capacidade de enxergar o quanto o médico poderá ser útil, seja por meio da técnica, seja no manejo do segundo dos instrumentos.

É isso que estava faltando: a motivação. É difícil explicá-la, mais difícil ainda ensiná-la. Mas reconhecer é fácil: quando você vê um profissional que se esforça em dar um *algo a mais* – abrir um compêndio ou pedir a opinião de um colega mais experiente, empenhar-se em conseguir um remédio grátis ou alternativas para um exame dispendioso, mesmo que não consiga curar, gastar 10 minutos a mais para aliviar ou consolar –, vocês já sabem, trata-se de alguém que aprendeu como engrandecer a profissão.

Lógico, nem tudo é um mar de rosas. O exercício de uma boa Medicina não é fácil; às vezes, vem acompanhado de incómodos. As doenças não seguem um padrão uniforme; cada paciente tem a sua versão, para decifrá-la, é preciso muito empenho. A terapêutica, então, também depende da pessoa; o que faz bem a um, prejudica o próximo; o sucesso é sempre uma incógnita. Por fim, quando tudo parecia bem encaminhado, são os problemas sociais que tomam a dianteira; em vez de repouso, o paciente tem que voltar ao trabalho, não consegue comprar o medicamento, não tem como manter um regime... Nessas circunstâncias, só uma motivação muito forte salva o médico de render-se ao fatalismo.

Concordo que, vez por outra, há pacientes difíceis. A eles, mesmo que o *gostar* nem sempre seja fácil, não podemos regatear *o respeito* e a *compreensão*. Respeito, porque nós também exigimos ser respeitados; compreensão, porque, ao reconhecer no doente uma vítima das circunstâncias – não só biológicas, mas sociais –, quem sabe se encontramos novos meios para auxiliá-lo.

Sou realista, tão realista que não consigo ser pessimista. De vez em quando, sentado debaixo da goteira, também sinto os respingos da chuva. Mas procuro não fazer caso. Logo me enxugo, mudo de lugar. Bem que vale a pena; tenho muito que salvar. *Salvar o quê?* Minha própria felicidade, se querem saber; meu equilíbrio (não vou ser louco a ponto de cuspir no meu prato de comida).

Não basta caminhar – é preciso que o caminho seja prazeroso. Com vistas a esse fim, o otimismo vira, de fato, um instrumento de trabalho. Sabendo usar, não passa sequer um dia que seja julgado perdido; cada um acrescenta algum ganho pessoal a ser comemorado, trate-se apenas de uma nova amizade ou da mera satisfação de um trabalho bem feito.

A mesma ética do trabalho que dá ânimo ao artesão – ao jardineiro, ao marceneiro, ao serralheiro –, que faz vibrar o artista (seja ele pintor, escultor, escritor ou músico) também confere a nós, médicos, a regalia de, a cada dia, criar algo novo. (Falando na primeira pessoa, vou ser descaradamente sentimental e confessar que, ainda hoje, chegada a idade do cabelo branco e do reumatismo, ao rememorar a jornada que passou, eu me alegro em poder exclamar: valeu a pena!)

Incito vocês a não se fecharem dentro de si, na tacanha coalização do eu com o eu. É verdade, frequentemente temos motivos de sobra para nos queixar dos empecilhos que nos atravancam o caminho. Alguns são de nossa própria criação; identifiquemo-los. Outros podem ser encarados como inevitáveis, efeitos colaterais de nossa condição de país só em parte desenvolvido; a essas dificuldades teremos que nos adaptar, conduta que, como procurei mostrar, não é impossível.

Adaptação, sim; *acomodação* jamais! (O que teríamos a ganhar com isso?) Há ocasiões que clamam por intransigência, quando não basta tirar a cadeira debaixo da goteira, mas é preciso subir ao telhado e consertá-la. Toda vez que aparecer uma justificada indignação, uma sarna que incomoda e nos rouba a paz de espírito, adaptação implicará cumplicidade.

Não dê ouvidos aos indiferentes, aos apáticos, aos pessimistas, àqueles que procuram te convencer de que a Medicina é uma mentira, uma farsa, que os teus sonhos não passam de sonhos!

Chegado o fim do livro, em tom íntimo, na primeira pessoa do singular, posso deixar de lado o pudor e confessar, alto e claro, que ser médico é um privilégio inestimável, um compromisso que não deve, por essas ou aquelas razões, ser desonrado.

A Medicina é uma catedral – não um trivial castelo de carta que um ventinho à toa derruba. Cuidemos, pois, para que nossa profissão não seja um mero *ofício,* mas um *projeto de vida*. Aquela imagem romântica, aquele papel ao qual você tanto aspirava, não é uma mera fantasia de um jovem; ele está aqui por perto, bem perto – é só estender as mãos para tocá-lo. Não sonhastes, não!

Sinto-me tranquilo. Agora podemos nos despedir como bons amigos. Estou desconfiado – mais do que desconfiado – de que as palavras que acabei de escrever vocês há muito queriam ouvir – apenas aguardavam quem as confirmasse.

Kurt Kloetzel

Leitura Complementar

Cassell EJ. The healer's art. Penguin Books; 1978.

Duncan BD, Schmidt MI, Giugliani ERJ. Medicina ambulatorial: condutas clínicas em atenção primária. 2. ed. Porto Alegre: Artmed; 1996.

Fry J. Medicine in three societies. MTP; 1969.

Kleinman A. The illness narrative: suffering, healing and the human condition. Basic Books; 1988.

Londres LR. Iátrica: a arte clínica. Rio de Janeiro: Editora Nova Fronteira; 1997.

Panzer RJ, Black ER, Griner PF. Diagnostic strategies for common medical problems. American College of Physicians; 1991.

Repetto E. O guia da medicina: da formação acadêmica à prática profissional. São Paulo: Editora Artmed; 1998.

Sackett DI, Haynes RB, Guyatt GH, Tugwell P. Clinical epidemiology: a basic science for clinical medicine. 2nd ed. Little Brown and Company; 1991.

Sox HC. Common diagnostic tests: use and interpretation. American College of Physicians; 1990.

Sox HC, Blatt MA, Higgins MC, Marton KI. Medical decision making. Butterworths Publishers; 1988.

Wallach J. Interpretation of diagnostic tests. 6th ed. Little Brown and Company; 1996.

Wilson JMG. Principles and practice of screening for disease. Genebra: WHO Public Health Papers; 1968. n. 34.

Wulff HR, Pedersen SA, Rosenberg R. Philosophy of Medicine: an introduction. 2nd ed. Blackwell Scientific Publications; 1990.

Índice Alfabético

A

Abuso de exames, 78
Acesso ao sistema, 188
Achado casual, 67
Ações
- de cunho preventivo, 106
- preventivas, 20
Adesão, 30
Adiamento de uma decisão, 138
Administrando a escassez, 203
Agente(s)
- comunitário de Saúde, 169
- de Saúde, 204
Algoritmos, 43
Anamnese, 56, 60
Aspectos do modelo, 165
Atenção primária à saúde (APS), 170
Atendimento integral das necessidades de saúde, 186

B

Balanço final, 121

C

Câncer de próstata, 114
Cefaleia em cachos, 67
Cirurgia ambulatorial, 203
Cluster headache, 67
Cobertura universal, 188
Código secreto, 58
Colite, 17
Comorbidade, 44
Conduta seletiva, 84
Conflito de interesses, 164
Critérios
- de Wayne, 133
- diagnósticos, 41
Cuidados prolongados, 25
Custo de tratamento, 152

D

Decisão
- diagnóstica, 39, 123
- do paciente enfermo, 128
- na Medicina Preventiva, 127
- terapêutica, 141
Defeitos do SUS, 200
Demanda do paciente, 18
Demora permitida, 137-139
Diagnóstico, 37, 38
- de certeza, 128
- de suspeita, 62
- e tecnologia, 47
- por exclusão, 62
- possível, 51, 52
Diferenças culturais, 58
Dilema da Medicina Ambulatorial, 50
Discordância
- entre observadores, 69
- intra-observador, 71
Distúrbios somatiformes, 49, 61
Doença(s), 1, 2
- agudas, 7
- comuns, 3
- crônicas, 5, 7
- emergentes, 48
- interpretando a, 11
- questionáveis, 16, 49
- subagudas, 7
Dor lombar, 134, 135

E

Economia médica, 183
Educação continuada, 169
Efeitos
- indesejáveis, 149
- psicológicos, 119
Endocardite bacteriana, 134
Envolvimento, 28
Equipe de Saúde, 169

Erro(s)
- cognitivos, 95
- de interpretação, 98
- de medida, 97
- de observação, 97
- experimental, 97
- médico, 175
- na conceituação dos problemas, 26
- sistemáticos, 97
- técnico, 97
Especialidade, 158
Especialista, 157
Especificidade, 85
Esquizofrenia, 17
Estratégia dos grupos em risco, 118
Etilismo, 16
Exame
- complementar, 77
- - breve histórico, 81
- físico, 63, 64
- - seletivo, 69
Expectativa
- do médico sobre o paciente, 34
- do paciente sobre o médico, 35

F

Falta de controle, 28
Fatores de risco, 106
Fibromialgia, 49
Fiscalização dos custos e benefícios, 187
Fonte(s)
- de erro, 95
- pagadora, 188
Formação do médico geral, 166
Frustração do médico, 26

G

Gastos com Saúde, 184

General Practice, 78
General Practitioner, 168, 195, 197
Generalista, 5
Gestão descentralizada, 206
Grau
- de adesão, 127
- de prioridade, 105
- de probabilidade, 129
Grupo
- controle, 6
- experimental, 6

H

Hipóteses, 39
História clínica, 55

I

Iatrogenia, 143
- clínica, 144
- estrutural, 144
- social, 144
Iatropatogenia, 143
Índice custo-benefício, 106
Inibição, 150
Instruções, 153
Insucesso terapêutico, 154
Internação domiciliar ou
  leito-dia, 204
Interpretação dos outros, 14
Interrogatório complementar, 59

J

Janela terapêutica, 149

L

LER (lesões por esforço
  repetitivo), 49
Limites do rastreamento, 116
Litígio, 175, 181

M

Medicalização, 18
Medicina
- alternativa, 205
- baseada em evidência, 145
- de família, 205
- geral, 161, 171
- - comunitária, 160, 169
- ocupacional, 118
- preventiva, 26, 111
Médico
- de família, 5, 168
- geral, 157, 160, 161

Medidas preventivas, 20
Meta-análise, 146
Modelo
- "atividade-passividade", 28
- "contratual", 28
- "direção-cooperação", 28
Moléstia, 2

N

Não adesão, 33, 152
Normal, 71, 73
- conceito de, 67, 68, 71
- corriqueiro, 73
- estatístico, 73
- pragmático, 73

O

Objetivos do ato médico, 143
Olho clínico, 46
Osteoporose, 110

P

Paciente, 23, 34, 57, 180
- inimigo, 180
- pouco interessante, 34
- que fala de menos, 57
- que fala demais, 57
Padrões inadequados, 100
Patologias sociais, 5
Pensamento dicotômico, 71
Pensar complicado, 52, 53
Período de latência, 90
Placebo, 6
Planos de saúde, 194, 199
Ponto de corte, 88
Potencialização, 150
Prevalência, 40, 105
Prevenção da ocorrência, 127
Primeira decisão, 145
Primeiro contato, 25
Princípio da igualdade, 184
Prioridades, 21, 186
Probabilidade
- empírica ou subjetiva, 123
- pós-teste, 131
- pré-teste, 128
Procedimentos preventivos, 117
Processos por erro médico, 175
Produtividade dos serviços, 202
Prognóstico, 8
Progressão de uma doença, 127
Prolapso da válvula mitral, 49

Q

Quando não intervir, 125
Queixas, 4

R

Racionalização, 189
- da terapêutica, 204
Racionamento, 194
Rastreamento, 112
- genético, 120
- múltiplo, 119
Remissão espontânea, 6
Repertório do médico geral, 162
Resistência aos antibióticos, 150
Risco
- atribuível, 107
- da iatrogenia, 127
- para o paciente, 149
- relativo, 107

S

Saúde
- coletiva, 105
- um dever do estado, 184
- um direito de todo cidadão, 183
Seguro saúde, 186
Sensibilidade, 85, 92
Síndrome
- da fadiga crônica, 49
- da guerra do Golfo, 49
- de dependência alcoólica, 16
- de Down, 109
- de Munchausen, 56
- do pânico, 49
Sistema(s)
- de Saúde, 188
- - no Brasil, 197
- inglês, 195
Somatização, 61
Sucesso terapêutico, 154

T

Tecnologia, 47
Teste terapêutico, 133
Tipos de relacionamento, 28
Tratamento
- empírico, 155
- escalonado, 151
- mais eficaz, 145
Tuberculose, 11

V

Valor preditivo do teste, 127
Vínculo médico-paciente, 26
Vocabulário, 58

2024/1